U0325443

中西医汇通症状学

ZHONGXIYI HUITONG ZHENGZHUANG XUE

戴恩来 李应东 ◎ 主编

甘肃科学技术出版社

图书在版编目(CIP)数据

中西医汇通症状学 / 戴恩来，李应东主编. --兰州 ：甘肃科学技术出版社， 2021.1（2021.8重印）
ISBN 978-7-5424-2774-8

Ⅰ. ①中… Ⅱ. ①戴… ②李… Ⅲ. ①中西医结合疗法Ⅳ.①R45

中国版本图书馆CIP数据核字(2021)第013937号

中西医汇通症状学
戴恩来　李应东　主编

责任编辑　陈学祥
封面设计　麦朵设计

出　版　甘肃科学技术出版社
社　址　兰州市读者大道568号　730030
网　址　www.gskejipress.com
电　话　0931-8125103(编辑部)　0931-8773237(发行部)
京东官方旗舰店　https://mall.jd.com/index-655807.html

发　行　甘肃科学技术出版社　　印　刷　三河市华东印刷有限公司
开　本　787毫米×1092毫米　1/16　　印　张　17.25　插　页　2　字　数　248千
版　次　2021年1月第1版
印　次　2021年8月第2次印刷
印　数　2001~2750
书　号　ISBN 978-7-5424-2774-8　　定　价　78.00元

前 言

疾病是一过程,具体来说就是病理过程。病理变化也是症状和体征的基础,而症状和体征是病人和医生可以感受到的,所以,通过症状和体征即可以对病理变化做初步的了解,如寒热象征外感、发热和咳嗽表示炎症、瘀血说明循环障碍、水肿提示代谢失衡等等。如果再辅以生化指标和病理学检查就更全面了。西医正是这样的三管齐下。中医在症状、体征的挖掘方面很深入细致,但却缺乏微观指标,这不是中医本身的错,但事到如今还不借鉴甚至排斥微观检查就大错而特错了。

症状是中医和西医共同的临床抓手,换言之,中西医在临床上都是以患者的症状为切入点开启医疗活动的。西医通过对症状的初步分析既选择了适当的物理化学检查检验项目,又以检查检验结果作为诊断或鉴别诊断的依据而确立了诊断。中医学在临床上依然是紧扣患者的症状,其中也有一些客观的指标如舌象、脉象等,并四诊合参,辅以时候、地域、人际等因素,最终达到审症求因,做出对疾病病位病性的判断,也就是辨证。虽然对同一个症状而言,其产生的病因病机中西各有阐释的理论体系,但正因为中西医研究的对象是一致的,所以中西医的机理之间就不可能密不透风,说法和措辞可能有所差异,然而其理可能会殊途同归。西医的发展虽然已经到了细胞分子水平,可病理变化总要在机体的生命活动层面宏观地反映出来,这就是中西医的纽带;再者,中医用于阐释病理所采用的气滞、血瘀、痰阻、热毒等要素和西医中的炎症、渗出、水肿、微循环障碍、痉挛等概念可谓是异曲同工的杰作。

本书旨在探索中西医对同一症状发生机制上认识互通性,所以其编写体例均按概念、中医认识沿革、中医病因病机、西医病因及发病机制、中西医汇通提示等五个方面进行。特别是中西医汇通提示,体现了我们对这一问题的探索和思考。如果我们把中医和西医对同一个症状认识中的相同或相似点连接起来，达到中西医学汇通的效果，不仅能在中西医临床医学专业的临床课教学中启发学生的思维，起到事半功倍的效果，更重要的是将这些汇通性的认识转化成优于单纯运用中医或西医的、优势互补的治疗方法，更好地服务于社会。

本书为中西医临床医学专业的临床课的教辅资料，由甘肃中医药大学中西医结合学院的临床课全体教师合作而成。具体分工编写的内容都在章节做了标注，戴恩来老师做了最后的统稿工作。

因为这仅仅是一个初步的尝试，不周之处甚至谬误在所难免，恳切希望各位老师在教学和临床实践中不断修正、补充、完善，也希望同学们将你们的学习心得告诉老师们，以便在再版时纠正。

《中西医汇通症状学》编著组

2020 年 8 月

目 录

第一章 内科 …… 001

第一节 发热 …… 001

第二节 咳嗽与咳痰 …… 008

第三节 咯血 …… 012

第四节 呼吸困难 …… 015

第五节 发绀 …… 020

第六节 心悸 …… 025

第七节 胸痹 …… 030

第八节 高血压 …… 036

第九节 眩晕 …… 041

第十节 意识障碍 …… 045

第十一节 恶心与呕吐 …… 050

第十二节 呕血 …… 054

第十三节 吞咽困难 …… 057

第十四节 腹痛 …… 060

第十五节 腹泻 …… 066

第十六节 便秘 …… 072

第十七节 黄疸 …… 077

第十八节 便血 …… 084

第十九节 消瘦 …… 088

第二十节 水肿 …… 094

第二十一节 血尿 …… 102

第二十二节 多尿 …… 106

第二十三节 尿失禁 …… 110

第二十四节 排尿困难 …… 117

第二十五节 糖尿病 …… 124

第二十六节 肥胖 …… 137

第二十七节　痹病(关节痛) …… 143
第二十八节　骨质疏松 …… 148
第二十九节　皮肤黏膜出血 …… 161
第三十节　失眠 …… 169
第三十一节　抽搐与惊厥 …… 177
第三十二节　精神障碍 …… 182
第二章　外科 …… 195
第一节　骨折 …… 195
第二节　针刺麻醉 …… 206
第三章　妇产科 …… 211
第一节　月经过多 …… 211
第二节　痛经 …… 214
第三节　生殖道炎症 …… 218
第四节　多囊卵巢综合征 …… 224
第五节　围绝经期综合征 …… 229
第六节　不孕症 …… 233
第七节　晚期产后出血 …… 238
第八节　产后身痛 …… 241
第四章　儿科 …… 245
第一节　小儿脑性瘫痪 …… 245
第二节　小儿注意力缺陷多动障碍 …… 249
第三节　小儿功能性消化不良 …… 258
第四节　小儿遗尿 …… 263
参考文献 …… 269

学习笔记

第一章 内 科

第一节 发 热

一、概念

发热(fever)是指机体在致热源作用下,或各种原因引起体温调节中枢的功能障碍，使体温升高超出了正常范围,或者患者自己感觉身体局部或全身体温增高,而实际测量体温在正常范围之内。

正常人体体表温度一般为36℃~37℃,常受机体内、外因素的影响而稍有波动。在一日中,下午体温略高,妇女月经前及妊娠期体温略高于平常,还可受到进餐、运动等影响,一般波动范围不超过1℃。

二、中医认识沿革

发热是很常见的症状之一。先秦时期《左传》记载:“天有六气……淫生六疾。六气曰阴、阳、风、雨、晦、明也……过则为灾,阴淫寒疾,阳淫热疾,风淫末疾,雨淫腹疾,晦淫惑疾,明淫心疾。”古代医家对发热的认识,分散在以发热为主症的相关疾病中,如《黄帝内经》中的“热病”、《难经》中的“广义伤寒”、《伤寒论》中六经辨证的“伤寒”,以及后世刘完素的“火热论”、李东垣的“阴火论”、朱丹溪的“相火论”、温病学派的“广义温病”等,均对发热理论的发展做出了重大贡献。

(一)《黄帝内经》中的热病

《黄帝内经》中将感受外邪而引起的、以发热为主症的一类疾病称为“热病”。有关内容分见于《素问·热论篇》《素问·评热病论篇》《素问·刺热篇》以及《灵枢·寒热病篇》《灵枢·热病篇》,指出热病病因“今夫热病者,皆伤寒之类也”;有伏邪致热,如“冬伤于寒,春必病温”;热病的治法为“五十九刺”以及汗泻;热病的调护需注意“食肉则复,多食则遗”等。由此可

学习笔记

以看出，热病在当时常见。

(二)《难经》中广义伤寒之热病

《难经》提出"伤寒有五，有中风，有伤寒，有湿温，有热病，有温病。"其将各种外感热病总称为"伤寒"，在广义伤寒之下，其又分为五种不同的疾病，均可致热。

(三)《伤寒论》之热病

《伤寒论》吸收了《黄帝内经》中的六经分类方法，增添了外感后机体阴性病证的表现及证治。《素问·热论》中六经证候只有热证，没有阴寒证，但仲景总结出六经病证中既有发热恶寒的太阳病、壮热烦渴的阳明病、邪居半表半里的少阳病，也有里虚寒的太阴病、虚体伤寒的少阴病、寒热错杂的厥阴病，总结了由轻而重、从表入里的热病一般传变规律，以及"合病"、"并病"、"直中"等疾病特殊发生发展的情况，极大指导了后世的临床诊疗。开创了六经辨证的外感热病诊疗体系。

(四)刘完素的"火热论"

金元时期，社会上逐渐产生了滥用温燥药物治疗疾病的风气，导致很多误用过热之剂的弊端，刘完素提出"六气皆从火化"的观点，以及"六经传受，由浅至深，皆是热证"的火热致病理论，认为"六经传受，皆是热证，非有阴寒之病也"，治疗以寒凉泄邪为主。

(五)李东垣的"阴火论"

李东垣详辨外感和内伤，提出不可用外感法治疗内伤证，并创造性地提出"阴火"理论。对于"蒸蒸而躁热，上彻头顶，旁彻皮毛，浑身躁热……近寒凉处即已，或热极而汗出亦解"的发热类型，他认为此非外感发热，而是由于脾胃元气损伤，运化失健而引动阴火上乘所致，此之谓"阴火论"，针对性应用"甘温除热"的方法并取得良好的治疗效果。自李东垣提出辨外感内伤发热后，内伤热病遂引起了后世的普遍重视。

(六)朱丹溪的"相火论"

朱丹溪在诊疗中发现常有五心烦热、骨蒸盗汗、两颧潮红等，并非外感所致，经过对前人理论的精研，对比学习刘完素、张元素、李东垣诸家思想而各取所长，创立了内伤发热之阴精亏虚致热的"相火论"。他提出"阳常有余,阴常不足"的论点,倡导"补阴即火自降"、"有泻火为补阴之功"之说,进一步推动了内伤热病的理论发展。

(七)温病学派之"广义温病"

自元末明初以来,医家们逐渐发现有些热病没有感受风寒,在天气暑热时候发病,有的热病发病较急,并能在人群中大面积流行。王安道在《医经溯洄集》中指出外感病中狭义伤寒和温病的不同,公元1623年张凤逵著《伤暑全书》,论述发生于暑期的热病及其治疗。公元1624年吴又可著成《瘟疫论》,提出流行性的热病传播方式为"由口鼻而入",邪伏"膜原",再分传表里,以"清、下"二法而治。叶天士总结了温病发展的"卫气营血"四个层次,吴瑭创立了三焦辨证,薛雪、陈平伯、余师愚、王士雄等温病学派全面总结前人思想,强调了外感热病的病因可为温热类和湿热类之热邪,有新感和伏邪之分,极大地推动了温病学的发展和热病的进一步认识。

三、中医病因病机

(一)外感热病的病因

张京安等认为外感热病分为六淫病和疫毒病两类。六淫病即为风、寒、暑、湿、燥、火六气异常变化而致病,据其感邪的方式和发病的方式又有六气正病(伤寒、温病、暑病、湿病、燥病、风病)和六气变病(湿疫、寒疫);疫毒病,指相互传染的、急骤、危重凶险的疾病。李继明提出外感病因不仅包括"六淫"和"疫疠",而且还包括了"毒、瘴、蛊、疰",甚至还包括了胎毒等。故对于外感热病的病因,主要包括六淫、疠气、虫毒等。

在外感热病发病的因素中, 个体内因也是一个重要因素。一方面"正气存内,邪不可干"。正盛则邪气难以入侵,反之正虚或邪气过盛,超过人体的防卫能力则易发病,如"邪之所凑,其气必虚"。另一方面,感受邪气后,究竟发为阳证还是阴证,亦与人体内因有关。正如《灵枢·五变》说:"一时遇风,同时得病,其病各异。"章虚谷《医门棒喝·六气阴阳论》说:"此邪之阴阳,随人身之阴阳而变也。"

学习笔记

学习笔记

(二)外感热病的病机

1.六经病机

外感之初,太阳受邪,出现“发热,头项强痛而恶寒”,或为“脉浮紧”之表实证,或为“脉浮缓”之表虚证;邪陷少阳,枢机不利,出现口苦、咽干、目眩,发为“往来寒热”等证;邪入阳明,在阳明之经者证见身大热、大汗出、大渴饮、脉洪大等;在阳明腑者为邪热与肠中糟粕结成燥屎,证见脘腹胀满痛,大便秘结,甚者谵语、狂乱。邪入太阴,中焦虚衰,寒湿不运,腹满而吐,食不下,自利,时腹自痛;邪在少阴,阳气不足,邪从阴化寒,呈现出全身性的虚寒征象,多无热恶寒,脉微细,但欲寐;邪在厥阴,多上热下寒,寒热错杂。

2.“卫气营血”和“三焦”病机

“卫气营血”和“三焦”辨证主要在温病中得到应用。叶天士《温热论》指出:“大凡看法:卫之后方言气,营之后方言血。”指出“温邪上受,首先犯肺”,继而由表不解入气分,引起肺、胃、肠、胆、脾等脏腑功能失调;如病邪入里,侵入营血分则表现伤津耗血动风等机体改变。吴鞠通创立三焦辨证,则又详述:“温病由口鼻而入,鼻气通于肺,口气通于胃,肺病逆传,则为心包;上焦病不治,则传中焦,胃与脾也;中焦病不治,即传下焦,肝与肾也。始上焦,终下焦。”精辟地论述了温病发生发展的过程。

瘟疫属于天地间一种不正之气,传播快,病情严重,死亡率高。可为新感,亦可伏邪。吴又可认为:“凡人口鼻之气,通乎天气,本气充满,邪不易入;本气适逢亏欠,呼吸之间,外邪因而乘之。”“温疫之邪,伏于膜原,如鸟栖巢,如兽藏穴,营卫所不关,药石所不及,至其发也,邪毒渐张,内侵于府,外淫于经,营卫受伤,诸证渐显。”说明感受“疫气”,可伏于膜原,发则入里出表,伤及气血营卫。杨栗山上承吴又可,其所论之疫是由另一种“疵疠旱潦之杂气而为”,故此“疫疠”之气尚不同于“温热秽浊之气”,具有热毒之性,盘踞中焦,传变则散布上、中、下三焦。

(三)内伤病的病因病机

文献记载中对于内伤发热病因病机的论述繁多,病因复

学习笔记

杂，久病体虚、饮食、房劳、劳役、情志、外伤、药物、其他疾病等皆可引发，《证治汇补·发热章》有云“经曰：阴虚则发热，此一端也。其他除外感客邪之外，有劳力劳色，气郁火郁，伤食伤酒，挟瘀挟痰，疮毒虚烦，皆能发热，宜熟辨之”。

周仲瑛总结内伤发热的病机，大体可归纳为虚、实两类。属虚者包括元气虚弱、阴血不足的发热，其基本病机为气、血、阴、阳亏虚，或因阴血不足，阳气亢盛而发热，或因阳气虚衰，阴火内生而发热。属实者包括痰、湿、瘀、郁等郁结体内，或阻塞气机，或闭郁阳气，或湿热熏蒸，均可壅遏不通而引起发热。

四、西医病因及发病机制

（一）致热源性发热

外源性致热源（exogenous pyrogen）种类甚多，包括各种微生物病原体及其产物，如细菌、病毒、真菌及支原体等；炎性渗出物及无菌性坏死组织；抗原抗体复合物等。外源性致热源多为大分子物质，不能通过血脑屏障而直接作用于体温调节中枢，而是通过激活血液中的中性粒细胞、嗜酸性粒细胞和单核-巨噬细胞系统，使其产生并释放内源性致热源，通过下述机制引起发热。

内源性致热源（endogenous pyrogen）又称白细胞致热源（leukocytic pyrogen），如白介素（IL-1）、肿瘤坏死因子（TNF）和干扰素等。通过血-脑脊液屏障直接作用于体温调节中枢的体温调定点（setpoint），使调定点（温阈）上升，体温调节中枢必须对体温加以重新调节发出冲动，并通过垂体内分泌因素使代谢增加或通过运动神经使骨骼肌阵缩（寒战），使产热增多；另一方面可通过交感神经使皮肤血管及竖毛肌收缩，停止排汗，散热减少。这一综合调节作用使产热大于散热，体温升高引起发热。

（二）非致热源性发热

1.体温调节中枢直接受损：如颅脑外伤、出血、炎症等。

2.引起产热过多的疾病：如癫痫持续状态、甲状腺功能亢进症等。

学习笔记

3.引起散热减少的疾病：如广泛性皮肤病变、心力衰竭等。

五、中西医汇通提示

(一)"瘟疫"和现代病原微生物

《温疫论》中，吴又可指出："夫温疫之为病，非风非寒，非暑非湿，乃天地间别有一种异气所感。"限于当时的科技水平而无法检测。随着科技的发展，德国科学家罗伯特·科赫在1875年首次使用光学显微镜观察到了拥有感染性的病原体细菌炭疽杆菌；之后日本科学家北里柴三郎、志贺洁也分别在1894年和1898年先后发现了鼠疫杆菌和志贺氏菌。20世纪50年代初，上海名医祝味菊进一步研究，著《伤寒质难》一书，把外感热病的病因归纳为无机之邪和有机之邪两类："无机之邪，六淫之偏胜也，风寒暑湿燥火，及乎疫疠尸腐不正之气，凡不适于人，而有利于邪机之蕃殖者，皆是也；有机之邪，一切细菌原虫，有定形，具生机，可以检验而取证于人者，皆是也。"并认为外感热病之病因当以"有形之有机邪为主因，无形之无机邪为诱因"，明确指出细菌、原虫等病原微生物为主要导致外感热病的原因，而当时的气候环境均为诱因。另一位著名医家余无言也曾倡言细菌说之确凿有据可补中医之不逮。随着现代医学的发展，传染性发热性流行病和瘟疫的关联性越来越被认可，每一种流行病的病原也多被发现，故"异气"或者其承载载体即为被证实的相应病原微生物。

(二)六淫学说和环境因素、病原微生物

自古以来，六淫病因及发病说是中医传统理论的重要组成部分。匡调元研究认为：中医所指的六淫，实质上包括两种因素：一是各种气象因素，如温度、湿度、气流、气压、光照度及日月与其他星体对人体的影响；二是生物性致病因子，如流感病毒、细菌、疟原虫等。气象因素可以直接作用于人体而产生生理性及病理性影响，也可通过影响生物性致病因子再作用于人。

从众多学者的研究来看，一是六淫直接致病。如有研究表明：湿热可影响人体的散热，导致消化腺分泌减少，肠蠕动

学习笔记

减弱，抵抗力降低；湿邪可引起胃肠消化、吸收及运动功能减弱；暑热可引起中暑和现代医学所谓日射病等等。二是六淫间接致病。气象的异常（即六淫）可为细菌、病毒等特异性致病因子的繁衍、传播创造条件。许多研究表明：温热、湿热、暑热等气候环境有利于多种细菌病毒繁殖和传播；李运伦认为：风邪可以被认为是一种传染性微生物气溶胶，因为风即是一种流动的空气，而空气中可以含有气溶胶。有文献报道，能通过气溶胶的方式引起疾病的病毒有百种以上，如流感病毒、腺病毒、柯萨奇病毒和埃克病毒等等。在空气流通不畅的地方，这种含有病原微生物的气溶胶即容易引起传染病的流行，其亦为一种"风邪"。

（三）中医理论中的"毒"和病毒、毒素

中医学中常见"温毒"、"火毒"、"疫毒"、"血毒"、"溺毒"、"便毒"等名称，把"毒"作为一种致病因素早被认可。到了19世纪末，西医学证实传染病疾病的发生是病原微生物所致，两者之间的关系则被更多医家所研究。上海名医陆渊雷所著《伤寒论今释》中，即提出了病毒和毒素的概念。他认为，外感热病的病因主要是细菌感染和分泌毒素，而发热恶寒则是人体正气抵抗病毒的表现；中医治外感热病主要是调动人体自身的抗毒能力，仲景使用解表及攻下等的目的是排除毒素和代谢废物。

20世纪60年代初，秦伯未即提出把"病毒"作为外感热病致病因子的问题，他说："在研究温病的时候，对于病毒也是一个重要问题，因为假如温病由于某种病毒适应于温暖气候而滋长发病，便是病毒为主因，温邪为诱因，关系到因果颠倒问题。"并称"我的意思是前人认识到外感病中有病毒存在，可是没有确切的说明，这可能与历史条件有关。今天我们有了条件，值得注意这问题的深入研究了"。重庆中医药研究所黄星垣则明确提出了温病的热象病理表现都是病原微生物毒素的毒害反应。王今达更是提出"菌毒并治"的治疗方法，使得"感染性多系统脏器衰竭（MSOF）"的死亡率明显降低。

（四）外感热病致病与炎性介质

陈扬荣等通过实验研究证实，气分证病理变化中血小板

学习笔记

最大聚集率(MPAG)下降,凝血酶原时间(PT)、部分凝血活酶时间(APTT)延长。沈庆法在研究温病气分证中发现血浆TNF、IL-6、IL-8水平均较正常组升高,升高水平与脏器组织的损害程度一致,并指出TNF所导致的炎症级联反应(TNF→IL-6→IL-8)可能是温病气分证微观血瘀形成的原因之一。赵国荣等研究表明,IL-6是温病卫气营血辨证反映正气抗邪的指标之一,而IL-10则可认为是反映机体正气之盛衰的指标之一,因此可通过两者之比的动态变化作为辨证卫分证、气分证、营分证的客观指标之一。肖碧跃等通过文献总结营分证与神经肽(SP)、血管活性肽(vip)有密切关系。

(五)内伤发热的证型与内科疾病

湿热阻滞、阴虚发热多见于结缔组织病或甲状腺功能亢进以及激素副反应等;气虚发热、阳虚发热常在免疫功能低下或年老体弱、久病不愈等患者中出现,血虚发热者常有大失血、营养不良或西医检查有贫血指征的患者;气滞发热者多有情绪障碍甚至有焦虑抑郁倾向;瘀血发热多属于跌打损伤、手术后的吸收热。

(李 赟)

第二节 咳嗽与咳痰

一、概念

咳嗽(cough)是一种反射防御性动作,通过咳嗽可以清除呼吸道分泌物及气道内异物;咳痰(expectoration)则是将气管、支气管的分泌物或者肺泡内的渗出液借助咳嗽排出。

中医学则认为有声无痰谓之咳,有痰无声谓之嗽,因痰声常并见,故以咳嗽而称。

二、中医认识沿革

咳嗽病名最早见于《黄帝内经》。如《素问·阴阳应象大论篇》"秋伤于湿,冬生咳嗽",《素问·示从容论篇》"咳嗽烦冤

学习笔记

者，是肾气之逆也”。但常以咳、咳逆、咳喘出现，如《素问·阴阳应象大论篇》“西方生燥，燥生金，金生辛，辛生肺，肺生皮毛，皮毛在肾，肺主鼻……在声为哭，在变动为咳”；《素问·宣明五气篇》言“五气所病……肺为咳”。《伤寒论》未出现咳嗽一词，文中常以咳、咳喘出现，如“伤寒，心下有水气，咳而微喘，发热不渴。服汤已渴者，此寒去欲解也。小青龙汤主之”。《金匮要略》在《肺痿肺痈咳嗽上气病脉证治》《痰饮咳嗽病脉证并治》中咳嗽并称，文中仍以咳等出现，如“咳逆上气，时时吐浊，但坐不得眠，皂荚丸主之”，“咳而脉浮者，厚朴麻黄汤主之……脉沉者，泽漆汤主之”。至隋·巢元方《诸病源候论》以咳嗽并称，如“咳嗽者，肺感于寒，微者则成咳嗽也”，“气虚为微寒客皮毛，入伤于肺，则不足，成咳嗽”，但咳、嗽的区别并未深表。宋·王贶《全生指迷方》论述咳嗽的区别，“古书有咳而无嗽，后人以咳嗽兼言之者，盖其声响亮。不因痰涎而发谓之咳；痰涎上下随声而发谓之嗽，如水之漱荡，能漱其气也。”首次提及嗽的病因，认为咳无痰，嗽因痰，以区别咳与嗽的病机。金·刘完素将咳嗽解析为：“咳谓无痰而有声，肺气伤而不清也。嗽是无声而有痰，脾湿动而为痰也。咳嗽谓有痰而有声，盖因伤于肺气，动于脾湿。”此论深入解析咳嗽之区别。元·朱震亨《丹溪心法》认为“咳嗽有风寒、痰饮、火郁、劳嗽、肺胀”之异，但痰为咳嗽的主要病机。明·张三锡也认为咳、嗽二者的病机不同，咳在肺，痰在脾，“因痰而嗽者，痰为重，主治在脾，因咳而动痰者，咳为重，主治在肺。”清·潘道根在《临证度针·咳嗽》中论述咳嗽为：“咳必因火，火刑肺金，喉痒不能忍而咳，嗽必因痰，脾湿生痰；痰又分寒热，热痰挟火作痒而咳嗽并见，寒痰因无火作痒，嗽出其痰则嗽止，又谓咳非必无痰，咳因痒，不因于痰，嗽因于痰非必无声。”但临证常咳嗽并见，故后世多并称。

三、中医病因病机

（一）病因

咳嗽病因可分为外因、内因和其他方面因素。外因咳嗽可分为风、寒、暑、湿、燥、火等方面。内因分为饮食失宜、痰

学习笔记

饮、瘀血、脏腑功能失调、嗜酒、房劳、情志、劳逸过度等方面。其他方面尚有环境因素、理化因素、药物因素等。

(二)病机

多种因素导致肺气不宣，气机上逆即可为咳。《素问·宣明五气篇》言“五气所病……肺为咳”。唐容川认为:“肺之气下输膀胱,转运大肠,通调津液,而主制节……若制节不行,则气逆而咳……肺为金体,其质轻清,肺中常有阴液冲养其体……阴液不能垂之下注,肺中之气乃上逆而为咳……以上二者,乃肺之本病自致咳嗽者也。”“又有为他脏所干,而亦咳嗽者……故他脏痰饮火气,皆能上熏冲射,使肺逆咳。故《内经》咳嗽论,详别脏腑而总言之曰:聚于胃,关于肺。病虽由于他脏,而皆在于肺,此肺之所以主咳嗽也。”

故外感咳嗽中,因外邪袭肺,阻遏气机,肺失宣降而作咳。风邪袭肺、寒邪束肺、暑邪伤肺、湿遏肺气、火灼肺金、燥伤肺胃、风寒客肺、风热伤肺等证型中,依邪自性而各有特点。如风邪为病,肺气上逆,咳嗽不已,风从寒化为风寒咳嗽,从热化则为风热咳嗽;寒主收引,多滞气血,郁闭肺气,肺失宣降而咳嗽;风温袭肺多为肺热,甚则伤阴;燥邪兼火、湿、寒三气,伤于肺多干咳无痰。

内伤咳嗽中,有肺肾阴虚、肝火犯肺、脾失健运等等常见因素。如肺肾亏虚,虚火内灼,肺失润降,则为干咳;肝气郁结化火,可上逆侮肺,木火刑金,可炼液成痰;饮食失宜,脾失健运而化生痰饮,阻塞肺道,肺失宣降故作咳嗽。诚所谓肺朝百脉,脉连脏腑,故五脏六腑皆能令肺咳也。

四、西医病因及发病机制

咳嗽是由于延髓咳嗽中枢受刺激引起,来自耳、鼻、咽、喉、支气管、胸膜等感受区的刺激传入延髓咳嗽中枢,该中枢再将冲动传向运动神经,即喉下神经、膈神经和脊髓神经,分别引起咽肌、膈肌和其他呼吸肌的运动来完成咳嗽动作,表现为深吸气后,声门关闭,继以突然剧烈的呼气,冲出狭窄的声门裂隙产生咳嗽动作和发出声音。

咳痰是一种病态现象。正常支气管黏膜腺体和杯状细胞只分泌少量黏液，以保持呼吸道黏膜的湿润。当呼吸道发生炎症时，黏膜充血、水肿，黏液分泌增多，毛细血管壁通透性增加，浆液渗出。此时含红细胞、白细胞、巨噬细胞、纤维蛋白等的渗出物与黏液、吸入的尘埃和某些组织破坏物等混合而成痰，随咳嗽动作排出。另外，在肺瘀血和肺水肿时，肺泡和小支气管内有不同程度的浆液漏出，也可引起咳痰。

学习笔记

五、中西医汇通提示

(一)关于气道高反应性咳嗽和风邪犯肺证

气道高反应性(airway hyper reactivity，AHR)，指气道对各种刺激因子出现过强或过早的收缩反应。这种刺激在正常人呈无反应状态或反应程度较轻，而在某些人却引起了明显可逆的支气管狭窄。气道高反应性咳嗽表现为受到某些外界刺激因素后，气道就会迅速收缩引起咳嗽、喘息、呼吸困难等，而在脱离相应刺激环境或者治疗后，大部分患者则又能迅速缓解或恢复正常。气道高反应性咳嗽多具有突发性、反复性、阵发性等特点。

风邪犯肺证，为外感风邪，侵入肺脏引起的咳嗽、咳痰等症状。风为百病之长，性善行而数变，“善行”，指风性善动不居，游移不定，其病位也具有游移不定、行无定处的特征。故风邪所致咳嗽，常伴有咽喉痒动，所致咳嗽具有突发性、反复性、阵发性等特征，如果兼有寒、热、燥邪，则临床表现又各具特点，然常不离风邪犯肺之主要特征。

故气道高反应性咳嗽和风邪犯肺证是不是有一定的共同性呢?张齐武观察43例感染后咳嗽患者中，存在气道高反应性比例为25.6%。郑兰芝对37例感染后咳嗽患者行气道激发试验，其中气道反应性升高12例，占32.4%；其中风寒犯肺型气道反应性升高的比例为45.5%，风热犯肺型气道反应性升高的比例为33.3%，风燥伤肺型气道反应性升高的比例为40%。可见，气道高反应性咳嗽和风邪犯肺证具有一定相同之处。风邪挟寒、热、燥邪犯肺，致使气机不畅，肺失宣降，气道痉挛，故气道反应性升高，符合风邪“风盛则挛急”的致病特点。

学习笔记

（二）关于痰的生成与胃肠道菌群失调

脾为生痰之源，肺为贮痰之器，这是中医学中最为著名的痰学理论。随着学者们对胃肠道微生态的研究，逐渐揭示了脾为生痰之源理论的部分实质。近年来一些有趣的动物实验标明，上消化道幽门螺杆菌感染的炎症，可能通过一种非肾上腺素能、非胆碱能感觉神经通路引起慢性支气管炎发生，有了炎症痰自然也就形成了。对于脾胃虚弱、体型肥硕、年老体高者出现的慢性咳嗽咯痰症，中医学对此有非常丰富的辨证经验，都要从健脾化痰入手，所谓"补土生金"的治法依据盖出于此。

（李　赟）

第三节　咯　血

一、概念

咯血（hemoptysis）是指喉及喉以下的呼吸道及肺任何部位的出血，经口腔咯出。少量咯血有时仅仅表现为痰中带血，大咯血时血液可从口鼻涌出，严重者可阻塞呼吸道，引起窒息死亡。

咯血和咳血可以互换。

二、中医认识沿革

咳血和唾血的名称在《黄帝内经》就已提出。《素问·脉要精微论篇》说："肺脉搏坚而长，当病唾血。"《灵枢·气藏府病形》曰："肺脉……微急为肺寒热，怠惰，咳唾血，引腰背胸。"《素问·咳论篇》曰："肺咳之状，咳而喘息有音，甚则唾血。"均指出咳血和唾血的病位在于肺。隋代巢元方《诸病源候论·唾血候》曰："唾血者，由伤损肺。肺者，为五脏上盖，易为伤损，若为热气所加，则唾血。"

三、中医病因病机

学习笔记

(一)六淫致病观

1.火热邪

《素问·至真要大论篇》曰:"少阳司天,火淫所胜,则温气流行,金政不平。民病……泄注赤白,疮疡咳唾血。"少阳胆经和三焦经属相火,火太过则克金,即会出现肺部的咯血等症状。《素问·至真要大论篇》曰:"少阴司天,热淫所胜……民病……唾血血泄。"少阴心经和肾经属君火,火热太过而克金会出现咯血等症。

2.湿邪

《素问·至真要大论篇》曰:"太阴司天,湿淫所胜……咳唾则有血。"太阴脾为湿所困,则母病及子,导致咳嗽咯血等肺部症状出现。

3.燥邪

《素问·气交变大论篇》曰:"岁金太过,燥气流行,肝木受邪……咳逆甚而血溢。"岁金燥气太过,金可克木,木气太旺而出现咳唾有血。

4.寒邪

《素问·至真要大论篇》曰:"岁太阳在泉,寒淫能胜……民病……上冲心痛,血见,嗌痛颔肿。"《灵枢·邪气脏腑病形》云:"肺脉……微急为肺寒热,怠惰,咳唾血,引腰背胸。"太阳寒水太过,则膀胱气化不利,从而影响肺的肃降功能,导致咯血等症的出现。

(二)饮食劳倦致病观

《灵枢·百病始生》曰:"卒然多食饮,则肠满,起居不节,用力过度,则络脉伤,阳络伤则血外溢,血外溢则衄血,阴络伤则血内溢,血内溢则后血。"咯血的发生与饮食生活关系密切,耗气伤络均会导致咯血的发生。

(三)脏腑病变致病观

《灵枢》曰:"肾足少阴之脉……是动则病饥不欲食,面如漆柴,咳唾则有血。"《灵枢·邪气脏腑病形》云:"心脉……微缓为伏梁,在心下,上下行,时唾血。"脏腑之间有经络循行的相互关系,心肾病变可影响到肺而出现咯血等肺部症状。

学习笔记

总之,咯血的病机不外火热迫血妄行与气虚不能摄血两种。

四、西医病因及发病机制

(一)支气管疾病

常见支气管疾病有支气管扩张、慢性支气管炎、支气管结核、支气管肺癌等,发病机制主要是炎症、肿瘤等导致支气管黏膜或毛细血管通透性增加,或者黏膜下血管破裂出血。

(二)肺部疾患

常见于肺炎、肺结核、肺脓肿等,还可见于肺栓塞、肺瘀血等。我国引起咯血的最常见病因是肺结核。肺结核咯血的机制主要是病变导致毛细血管通透性增高,血液外渗,导致痰中带血或小血块;病变累及小血管,导致管壁破溃,可出现中等量咯血;如果肺结核空洞壁肺动脉分支形成的小动脉瘤破裂,或者继发支气管扩张形成动静脉瘘,可出现大咯血。肺炎的咯血机制主要是炎症导致肺泡毛细血管通透性增加,或者黏膜下小血管壁破溃,出现痰中带血或者咯血。

(三)心血管疾病

多见于二尖瓣狭窄、各种原因导致的肺动脉高压、急性左心衰等。心血管疾病导致的咯血主要是小量咯血,或者痰中带血,也可出现大咯血、粉红色泡沫样痰等。心血管疾病导致咯血主要是因为肺瘀血造成肺泡壁或支气管内膜毛细血管破裂和支气管黏膜下层支气管静脉曲张破裂。

(四)其他疾病

某些血液病、传染病、结缔组织疾病、妇产科疾病等,也会引起临床咯血症状。

五、中西医汇通提示

1.准确的诊断是前提,中西医的运用应该分清轻重缓急。急性期特别是在大咯血时要用西医的方法急救,辨证论治宜在轻症或缓解期运用,以期扶正固本,长治久安。

2.著名中医学家姜春华主张先辨病再辨证。如风湿性心脏病二尖瓣狭窄处于代偿期时,症状轻微,偶有心悸、胸闷、气急等表现,可按胸痹治疗;心衰时,肺循环瘀血而见咯血,体循环瘀血而见水肿,则可按中医咯血和水肿辨证论治;风心病大量咯血时,此为急病,多主张苦寒顿挫;风心病小量出血时,病势较缓,因肺部瘀血乃心衰所致,纠正心衰是根本,故对阳气虚弱病体可温阳益气等。通过这种思路,既继承了中医传统的辨证施治理论,又吸收了当代医学诊断疾病之理论,二者结合,可使咯血治疗更趋于规范、科学、有效。

(王 昕)

第四节 呼吸困难

一、概念

呼吸困难(dyspnea)是指患者感到空气不足、呼吸费力,表现为呼吸用力,严重时可出现张口呼吸、鼻翼扇动、端坐呼吸,甚至发绀等。

中医学中肺痿、肺胀的主要症状就是呼吸困难。

二、中医认识沿革

(一)肺痿

《金匮要略》对"肺痿"列为专篇进行论述,如《金匮要略·肺痿肺痈咳嗽上气病脉证治》曰:"息摇肩者,心中坚;息引胸中上气者,咳;息张口短气者,肺痿唾沫。"指出肺痿会出现"张口短气"的症状,即是呼吸困难。痿与萎同,弱而不用之意,在隋代巢元方《诸病源候论》作"肺萎"。唐代《外台秘要》中王焘论述:"传尸,亦名转注。以其初得,半卧半起,号为殗殜。气急咳者,名曰肺痿。"把肺痿当作肺痨所致。王焘的这个论述对唐宋时期相关论述影响较大,《三因极一病证方论》《圣济总录》多将"肺痿"归入传尸、痨瘵、骨蒸等病证篇章中。元代朱丹溪则认为"外有劳瘵喘促嗽血者是肺痿",将"喘促"这一呼吸困难的症状明确记录。明代孙一奎在《赤水玄珠·肺痿》中,也就"痿"字作了注解:"痿,干瘪也。即早发还先痿之

学习笔记

学习笔记

痿。"清代尤在泾在《金匮要略心典·肺痿肺痈咳嗽上气病》中说："痿者，萎也，如草木之萎而不荣，为津烁而肺焦也。"可见"肺痿"病名自确立以来，后世医家沿用至今。

（二）肺胀

肺胀病名首见于《黄帝内经》。《灵枢·胀论》篇记载："肺胀者，虚满而喘咳。"《灵枢·经脉》篇曰："肺手太阴之脉……是动则病肺胀满，膨膨而喘咳。"《金匮要略·肺痿肺痈咳嗽上气病》篇描述"咳而上气，此为肺胀，其人喘，目如脱状"。《诸病源候论·咳逆短气候》曰："肺虚为微寒所伤，则咳嗽。嗽则气还于肺间，则肺胀；肺胀则气逆。而肺本虚，气为不足，复为邪所乘，壅痞不能宣畅，故咳逆短乏气也。"从发病机理来阐释肺胀。《丹溪心法·咳嗽》篇"肺胀而嗽，或左或右，不得眠，此痰挟瘀血碍气而病"，提示痰、瘀阻碍肺气是两大致病因素。《张氏医通·肺痿》篇指出"盖肺胀实证居多"，《证治汇补·咳嗽》篇认为肺胀"又有气散而胀者，宜补肺；气逆而胀者，宜降气，当参虚实而施治"，说明肺胀辨治当分虚实。后世医籍对本病记载甚多，大都附载于肺痿、肺痈之后，有时也散见于上气、痰饮、喘促、咳嗽等门。

三、中医病因病机

（一）肺痿

肺虚津亏失于濡养可致肺痿，本病有虚热、虚寒之分，具体可分肺燥津伤和肺气虚冷两个方面。

1.肺燥津伤

肺有燥热，重亡津液。如《金匮要略·肺痿肺痈咳嗽上气病》说："热在上焦者，因咳为肺痿。肺痿之病……或从汗出，或从呕吐，或从消渴，小便利数，或从便难，又被快药下利，重亡津液，故得之。"故虚热肺痿，可为本脏病转归，亦可由他脏病所致。热在上焦，耗伤津液，津枯则肺燥，肺燥阴竭，肺失濡养，则日渐枯萎；或因胃液耗伤，不能上输于肺，肺失濡养，遂致肺叶枯萎。

2.肺气虚冷

肺气虚冷常见于大病久病之后，如内伤久咳、久喘等。

学习笔记

《金匮要略心典·肺痿肺痈咳嗽上气病》说："盖肺为娇脏，热则气烁，故不用而痿；冷则气沮，故亦不用而痿也。"肺主气化，为水之上源，若肺气虚冷，不能温化津液，导致津亏，肺失濡养，亦可渐致肺叶枯萎。

（二）肺胀

本病的发生，多因久病而致肺虚，又常因感受外邪而使病情加重。

1.久病肺虚

肺主气。肺系慢性疾病如久咳、喘息、肺痨等，迁延失治，痰浊潴留，日久导致肺虚，早期多属于肺气虚。

2.感受外邪

肺主皮毛。肺虚则卫外不固，外邪易反复乘袭，肺气宣降不利，上逆而为咳，升降失常则为喘。久则子耗母气，由肺及脾、脾失健运，则易生痰湿。痰浊久留，肺气郁滞，则不能很好调节心脉，心之过劳，则心阳虚衰，无力推动血脉，可见心悸、脉结代，唇舌紫绀等症状。肺属金，肾属水，母病及子，肺虚及肾，肺不主气，肾不纳气，可致气喘日益加重而出现呼吸困难。故感受外邪而常使病情加重。

四、西医病因及发病机制

根据发生机制及临床表现特点，将呼吸困难分为肺源性、心源性、中毒性、神经精神性、血源性五类，本文主要从最常见的肺源性、心源性来认识。

（一）肺源性呼吸困难

肺源性呼吸困难主要是呼吸系统疾病引起的通气、换气功能障碍导致缺氧和（或）二氧化碳潴留引起，临床常分为三种类型。

1.吸气性呼吸困难：主要特点表现为吸气显著费力，严重者吸气时可见"三凹征"，表现为胸骨上窝、锁骨上窝和肋间隙明显凹陷。"三凹征"的出现主要是由于呼吸肌极度用力，胸腔负压增加所致。常见于喉部、气管、大支气管的狭窄与阻塞。

2.呼气性呼吸困难：主要特点表现为呼气费力、呼气缓

学习笔记

慢、呼吸时间明显延长,伴有呼气期哮鸣音。主要是由于肺泡弹性减弱和(或)小支气管的痉挛或炎症所致。常见于慢性支气管炎(喘息型)、慢性阻塞性肺气肿、支气管哮喘、弥漫性泛细支气管炎等。

3.混合性呼吸困难:主要特点表现为吸气期及呼气期均感呼吸费力、呼吸频率增快、深度变浅,可伴有呼吸音异常或病理性呼吸音。主要是由于肺或胸膜腔病变使肺呼吸面积减少导致换气功能障碍所致。常见于重症肺炎、重症肺结核、大面积肺栓塞(梗死)、弥漫性肺间质疾病、大量胸腔积液、气胸、广泛性胸膜增厚等。

(二)心源性呼吸困难

主要是由于左心和(或)右心衰竭引起,尤其是左心衰竭时呼吸困难更为严重。

左心衰竭发生的主要原因是肺瘀血和肺泡弹性降低。其主要机制为:①肺瘀血,使气体弥散功能降低;②肺泡张力增高,刺激牵张感受器,通过迷走神经反射兴奋呼吸中枢;③肺泡弹性减退,使肺活量减少;④肺循环压力升高对呼吸中枢的反射性刺激。

右心衰竭严重时也可引起呼吸困难,但程度较左心衰竭轻,其主要原因为体循环瘀血所致,其发生机制为:①右心房和上腔静脉压升高,刺激压力感受器反射性地兴奋呼吸中枢;②血氧含量减少,乳酸、丙酮酸等代谢产物增加,刺激呼吸中枢;③瘀血性肝大、腹腔积液和胸腔积液,使呼吸运动受限,肺气体交换面积减少。临床上主要见于慢性肺源性心脏病、某些先天性心脏病或由左心衰竭发展而来。

另外,也可见于各种原因所致的急性或慢性心包积液。其发生呼吸困难的主要机制是大量心包渗液致心包压塞或心包纤维性增厚、钙化、缩窄,使心脏舒张受限,引起体循环静脉瘀血所致。

五、中西医汇通提示

肺痿和肺间质纤维化在病因、病理、治疗、预后均有非常相似的地方,而呼吸困难是它们的主要共同特征,通过不同角度的研究，有助于此两种疾病的中西医汇通之探讨。现根据马君博士的研究总结如下。

(一)病因相似

广义的肺纤维化按经典分为原因已明和原因未明两类。已发现的原因包括反复感染、药物、吸入粉尘和气体、放射线等。除放射线损伤外，其他方面均可在中医典籍关于肺痿的论述中查证。如反复感染的问题，唐代王焘在《外台秘要·卷九》中指出："肺气嗽者……此嗽不早疗，遂成肺痿。"说明古人也认识到肺痿是长期、反复咳嗽的结果。换言之，其经过是慢性的，结局却是必然的。吸入粉尘问题，宋·孔仲平在《谈苑》中有这样的记载："贾谷山采石人，石末伤肺，肺焦多死。""肺焦"者，肺热叶焦也，为历代中医所公认的肺痿基本病理。可以说这是关于肺尘埃沉着症最早、最贴切的描述。再如药物问题，最早提出肺痿病名的汉代张仲景在《金匮要略》中强调其原因是"小便利数"、"快药下利"等所致的"重亡津液"。即认为肺痿与他病失治、误治的用药，特别是用脱水药有关。近年来法国有学者也发现利尿剂可引起肺纤维化。另有学者报道，使用易致肺纤维化的抗心律失常药后，引起患者大量流涎(72h流唾液638ml)，并说"原因不详"。而这正是中医"重亡津液"导致肺痿病的典型原因之一。

(二)病理形态相似

尽管受时代、学科特点和研究方法的限制，传统中医不可能对肺痿的病理形态变化有深入研究，但中医学对于此方面的描述随时代沿革而逐渐清晰。肺痿病提出者张仲景认为其病机关键是"肺热叶焦"。何谓"肺热叶焦"?结合病名含义("肺"言病位，"痿"言形态)，其病理形态已具雏形。遗憾的是此后医家多仅遵其说，直至清代唐容川的描述："肺叶枯燥，不能覆下，则翘举而气亦上逆……肺叶痿而不下垂，乃肺痿之重证也。"已接近现代认识，肺纤维化后期肺脏萎缩以致横膈抬高，这在当时实属难能可贵。对中医研究造诣颇深的日本学者丹波父子，对肺痿的认识更为深入，其在《金匮玉函要略辑义》中详细描述了该病理变化："盖肺处藏之最高，叶间布有细窍，此窍名泉眼……愈咳愈渗，愈渗愈嗽，久则泉眼俱

学习笔记

学习笔记

闭……六叶遂枯遂焦，此肺痿之由也。”这里“叶间泉眼俱闭”、“六叶枯焦”虽非现代医学术语，但较之“肺热叶焦”，与肺间质病变已几出一辙。

（三）治疗相似

根据马君博士的统计，全部肺痿方剂中，补益、清热、止咳平喘、化痰、解表、利水渗湿、理气七类药的累积频率达到85.31%，是构成治疗肺痿的主要药类。而现代中医治疗肺纤维化方药频率分析结果显示，以补益、活血、清热、化痰、止咳平喘为主要治法，其中如肺痿治疗一样，补益、清热、化痰、止咳平喘药是主要组成。

（四）预后相似

肺间质纤维化为现代疑难病，预后欠佳，而历代文献对肺痿的预后欠佳已有充分认识。如明代朱棣《普济方》说本病“药不奏功，而证候日深，自此而成，着床者多矣”，清代林佩琴《类证治裁》说“难治之症”，丹波元简说“若此将成，多不救矣”，元代朱丹溪《丹溪手镜》指出本病如“小便反难而数，大便如豚脑……唾中出血，上气喘满，或燥而渴，寸口脉数而虚，按之涩”则为“不治证”。由此可以看出肺痿与肺间质纤维化的预后非常相似。

（李　赟）

第五节　发　绀

一、概念

发绀（cyanosis）是指血液中还原血红蛋白增多或变性血红蛋白增多，使皮肤、黏膜呈青紫色改变的一种表现，也称紫绀，常与缺氧有关，发生在皮肤薄、色素较少和毛细血管丰富的部位，如口唇、鼻尖、耳垂、颊部与甲床等处。

中医学常将其作为血瘀证的表现之一。

二、中医认识沿革

早在先秦时期文学巨著《吕氏春秋》中记载，唐尧时期由于湿气积滞，民众出现“气郁闭而滞著，筋骨瑟缩不达”，描述因湿邪导致筋骨挛缩而出现气滞血瘀的表现。《黄帝内经》中虽然并未对“瘀血”做出明确定义，但有“凝血”、“脉凝泣”、“恶血”、“留血”等描述瘀血和血瘀状态的词语。如《素问·五脏生成篇》曰“多食咸，则脉凝泣而变色”，《素问·调经论篇》中指出“寒气积于胸中而不泻……则血凝泣，凝则脉不通”，《灵枢·百病始生》曰“内伤于忧怒，则气上逆……凝血蕴里而不散”等，对于外邪内伤均可导致气滞血瘀做出明确论述。汉代张仲景在《伤寒杂病论》中首次提出“瘀血”之名，如篇名《金匮要略·惊俘吐衄下血胸满瘀血病脉证治》，其篇中描述出“唇痿”、“舌青”等症状，今天看来即为血瘀证表现之发绀。《伤寒论》中太阳蓄血证会出现“如狂”、“发狂”、“少腹急结”、“少腹硬满”、“脉沉结”等症状，其亦多为血瘀证表现。隋·巢元方所著的《诸病源候论》中多种疾病如“月水不通”、“血瘕”、“崩中”等均与血瘀相关。宋金元时期血瘀学说不断完善发展，至明代医学著作中相关论述更为系统，如《证治准绳》《玉机微义》中均有“血证门”分类论述。清代是血瘀证发展的繁荣时期，《医碥》《张氏医通》《医门法律》等著作对于血瘀证的治法、方药做了更为深入的研究。唐容川《血证论》说“血证总以去瘀为要”，“气散则血随而散”，“温药去瘀，乃能治积久之瘀”，“既是离经之血，虽清血鲜血亦是瘀血”等均有很深见解。王清任所著《医林改错》对后世血瘀证的研究影响深远，其将诸多杂病辨为血瘀证并加以论治，如白癜风、呃逆等，创立的“通窍活血汤”、“血府逐瘀汤”、“少腹逐瘀汤”等一系列活血化瘀方，至今仍被广泛应用。

近现代随着现代科研理念和中医学研究的结合，对血瘀证的研究更为深入，其中对发绀（紫绀）的描述更加清晰化。1986年11月在广州举办的第二届全国活血化瘀研究学术会议上，提出了血瘀证的主要诊断标准，主要有：“1.舌质紫暗或舌体瘀斑、瘀点，舌下静脉曲张瘀血……4.血管痉挛，唇及肢端紫绀，血栓形成，血管阻塞……”等。1988年10月在北京血瘀证研究国际会议上制定了《血瘀证诊断参考标准》有：“1.舌质暗或瘀斑、瘀点……7.皮肤黏膜瘀血斑、脉络异常”等。杨可鑫等对近年最具权威性的7篇血瘀证诊断标准文献

学习笔记

学习笔记

进行比较与分析，得出其共同标准之一，即有舌质紫黯或舌体瘀斑、瘀点；面部、唇、齿龈及眼周紫黑者，这考虑为长期血瘀缺氧引起的皮肤发绀改变。

中国中西医结合学会活血化瘀专业委员会在修正《实用血瘀证诊断标准》中，将“1.舌质紫暗或有瘀斑、瘀点；2.面部、口唇、齿龈、眼周及指(趾)端青紫或暗黑”列为8条主要诊断标准中的前两条，可见发绀是血瘀证的重要征象。

三、中医病因病机

(一)寒凝

寒凝血脉是发绀及血瘀证形成的主要原因之一。《灵枢·痈疽》：“寒邪客于经络之中，则血泣，血泣则不通。”《素问·调经论篇》：“寒独留，则血凝泣，凝则脉不通。”《素问·八正神明论篇》：“天寒日阴，则人血凝泣而卫气沉。”《诸病源候论》指出：“寒则血结，温则血消。”寒凝导致发绀及血瘀被广泛认同。

(二)气滞

《寿世保元》记载：“盖气者血之帅也，气行则血行，气止则血止，气温则血滑，气寒则血凝，气有一息之不运，则血有一息之不行。”这显示人体是靠气来推动血液流行，循经不休，如果气机阻滞，则血流缓慢易发生瘀滞，或血流停滞而成为瘀血。所谓气机阻滞，多为忧愁悲哀、愤懑焦躁等所致肝气郁结，气滞不行，血流缓慢，导致组织血流灌注不足。故气滞是发绀及血瘀形成的重要原因之一。

(三)气虚

《灵枢·经脉》曰：“手少阴气绝则脉不通。脉不通则血不流。”《医林改错》则进一步指出：“元气既虚，必不能达于血管，血管无气，必停留而瘀。”气虚则推动乏力，血流迟缓，脉络受阻，易成血瘀而出现发绀。

(四)血虚

《素问·举痛论篇》所指“脉泣则血虚，血虚则痛”，《景岳全书·胁痛》记载：“凡人之气血，犹源泉也，盛则流畅，少则壅滞，故气血不虚则不滞，虚则无有不滞者。”若营血亏损，易血行不利，则日久成瘀，外发为紫绀。

（五）阳虚

《读医随笔·中风有阴虚阳虚两大纲》记载："阳虚血必凝。"气虚易阳虚，阳虚生内寒，内寒则血凝，滞而成瘀血，所以阳虚易导致血瘀证。

（六）秽浊

《医林改错·论痘非胎毒》记载："受瘟疫至重，瘟毒在内烧炼其血，血受烧炼，其血必凝。"秽浊物质进入血液，与血相结，使血行迟缓，并损血脉，形成死血，乃至死血壅塞，成为血瘀，外发成紫绀。

四、西医病因及发病机制

发绀是由于血液中还原血红蛋白的绝对量增加所致，还原血红蛋白浓度可用血氧的未饱和度来表示。正常血液中含血红蛋白为15g/dl，能携带20vol/dl的氧，这种情况称为100%氧饱和度。正常从肺毛细血管流经左心至体动脉的血液，其氧饱和度为96%（19vol/dl），而静脉血液的氧饱和度为72%~75%（14~15vol/dl），氧未饱和度为5~6vol/dl，在周围循环毛细血管血液中，氧的未饱和度平均约为3.5vol/dl。当毛细血管内的还原血红蛋白超过50g/L（5g/dl）时（即血氧未饱和度超过6.5vol/dl）皮肤黏膜可出现发绀。但临床实践资料表明，此说法并非完全可靠，因为以正常血红蛋白浓度150g/L计，50g/L为还原血红蛋白时，提示已有1/3血红蛋白不饱和。当动脉血氧饱和度（SaO_2）66%时，相应动脉血氧分压（PaO_2）已降低至34mmHg（4.5kPa）的危险水平。事实上，在血红蛋白浓度正常的患者，如SaO_2<85%时，发绀已明确可见。但近年来有些临床观察资料显示：在轻度发绀患者中，SaO_2>85%占60%左右。此外，假若病人吸入氧能满足120g/L血红蛋白氧合时，病理生理上并不缺氧。而若病人血红蛋白增多达180g/L时，虽然SaO_2>85%亦可出现发绀。而严重贫血（Hb<60g/L）时，虽SaO_2明显降低，但常不能显示发绀。故而在临床上所见发绀，并不能全部确切反映动脉血氧下降的情况。

学习笔记

学习笔记

五、中西医汇通提示

1.发绀是血瘀证的外在表现之一，血瘀证包括了“血凝而不流”、“血瘀滞不行”、“血泣而不通”的特点，故血液流变学是研究血瘀证的重要内容。血液流变学指标有血液黏度、血浆黏度、红细胞压积及血浆纤维蛋白原。赵淑媛报道了59例血瘀证和120例正常人全血黏度、血浆黏度、红细胞电泳、红细胞压积、血沉等5项数值，发现血瘀证患者红细胞电泳时间延长，与正常人组比较差别有显著性。马治中等报道血瘀模型红细胞比容明显增高，变形能力明显降低，红细胞聚集指数升高，血小板聚集率升高。

血液中的红细胞为什么都能悬浮在血液当中而不致凝聚，就是因为红细胞表面带有负电荷，同性电荷相斥，故不凝聚。红细胞电泳时间的长短较直接地反映了红细胞表面电荷数的多少，电荷数少则电泳时间长，否则电泳时间短。进一步研究发现，气虚、阳虚患者的红细胞电泳时间延长，而当经过益气温阳法治疗后红细胞电泳时间缩短的同时血液黏稠度下降，说明阳虚状态下血液中的红细胞表面电荷数是减少的，益气温阳法能使红细胞表面的电荷数增加，这大概就是气虚血瘀、阳虚寒瘀以及益气活血、温阳活血的现代病理学基础。而红细胞的数量、变形指数、刚性指数、血小板的聚集性等都是“内结为血瘀”的病理基础。

2.血瘀证的微观指征还有患者的纤溶活性、纤维蛋白原含量、复钙时间、血小板功能改变等。甲皱是良好的临床检查体表微循环部位，因为甲皱具有表皮薄、透光性好、容易观察到下面微血管和血流状态的特点，当受到寒冷、缺氧等影响因素时容易出现发绀，故常采用观察甲皱微循环来评估血瘀证。

（李　赟）

第六节 心 悸

学习笔记

一、概念

心悸(palpitation)是指患者自觉心中悸动，惊惕不安，甚则不能自主的一种症状。临床一般多呈发作性，每因情志波动或劳累过度而发作，常伴胸闷、气短、失眠、健忘、眩晕、耳鸣等症。病情较轻者为惊悸，病情较重者为怔忡，可呈持续性。

心悸多由心律失常引起。

二、中医认识沿革

《黄帝内经》虽无心悸(惊悸、怔忡)一类的病名，但已经有了类似的记载。《素问·举痛论篇》指出："惊则心无所倚，神无所归，虑无所定，故气乱矣。"《素问·至真要大论篇》讲的"心澹澹大动"和《灵枢·本神篇》讲的"心怵惕"，也是类似心悸的描述。到了汉代，张仲景在《金匮要略》和《伤寒论》两部名著中，才正式提出了悸与惊悸的病名，并对它的发病原因作了扼要的叙述，认为主要原因是由惊扰、水饮、虚劳及汗后受邪等因素引发的。《金匮要略·惊悸吐衄下血胸满瘀血病》篇还对惊悸的发病原因以及审证求因的方法作了专门论述，指出："寸口脉动而弱，动即为惊，弱则为悸。"后世医家系统地总结了临床实践的经验，对此进一步作了详细的说明，认为"惊自外至者也，惊则气乱，故脉动而不宁；悸自内惕者也，悸因中虚，故脉弱而无力"(《医宗金鉴·卷二十·惊悸吐衄下血胸满瘀血病》)，从脉象表现来分析和认识惊悸发生的原因，必外有惊扰，内有所虚，内外相合，引发本证。《济生方》不仅对惊悸有所载述，还提出了怔忡的病名："夫怔忡者，此心血不足也。"《济生方·怔忡论治》指出，怔忡发病的原因，在于"真血虚耗，心帝失辅，渐成怔忡"；另外"冒风寒暑湿，闭塞诸经"，"五饮停蓄，堙塞中脘"，亦能令人怔忡。其后《丹溪心法》又提出了"责之虚与痰"的理论，认为血虚与痰火是怔忡致病的根本原因。如《惊悸怔忡门》指出："怔忡者血虚，怔忡无时，

学习笔记

血少者多。有思虑便动，属虚。时作时止者，痰因火动。”《医林改错·心慌》则认为瘀血内阻亦能导致心悸怔忡。

三、中医病因病机

（一）心虚胆怯

平素心虚胆怯之人，由于突然惊恐，如耳闻巨响，目睹异物，或遇险临危，使心惊神慌不能自主，渐至稍惊则心悸不已，如《济生方·惊悸论治》指出：“惊悸者，心虚胆怯之所致也。且心者君主之官，神明出焉，胆者中正之官，决断出焉。心气安逸，胆气不怯，决断思虑得其所矣。或因事有所大惊，或闻虚响，或见异相，登高陟险，惊忤心神，气与涎郁，遂使惊悸。”此外，如大怒伤肝，大恐伤肾，怒则气逆，恐则精却，阴虚于下，火逆于上，亦可动撼心神，而发惊悸。如痰热内蕴，复加郁怒，置失和降，痰火互结，上扰心神，亦可导致心悸的发生，此即《丹溪心法·惊悸怔忡》篇所说的“痰因火动”之说。

（二）心血不足

心主血，心血不足，常能导致心悸、怔忡。《丹溪心法·惊悸怔忡》篇指出：“怔忡者血虚，怔忡无时，血少者多。”阴血亏损，心失所养，不能藏神，故神不安而志不宁，发为本证。所以久病体虚，失血过多容易导致心悸。如果思虑过度，劳伤心脾，不但耗伤心血，又能影响脾胃生化之源，渐至气血两亏，不能上奉于心者，亦能发生心悸。

（三）阴虚火旺

久病体虚，或房劳过度，或遗泄频繁，伤及肾阴；或肾水素亏，水不济火，虚火妄动，上扰心神，亦能导致本病。如《素问玄机原病式·火类》指出的“由水衰火旺，而扰火之动也。故心胸躁动，谓之怔忡”。

（四）心阳不振

大病久病之后，阳气衰弱，不能温养心脉，故心悸不安。此即《伤寒明理论·悸》篇所说的：“其气虚者，由阳气内弱，心下空虚，正气内动而为悸也。”

（五）水饮凌心

脾肾阳虚，不能蒸化水液，停聚而为饮，饮邪上犯，心阳

学习笔记

被抑，因而引起心悸。这就是《伤寒明理论·悸》篇说的："其停饮者，由水停心下。心为火而恶水，水既内停，心自不安则为悸也。"

（六）瘀血阻络

一是由于心阳不振，血液运行不畅；一是由于痹证发展而来。如《素问·痹论篇》指出脉痹不已，复感于邪，内舍于心，"心痹者，脉不通，烦则心下鼓"。《医宗必读·悸》解释说："鼓者，跳动如击鼓也。"可见风寒湿邪搏于血脉，内犯于心，以致心脉痹阻，营血运行不畅，亦能引起心悸怔忡。

四、西医病因及发病机制

心律失常的机制一般分为冲动形成异常、冲动传导异常，或两种并存。

（一）冲动形成异常

1.窦房结自律性的改变

（1）窦房结自律性的增高。正常情况下，窦房结自律性最主要受自主神经系统调节。交感神经刺激作用于起搏细胞的β_1-肾上腺素能受体，使I_f离子流通道的开放增加，I_f小离子流内流的增多，4期除极的斜率增大。因此，窦房结4期除极达到阈值的时间较正常缩短，从而使心率增快。另外，交感神经的刺激增加电压敏感性Ca^{2+}通道的开放概率（起搏细胞中，Ca^{2+}组成了0期除极电流），从而使阈电位水平负向移动，舒张期除极到达阈电位的时间提前。于是，交感神经活动通过使阈电位的阈值负值加大，并增加I_f离子流而产生使起搏细胞的除极速率增快，提高窦房结的自律性。生理情况下，如运动或情绪的应激都会使交感神经兴奋，从而刺激心脏，增快心率。

（2）窦房结自律性的降低。生理情况下，交感神经刺激减弱和副交感神经活性增强可以降低窦房结自律性。在心率调节方面，交感神经在应激状态下占主导地位，而副交感神经系统则是在休息状态下发挥主要调节作用。

2.逸搏心律

窦房结的频率降低而使潜在起搏点引发的次激动称为逸搏。副交感神经张力增加会抑制窦房结活动。轻度副交感

学习笔记

神经的刺激会降低窦房结的频率，起搏点转移至房室结，然而，强烈的副交感神经的刺激将抑制窦房结和心房组织的兴奋性，可以导致房室结的传导阻滞，并出现室性逸搏心律。

3.潜在起搏点自律性的增高

潜在起搏点控制激动形成的另一种方式是其自发的除极速率快于窦房结，这种情况称为异位搏动。在多种不同的情况下会产生异位节律。例如，高浓度的儿茶酚胺会提高潜在起搏细胞的自律性，如其除极化的速率超过窦房结，就会发生异位节律。在低氧血症缺血、电解质紊乱和某些药物中毒时，也会出现异位搏动。

4.异常自律性

心肌组织的损伤将会导致激动形成的病理性改变，此时特殊传导系统之外的心肌细胞获得自律性并自发除极。损伤是如何使这些细胞自发除极的原因尚不十分清楚。然而，当心肌细胞受到损伤，它们的细胞膜通透性增加。这样，它们就不能维持正常的电离子浓度梯度，细胞膜的静息电位负值变小（即细胞部分除极）。当细胞膜的值<-60mV，非起搏细胞会产生逐渐的4期除极化。这种缓慢的自发除极大概与慢钙通道电流和某些亚组通常参与复极的K^+离子通道的关闭有关。

5.触发活动

在某些情况下，动作电位能够触发异常除极，引起额外的心脏搏动或快速性心律失常。根据激发动作电位的时间不同，有两种类型的后除极：早后除极发生于触发动作电位的复极期；晚后除极则紧随复极完成之后。两种后除极到达阈电位都会触发异常的动作电位。

（二）冲动传导异常

1.传导阻滞：当激动传导至心脏的某个不可兴奋区域，就会产生阻滞。特殊传导系统中的传导受阻导致自窦房结至远端心肌的传导不能正常进行，从而失去了控制潜在起搏细胞的超速抑制作用。因此，特殊传导通路上传导阻滞会导致逸搏或逸搏心律，即远端组织表现出起搏细胞的功能。心房和心室间的传导阻滞（房室阻滞）特别常见。

2.折返：每次正常的心动周期中，正常的心脏激动完成后，起源于窦房结的电激动消失，随后的激动周期来自新的起搏点。整个心脏激动后生理性激动波可自行消失，因为心肌组织的不应期长于激动周期。因此，冲动首次通过后，因为没有其他地方可去，于是消失。当心脏在正常激动后，扩布的冲动没有消亡，在不应期过后再次激动心脏，则产生了折返。在病理情况下，激动波可在一定区域受阻，沿这些区域反复重新进入初始兴奋部位。波峰没有消失，反而连续扩布，由于总能遇到可兴奋的组织，于是连续激动心脏。

五、中西医汇通提示

（一）脉象变化与证候的关系

1.脉率快速型心悸：数脉（一息六至）、疾脉（一息七至）、极脉（一息八至）、脱脉（一息九至）、浮合脉（一息十至以上）。

2.脉率过缓型心悸：缓脉（一息四至）、迟脉（一息三至）、损脉（一息二至）、败脉（一息一至）、奇精脉（二息一至）。

3.脉律不整型心悸：数时一止，止无定数之促脉；缓时一止，止无定数之结脉；脉来更代，止有定数之代脉；脉来乍疏乍数，忽强忽弱之雀啄脉。

（二）中医脉象变化与心律失常的关系

1.迟脉：脉率在40~50次/min之间，脉律基本规整，见于窦性心动过缓、完全性房室传导阻滞。

2.结脉：脉率缓慢，而伴有不规则歇止。见于Ⅱ度以上窦房、房室传导阻滞、室内传导阻滞，及多数过早搏动。

3.代脉：脉率不快，而伴有规则歇止的脉象。见于Ⅱ度窦房、房室传导阻滞，以及二联律、三联律等。

4.数脉：脉律规整，脉率在100~150次/min之间。见于窦性心动过速。

5.疾脉：脉来疾速，脉率在150次/min以上，脉律较整齐。见于阵发性、非阵发性室上性心动过速、房扑或房颤伴2:1房室传导。

6.促脉：脉率快速而兼有不规则歇止。多见于过早搏动。

（刘　凯）

学习笔记

学习笔记

第七节 胸 痹

一、概念

胸痹(chest pain)是指胸部闷痛,甚则胸痛彻背、短气、喘息不得卧为主症的一种疾病。轻者仅感胸闷如窒、呼吸欠畅,重者则有胸痛,严重者心痛彻背、背痛彻心。

本节主要讨论与冠状动脉粥样硬化性心脏病(心绞痛、心肌梗死)相关的问题。

二、中医认识沿革

胸痹的临床表现最早见于《黄帝内经》。《灵枢·五邪篇》指出:“邪在心,则病心痛喜悲,时眩仆。”《素问·藏气法时论篇》亦说:“心病者,胸中痛,胁支满,胁下痛,膺背肩胛间痛,两臂内痛。”《灵枢·厥病》篇还说:“真心痛,手足青至节,心痛甚,旦发夕死,夕发旦死。”真心痛就是胸痹的重证。

汉代张仲景《金匮要略》提出了胸痹的名称,并且专篇论述“胸痹”、“心痛”,对“胸痹”、“心痛”的病因病机、病位病性、症状治疗均作了详细阐述,丰富了这一病名的内涵。张仲景认为阴乘阳位、痰浊内阻以致胸阳不通或胸阳不振是其主要病机,把病因病机归纳为“阳微阴弦”。即上焦阳气不足,下焦阴寒气盛,认为乃本虚标实之证。如云:“责其极虚也。今阳虚知在上焦,所以胸痹心痛者,以其阴弦故也。”在治法方药方面,多以辛温通阳或温补阳气为治疗大法,如“胸痹之病,喘息咳唾,胸背痛,短气,寸口脉沉而迟,关上小、紧、数,瓜蒌薤白白酒汤主之”;“胸痹不得卧,心痛彻背者,瓜蒌薤白半夏汤主之”等等。

晋代葛洪《肘后备急方》首先提出了“久心痛”的名称,并举出了治疗方剂。隋代《诸病源候论》又将“久心痛”与“真心痛”作了区别,并提出“热结心痛”的一种类型。“其痛悬急懊者,是邪迫于阳,气不得宣畅,壅瘀生热,故心如悬而急,烦懊痛也。”热结心痛与西医的“自发型心绞痛”的表现相类似。

《圣济总录·胸痹门》对“心痛”的记载更为详尽,对于“心

学习笔记

痛”的分类按照发病速度分为“卒心痛”和“久心痛”；按照导致心痛的原因分为九种：“曰虫、曰注、曰风、曰悸、曰食、曰饮、曰冷、曰热、曰去来者是也。”由于他经阳气不足而引起心经气逆而致心痛者为厥心痛，按照其原发脏腑可以分为肝心痛、脾心痛、胃心痛和肾心痛。《圣济总录·胸痹门》指出：“胸痛者，胸痹痛之类也……胸膺两乳间刺痛，甚则引背胛，或彻背膂。”到了明代，对胸痹的认识有了进一步提高。例如《症因脉治·胸痛论》指出“歧骨之上作痛，乃为胸痛”；“内伤胸痛之因：七情六欲，动其心火，刑其肺金，或怫郁气逆，伤其肺道，则痰凝气结；或过饮辛热，伤其上焦，则血积于内，而闷闭胸痛矣”。

近代陆渊雷认为古书所称胸痹心痛，以心胸部特异感觉为主，包括心绞痛及大动脉之炎症、瘤症。赵锡武则认为胸痹包括心痛，属现代医学冠心病范围疾患，从中医角度看，属病在心而密切关联脾胃、肾、肝、肺等脏腑之全身性疾病。岳美中认为今之冠心病属《金匮要略》胸痹范围之内，然胸痹非此一病，还包括一部分消化系疾病在内。

在治疗方面，《内经》已经提出了针刺治疗的穴位和方法，虽然未列方药，但《灵枢·五味篇》已有了“心病者，宜食薤”的记载。《金匮要略》强调以宣痹通阳为主，其所载之方剂，至今在临床上仍有指导意义。《世医得效方·心痛门》提出了用苏合香丸芳香温通的方法“治卒暴心痛”。后世医家总结了前人的经验，又提出了活血化瘀的治疗方法，如《证治准绳·诸痛门》提出用大剂红花、桃仁、降香、失笑散等治疗死血心痛，《千金要方》中的细辛散、蜀椒散、前胡汤、下气汤，亦是在前人所用方药的基础上，增用辛香通散药物如细辛、花椒、吴茱萸、槟榔、木香、草豆蔻等而成，《时方歌括》用丹参饮治心腹诸痛，《医林改错》用血府逐瘀汤治疗胸痛、胸不任物等。

三、中医病因病机

(一)寒邪内侵

素体阳衰，胸阳不足，阴寒之邪乘虚侵袭，寒凝气滞，痹阻胸阳，而成胸痹，诚如《医门法律·中寒门》所说：“胸痹心

学习笔记

痛。然总因阳虚，故阴得乘之。”《类证治裁·胸痹》也说：“胸痹，胸中阳微不运，久则阴乘阳位而为痹结也。”

（二）饮食不当

饮食不节，如过食肥甘生冷，或嗜酒成癖，以致脾胃损伤，运化失健，聚湿成痰，痰阻脉络，则气滞血瘀，胸阳失展，而成胸痹。

（三）情志失调

忧思伤脾，脾虚气结，气结则津液不得输布，遂聚而为痰；郁怒伤肝，肝失疏泄，肝郁气滞，甚则气郁化火灼津成痰。无论气滞或痰阻，均可使血行失畅，脉络不利，而致气血瘀滞，或痰瘀交阻，胸阳不运，心脉痹阻，不通则痛，而发为胸痹。

（四）年迈体虚

本病见于中、老年之人，年过半百，肾气渐衰，如肾阳虚衰，则不能鼓舞五脏之阳，可致心气不足或心阳不振；肾阴亏虚，则不能滋养五脏之阴，可引起心阴内耗。心阴亏虚，心阳不振，又可使气血运行失畅。凡此均可在本虚的基础上形成标实，导致气滞、血瘀，而使胸阳失运，心脉阻滞，发生胸痹。

以上病因病机可以二者或三者并存，或交互为患。病情的进一步发展，瘀血闭阻心脉，可心胸猝然大痛，而发为真心痛。

四、西医病因及发病机制

（一）危险因素

本病病因尚未完全确定，一般系多种因素作用于不同环节所致，这些因素称为危险因素。

1.年龄、性别

本病临床上多见于40岁以上的中老年人，49岁以后进展较快，近年来，临床发病年龄有年轻化趋势。年龄和性别属于不可改变的危险因素。

2.血脂异常

脂质代谢异常是动脉粥样硬化最重要的危险因素。临床资料表明，动脉粥样硬化常见于高胆固醇血症。实验动物给

学习笔记

予高胆固醇饲料可以引起动脉粥样硬化。近年的研究发现，总胆固醇（TC）、甘油三酯（TG）、低密度脂蛋白胆固醇（LDL-C，即β脂蛋白）或极低密度脂蛋白胆固醇（VLDL-C，即前β脂蛋白）增高，相应的载脂蛋白B增高；高密度脂蛋白胆固醇（HDL-C，即α脂蛋白）减低、载脂蛋白A降低都被认为是危险因素。在临床实践中，以TC及LDL-C增高最受关注。

3.高血压

临床资料表明，高血压患者动脉粥样硬化发病率明显增高。可能由于高血压时，动脉壁承受较高的压力，内皮细胞损伤，LDL-C入动脉壁，并刺激平滑肌细胞增生，引发动脉粥样硬化。

4.吸烟

被动吸烟也是危险因素。吸烟者血中碳氧血红蛋白浓度可达10%~20%，动脉壁内氧合不足，内膜下层脂肪酸合成增多，前列环素释放减少，血小板易在动脉壁黏附聚集。此外，吸烟还可使血中HDL-C的原蛋白量降低，血清胆固醇含量增高，以致易患动脉粥样硬化。烟草所含尼古丁可直接作用于冠状动脉和心肌，引起动脉痉挛和心肌受损。

5.糖尿病和糖耐量异常

糖尿病患者中不仅本病发病率较非糖尿病者高出数倍，且病变进展迅速。糖尿病患者还常有凝血第Ⅷ因子增高及血小板功能增强，加速动脉粥样硬化血栓形成和引起动脉管腔的闭塞。

6.肥胖

冠心病患者平均体重高于非冠心病患者体重，肥胖者冠心病的发病率较高，尤其是短期内发胖或重度肥胖者发病率更高。

7.家族史

有冠心病、糖尿病、高血压、血脂异常家族史者，冠心病的发病率增加。

8.其他的危险因素

（1）A型性格者：有较高的冠心病患病率，精神过度紧张者也易患病，可能与体内儿茶酚胺类物质浓度长期过高有

学习笔记

关。

(2)口服避孕药:长期口服避孕药可使血压升高、血脂异常、糖耐量异常,同时改变凝血机制,增加血栓形成机会。

(3)饮食习惯:进食高热量、高动物脂肪、高胆固醇、高糖饮食易患冠心病。其他还有微量元素摄入量的改变等。

(二)发病机制

关于冠心病的发病机制,有多种学说从不同的角度进行阐述。

1.血栓形成学说:由澳大利亚病理学家Rokitansky于1841年首先提出,认为动脉硬化斑块是由动脉内附壁血栓嵌入血管壁后演变而成。

2.炎症学说:德国病理学家Virchow于1856年所提出,认为动脉粥样硬化病变是动脉内膜的炎症反应。

3.脂质浸润学说:1863年,同样由Virchow提出,认为动脉粥样硬化病变主要是因血浆脂质水平升高所引起。脂质浸润学说得到了大部分学者的认同,并有很多研究结果的支持。

4.平滑肌细胞克隆学说:由Benditt 1973年提出,认为动脉粥样硬化的每一斑块,是由一个突变的平滑肌细胞分裂增殖演变而成,而诱发因素可以来自病毒,或者其他致突变的化学物质。

5.损伤反应学说:1976年Ross提出了损伤反应学说,认为各种危险因素造成的动脉内膜损伤是动脉粥样硬化病变的始动环节,在多种病理因素(机械的、化学的、免疫的等)反复刺激之下,内皮细胞遭受严重损伤,甚至出现内皮剥脱,破坏了内膜的平滑性和完整性,出现通透性和分泌功能障碍,促使血液中的脂质进入动脉壁。

6.氧化学说:是由Steinberg 1983年提出,它实际是脂质浸润学说的完善,认为低密度脂蛋白的氧化产生氧化低密度脂蛋白是动脉粥样硬化病变发生的中心环节。

7.同型半胱氨酸学说:由McCully 1983年提出,认为血浆同型半胱氨酸水平升高是引发动脉粥样硬化病变的关键,确定高同型半胱氨酸血症是动脉粥样硬化性心血管病的独立危险因素。

学习笔记

8.剪切应力学说:Pober和Cotran从血流动力学角度论述了血流的剪切应力作用于动脉管壁并促使动脉粥样硬化发生。

五、中西医汇通提示

1.西医学对冠心病病因及发病机制的认识,对中医深化理解胸痹的病因病机有重要的意义。冠状动脉粥样硬化病变的形成是动脉对内膜损伤做出的炎症-纤维增生性反应的结果,这就是中医所谓的内伤积损。内伤积损的结果就是痰瘀阻滞,它是胸痹的基础病机。在本病的形成过程中,有些是基础病理形成因素,如年龄、饮食等,而有些则是诱发因素,如情志变化、天气寒冷等。其实不难发现,张仲景《金匮要略》中所列的治疗方法,都是针对诱发因素的,如瓜蒌薤白半夏汤温阳化痰、枳实薤白桂枝汤行气通阳、赤石脂乌头汤温阳散寒等。直到清代的王清任发明了血府逐瘀汤,才真正将血瘀证在胸痹中的重要性显现出来。

2.据上所述,血府逐瘀汤当是治疗冠心病的代表方剂。血府逐瘀汤由桃红四物汤合四逆散而成,桃红四物汤系活血化瘀的经典方剂这好理解,那四逆散的用意是什么呢?在本章《第十四节 腹痛》中我们会讲到,气滞与西医所谓的痉挛相似,四逆散行气导滞就能缓解血管的痉挛状态,血脉自然就畅通无阻了。

3.再看看血瘀证的实质。在中医学里血瘀证有其特定的内涵,包括"内结为血瘀"、"离经之血为血瘀"、"久病入络为血瘀"、"污秽之血为血瘀"等四个方面,所对应的西医学病理是血液的浓、黏、凝、聚甚至血栓形成、微循环障碍等,机体的非生理性出血,脏器的纤维化、增生、瘢痕形成,各种超出生理水平无生理功能的物质。

4.所谓活血化瘀就是指活其血脉、化其瘀滞。"活其血脉"即改善心脑血管功能、血液物理化学性状、血小板及凝血系统功能、微循环等生理功能;"化其瘀滞"即抗心肌缺血、脑缺血,抑制血小板聚集,抗凝、抗血栓形成等病理状态,并具有改善细胞、胶原组织和脂质代谢,抑制平滑肌细胞和纤维

学习笔记

组织增生等广泛的作用。

（刘　凯）

第八节　高血压

一、概念

原发性高血压(primary hypertension)是以体循环动脉压升高为主要临床表现的心血管综合征，通常简称为高血压。高血压常与其他心血管危险因素共存，是重要的心脑血管疾病危险因素，可损伤重要脏器，如心、脑、肾的结构和功能，最终导致这些器官的功能衰竭。

继发性高血压(secondary hypertension)是指由某些确定疾病或病因引起的血压升高，如原发性醛固酮增多症、嗜铬细胞瘤、肾血管性高血压、肾素分泌瘤等，约占所有高血压的5%。其诊断标准是在未使用降压药的情况下诊室收缩压大于等于140mmHg和(或)舒张压大于等于90mmHg。

高血压是引起眩晕的最常见的因素，故单列讨论。

二、中医认识沿革

眩晕最早见于《黄帝内经》，称为“眩冒”、“眩”，《灵枢·大惑论》说：“故邪中于项，因逢其身之虚……入于脑则脑转，脑转则引目系急，目系急则目眩以转矣。”《灵枢·海论》说：“髓海不足，则脑转耳鸣，胫酸眩冒。”《素问·至真要大论篇》云：“诸风掉眩，皆属于肝。”以上均认为眩晕病因主要有外邪、气虚、髓空，且与肝有关。《伤寒杂病论》有“眩”、“目眩”、“头眩”、“身为振振摇”及“振振欲擗地”等描述，并根据不同病机拟定方药。如小、大承气汤治阳明腑实之眩晕，真武汤治少阴阳虚水泛之眩晕，苓桂术甘汤、小半夏加茯苓汤、泽泻汤等治痰饮之眩晕。巢元方《诸病源候论·风头眩候》说：“风头眩者，由血气虚，风邪入脑，而引目系故也。”唐代王焘《外台秘要》、宋代《圣济总录》等，皆从风邪立论，探讨眩晕。其中，《外台秘要》载有治风头眩方剂9首、治头风眩方剂7首;《圣济总录》载有治风头眩方剂24首。孙思邈《千金要方》,则首先总结出风、热、痰致眩的论点。金元时代,医家们对眩晕有了较全面的认识,如刘完素《素问玄机原病式·五运主病》给眩晕下的定义是“掉,摇也。眩,昏乱旋运也”,并主张诊治应从火立论,其曰:“所谓风气甚,而头目眩运者,由风木旺,必是金衰不能制木,而木复生火,风火皆属阳,多为兼化,阳主乎动,两动相搏,则为之旋转。”张子和则从“痰”立论,提出以吐法为主的治法。《儒门事亲》提出:“夫头风眩运……在上谓之停饮,可用独圣散吐之,吐讫,后服清上辛凉之药。凡眩运多年不已,胸膈痰涎壅塞,气血颇实,吐之甚效。”李东垣《兰室秘藏·头痛》中所述“吐逆,食不能停,痰唾稠黏,涌出不止,眼黑头眩……目不能开,如在风云中”,实为脾胃气虚、痰浊上逆所致的眩晕,书中主以半夏白术天麻汤治疗。朱丹溪更是力倡“无痰不作眩”以及“头眩,痰夹气虚并火,治痰为主,夹补气药及降火药。无痰则不作眩,痰因火动;又有湿痰者”等。张从正、李东垣均认为眩晕的主要发病因素是痰浊。陈修园在前人论述风、痰、虚基础上,把眩晕病因病机概括为风、火、痰、虚四字。虞抟引进了体质辨证思想。叶天士认为眩晕是“肝胆风阳上冒”,其证有夹痰、夹火、中虚、下虚之别。

学习笔记

三、中医病因病机

外感、内伤均可发病,外感者,多由风邪外袭,上扰头目所致。内伤者多见,多为虚损所致。

(一)风阳上扰

风性善动,主升发向上,外感风邪,上扰头目,故致眩晕。

(二)肝阳上亢

七情内伤,忧郁恼怒,致肝失条达,肝郁化火,或肾阴不足,水不涵木,造成肝阳化风,上扰清空,发为眩晕。

(三)痰浊中阻

饮食不节,损伤脾胃,脾失健运,水湿内停,聚而成痰,痰饮水湿上犯清窍,终致眩晕。

(四)气血两虚

脾胃虚弱,气血生化乏源,或久病伤及气血,气血不足,

学习笔记

导致清窍失养发为眩晕。

(五)瘀血阻窍

跌仆坠损,头颅外伤,瘀血停留,或气虚血瘀,或痰瘀交阻,导致脑脉痹阻发为眩晕。

(六)肾精不足

年迈体衰,或久病,或房事不节,肾精亏虚,导致清窍失养发为眩晕。

(七)情志不遂

肝为刚脏,体阴而用阳,其性主升主动。若长期忧愤恼怒,肝气郁结,气郁化火,风阳扰动,发为眩晕。

(八)年老体虚

肾为先天之本,主藏精生髓,脑为髓海。若年高肾精亏虚,不能生髓,无以充养于脑;或房事不节,阴精亏耗过甚;或体虚多病,损伤肾精肾气,均可致肾精亏耗,髓海不足,而发眩晕。

(九)饮食不节

若平素嗜酒无度,暴饮暴食,或过食肥甘厚味,损伤脾胃,以致健运失司,水谷不化,聚湿成痰,痰湿中阻,则清阳不升,浊阴不降,致清窍失养而引起眩晕。

(十)久病劳倦

脾胃为后天之本,气血生化之源。若久病不愈,耗伤气血;或失血之后,气随血耗;或忧思劳倦,饮食衰少,气血生化乏源。气虚则清阳不升,血虚则清窍失养,皆可发为眩晕。

(十一)跌仆坠损

素有跌仆坠损而致头脑外伤,或久病入络,瘀血停留,阻滞经脉,而使气血不能上荣于头目,清窍失养而发眩晕,多伴局部疼痛、麻木固定不移,或痛如针刺。

四、西医病因及发病机制

(一)危险因素

1.高钠、低钾膳食是我国人群重要的高血压发病危险因素,且中国人群普遍对钠敏感。

2.超重和肥胖也是高血压患病的重要危险因素。近年来,我国人群中超重和肥胖的比例明显增加。内脏型肥胖与高血压的关系较为密切，此外，内脏型肥胖与代谢综合征密切相关，可导致糖、脂代谢异常。

3.过量饮酒尤其是危险饮酒和有害饮酒。

4.长期精神紧张是高血压患病的危险因素，精神紧张可激活交感神经从而使血压升高。

5.其他危险因素还包括年龄、高血压家族史、缺乏体力活动，以及糖尿病、血脂异常等。

(二)发病机制

1.神经机制

各种原因使大脑皮质下神经中枢功能发生变化，各种神经递质浓度与活性异常，包括去甲肾上腺素、肾上腺素、多巴胺、神经肽Y、5-羟色胺、血管加压素、脑啡肽、脑钠肽和中枢肾素-血管紧张素系统，最终使交感神经系统活性亢进，血浆儿茶酚胺浓度升高，阻力小动脉收缩增强而致血压升高。

2.肾脏机制

多种原因引起肾性水钠潴留，增加心排血量，通过全身血流自身调节使外周血管阻力和血压升高，启动压力-利钠肽机制再将潴留的水钠排泄出去。也可能通过排钠激素分泌释放增多，例如内源性类洋地黄物质，在排泄水钠同时使外周血管阻力增高而使血压增高。这个学说的理论意义在于将血压升高作为维持体内水钠平衡的一种代偿机制。现在高盐饮食的生活方式加上遗传性或获得性肾脏排钠能力的下降是许多高血压患者的基本病理生理异常。

3.激素机制

肾素-血管紧张素-醛固酮系统(RAAS)激活。经典的RAAS包括：肾小管入球小动脉的球旁细胞分泌肾素，激活从肝脏产生的血管紧张素原，生成血管紧张素Ⅰ，然后经肺循环的转换酶(ACE)生成血管紧张素Ⅱ。血管紧张素Ⅱ是RAAS的主要效应物质，作用于血管紧张素Ⅱ受体，使小动脉平滑肌收缩，刺激肾上腺皮质球状带分泌醛固酮，通过交感神经末梢突触前膜的正反馈使去甲肾上腺素分泌增加，这些作用均可使血压升高。

学习笔记

学习笔记

4.血管机制

大动脉和小动脉结构和功能的变化在高血压发病中发挥着重要作用。覆盖在血管壁内表面的内皮细胞能生成、激活和释放各种血管活性物质,例如一氧化氮、前列环素、内皮素、内皮依赖性血管收缩因子等,调节心血管功能。年龄增长以及各种心血管危险因素,例如血脂异常、血糖升高、吸烟、高同型半胱氨酸血症等,导致血管内皮功能异常,使氧自由基产生增多、一氧化氮灭活增强、血管炎症、氧化应激反应等影响动脉弹性功能和结构。由于大动脉弹性减低,脉搏波传导速度增快,反射波抵达中心大动脉的时相从舒张期提前到收缩期,出现收缩期延迟压力波峰,可以导致收缩压升高、舒张压降低、脉压增大。

5.胰岛素抵抗

胰岛素抵抗是指必须以高于正常的血胰岛素释放水平维持正常的糖耐量,表示机体组织对胰岛素处理葡萄糖的能力减退。约50%的原发性高血压患者存在不同程度的胰岛素抵抗, 多数认为胰岛素抵抗是2型糖尿病和高血压发生的共同病理生理基础。胰岛素抵抗造成继发性高胰岛素血症,高胰岛素血症使肾脏水钠重吸收增强, 交感神经系统活性亢进,动脉弹性减退,从而使血压升高。

五、中西医汇通提示

1.高血压虽然是以"眩晕"为主要症状,但临床上要确诊高血压所依据的则是测得的血压值,而中医辨证则必须依赖临床症状和体征,因此,根据高血压的临床表现,就会得到中西医结合治疗高血压的三种方案:

(1)血压值增高而患者无临床症状者,此类情况多见于体检或健康筛查发现。因为没有症状,中医无证可辨,自然无法也无必要服中药,单纯用西药降压即可。

(2)血压值增高而且有明显的头痛、头晕、烦躁易怒、面红目赤、失眠等临床表现者,因为有症状,所以多为主动就医的患者。须辨证论治并辅以西药降压,但降压西药的用量可酌减。可获临床症状缓解或消失的同时血压值也下降。中药也有降压的药理作用，但与西药相比要弱一些，如果不配合西药，有些患者会存在临床症状减轻了但血压值依然还高的情况。

(3)血压值轻度升高或仅在临界值，但患者的临床症状尤其突出者，宜以中医辨证治疗为主，暂不用降压西药。此类病人常常在临床症状缓解或消失时，血压也会随之降至正常范围。

2.借鉴西医关于交感神经兴奋以及血容量等因素对血压的影响，宜在辨证的基础上酌情配伍安神镇静之品如龙齿、磁石、夜交藤、合欢皮等，以及淡渗利水药物如茯苓、猪苓、泽兰叶等。

3.在辨证论治的同时，积极运用现代中药药理研究成果，伍以具有降压药理作用的中药如玄参、杜仲、夏枯草等，也不失为病证结合的用药思路。

（刘 凯）

第九节 眩 晕

一、概念

眩晕(vertigo)是患者感到自身或周围环境物体旋转或摇动的一种主观感觉障碍，常伴有客观的平衡障碍，一般无意识障碍。

中医学中的“眩晕”，概念与此相同。

二、中医认识沿革

《黄帝内经》对本症的病因病机做了较多的论述，如《素问·至真要大论篇》云：“诸风掉眩，皆属于肝。”《灵枢·海论》曰：“髓海不足，则脑转耳鸣。”《灵枢·卫气》说：“上虚则眩。”《灵枢·大惑论》说：“故邪中于项，因逢其身之虚……入于脑则脑转，脑转则引目系急，目系急则目眩以转矣。”《素问·六元正纪大论篇》云：“木郁之发……甚则耳鸣眩转。”可见眩晕

学习笔记

学习笔记

属肝所主，与髓海不足、血虚、邪中等多种因素有关。汉代张仲景认为，痰饮是眩晕的重要致病因素之一，《金匮要略·痰饮咳嗽病脉证并治》说："心下有支饮，其人苦晕眩，泽泻汤主之。"至金元时期，对眩晕的概念、病因病机及治法方药均有了进一步的认识。《素问玄机原病式·五运主病》言："风火皆属阳，多为兼化，阳主乎动，两动相搏，则为之旋转。"主张眩晕的病机应从风火立论。而《丹溪心法·头眩》则强调"无痰则不作眩"，提出了痰水致眩学说。明清时期对于眩晕发病又有了新的认识，《景岳全书·眩晕》指出："眩晕一证，虚者居其八九，而兼火兼痰者不过十中一二耳。"强调指出："无虚不能作眩。"《重订严氏济生方·眩晕门》载："所谓眩晕者，眼花屋转，起则眩倒是也。由此观之，六淫外感，七情内伤，皆能所致。"首提六淫七情所伤致眩说。《医学正传·眩运》言："大抵人肥白而作眩者，治宜清痰降火为先，而兼补气之药。人黑瘦而作眩者，治宜滋阴降火为要，而带抑肝之剂。"指出眩晕的治疗亦当分别针对不同体质及证候，辨证治之。此外《医学正传·眩运》还记载了"眩运者，中风之渐也"，认识到眩晕系中风的先兆症状。

三、中医病因病机

眩晕主要因情志、饮食、体虚年高、跌仆外伤等方面引起风、火、痰、瘀扰乱清窍，或者髓海不足或气血亏虚，清窍失养，形成眩晕。

(一)情志不遂

忧郁恼怒太过，肝失条达，气郁化火，肝阴暗耗，肝阳上亢，阳升风动，上扰头目，发为眩晕。正如《类证治裁·眩晕》所言："良由肝胆乃风木之脏，相火内寄，其性主动主升。或由身心过动，或由情志郁勃。或由地气上腾，或由冬藏不密。或由高年肾液已衰，水不涵木……以至目昏耳鸣，震眩不定。"

(二)饮食不节

饮食不节，损伤脾胃，脾胃虚弱，气血生化无源，清窍失养而作眩晕；或嗜酒肥甘，饥饱劳倦，伤于脾胃，健运失司，聚湿成痰，痰湿中阻，清阳不升，引起眩晕。

学习笔记

（三）年老体虚

肾为先天之本，藏精生髓，年老肾亏，或久病伤肾，或房劳过度，导致肾精亏虚，不能生髓，而脑为髓之海，髓海不足，上下俱虚，而发生眩晕。如《灵枢·海论》言：“髓海不足，则脑转耳鸣，胫酸眩冒，目无所见，懈怠安卧。”

（四）病后体虚

脾胃为后天之本，气血生化之源。若久病体虚，脾胃虚弱，或失血之后，耗伤气血，或饮食不节，忧思劳倦，均可导致气血两虚。气虚则清阳不升，血虚则清窍失养，故而发为眩晕。正如《景岳全书·眩晕》所言：“原病之由，有气虚者，乃清气不能上升，或汗多亡阳而致，当升阳补气；有血虚者，乃因亡血过多，阳无所附而然，当益阴补血，此皆不足之证也。”

（五）跌仆损伤，瘀血内阻

跌仆坠损，头脑外伤，瘀血停留，阻滞经脉，而致气血不能上荣于头目，故眩晕时作。

综上，眩晕的病理因素以风、火、痰、瘀、虚为主，病性以虚者居多，故张景岳谓“虚者居其八九”，如肝肾阴虚、肝风内动、气血亏虚、清窍失养、肾精亏虚、脑髓失充。眩晕实证多由痰浊阻遏，升降失常，痰火气逆，上犯清窍；瘀血停着，痹阻清窍而成。而眩晕的发病过程中，各种病因病机，可以相互影响，相互兼夹或转化。如脾胃虚弱，气血亏虚而生眩晕，而脾虚又可聚湿生痰，二者相互影响，临床上可以表现为气血亏虚兼有痰湿中阻的证候。再如肾精不足，本属阴虚，若阴损及阳，或精不化气，可转为肾阳不足或阴阳两虚之证。此外，肝风夹痰火，上扰清窍，进一步发展可上蒙清窍，阻滞经络，而形成中风；或突发气机逆乱，清窍暂闭或失养，而引起晕厥。

四、西医发病机制

人体通过视觉、本体觉和前庭器官分别将躯体位置的信息经感觉神经传入中枢神经系统，整合后做出位置的判断，并通过运动神经传出，调整位置，维持平衡。其中任何传入环节功能异常都会出现判断错误，产生眩晕。眩晕的发生有多种因素，可因病因不同而异。根据病因，眩晕可分为周围性眩

学习笔记

晕(耳性眩晕)、中枢性眩晕(脑性眩晕)和其他原因的眩晕。

(一)周围性眩晕(耳性眩晕)

是指内耳前庭至前庭神经颅外段之间的病变所引起的眩晕。

1.梅尼埃病(Meniere disease):是由于内耳的淋巴代谢失调、淋巴分泌过多或吸收障碍,引起内耳膜迷路积水所致,亦有人认为是变态反应、维生素B族缺乏等因素所致。

2.迷路炎:常由于中耳病变(表皮样瘤、炎症性肉芽组织等)直接破坏迷路的骨壁引起,少数是炎症经血行或淋巴扩散所致。

3.前庭神经元炎:前庭神经元发生炎性病变所致。

4.药物中毒:由于对药物敏感,内耳前庭或耳蜗受损所致。

5.位置性眩晕:由于头部所处某一位置所致。

6.晕动病:是由于乘坐车、船或飞机时,内耳迷路受到机械性刺激,引起前庭功能紊乱所致。

(二)中枢性眩晕(脑性眩晕)

是指前庭神经颅内段、前庭神经核及其纤维联系、小脑、大脑等病变所引起的眩晕。

1.颅内血管性疾病:见于脑动脉粥样硬化、椎-基底动脉供血不足、锁骨下动脉偷漏综合征、延髓外侧综合征、高血压脑病和小脑或脑干出血等。

2.颅内占位性病变:见于听神经瘤、小脑肿瘤、第四脑室肿瘤和其他部位肿瘤。

3.颅内感染性疾病:见于颅后凹蛛网膜炎、小脑脓肿等。

4.颅内脱髓鞘疾病及变性疾病:见于多发性硬化和髓鞘空洞症。

5.癫痫。

6.其他:如脑震荡、脑挫伤及脑寄生虫病等。

(三)全身疾病性眩晕

1.心血管疾病:见于高血压、低血压、心律失常(阵发性心动过速、房室传导阻滞等)、病态窦房结综合征、心脏瓣膜病、心肌缺血、颈动脉窦综合征、主动脉弓综合征等。

2.血液病：见于各种原因所致的贫血、出血等。

3.中毒性疾病：见于急性发热性感染、尿毒症、重症肝炎、重症糖尿病等。

(四)眼源性眩晕

1.眼病：见于先天性视力减退、屈光不正、眼肌麻痹、青光眼、视网膜色素变性等。

2.屏幕性眩晕：看电影、看电视、用电脑时间过长和(或)距屏幕距离过近均可引起眩晕。

(五)神经精神性眩晕

见于神经官能症、更年期综合征、抑郁症等。

五、中西医汇通提示

1.眩晕是一种常见的临床症状，虽然中医和西医各有其解释的方法，但名称是一致的。中医从风、火、痰、瘀、虚等五个方面总结病理因素，其中核心则是“风”，其他火、痰、瘀、虚都可能是风的形成或引动因素。

2.西医的病因及其发病机制与中医的病因病机有许多相通之处，譬如，高血压时出现的眩晕，多为肝火上炎、阴虚阳亢之类；梅尼埃病等内耳前庭疾病，辨证多为风痰上扰或痰饮内停；低血压造成的眩晕则明显属于脾气虚弱或中气下陷证；老年体虚者的眩晕则是肾精亏虚所致，若有动脉硬化者多要考虑痰瘀互结的兼夹之证；若是颈椎病的眩晕，则多由骨刺压迫颈部血管所致，自然就属于气滞血瘀之证了。

(赵粉琴)

第十节　意识障碍

一、概念

意识障碍(disturbance of consciousness)是指人对周围环境及自身状态的识别和觉察能力出现障碍。多由于高级神经中枢功能活动(意识、感觉和运动)受损所引起，可表现为嗜

学习笔记

学习笔记

睡、意识模糊、昏睡和谵妄，严重的意识障碍则为昏迷。

意识障碍属于中医“中风之中脏腑”、“厥证”、“痫病”等。

二、中医认识沿革

中医学无“意识障碍”病证名称，《黄帝内经》所记载的“暴露不知人”与昏迷状态特点相似。金代成无己在《伤寒明理论》中描述“昏冒而神不清也，世谓之昏迷者是也”，首次提出昏迷一症，其所指神识障碍包括昏愦迷蒙、谵语烦躁，或伴手足抽搐等，内涵广泛，与西医昏迷状态不尽相同。

对中风的认识，理论源于《黄帝内经》，成形于《金匮要略》，发展于金元，成熟于明清。从病因学的发展来看，大体分为两个阶段。唐宋以前，以“外风”学说为主，多以“内虚邪中”立论，张仲景《金匮要略》首创“中风”名，认为“络脉空虚”，风邪外袭后导致本病发生，并根据病情轻重分为中经、中络、中脏、中腑，治则予以疏风散邪、扶助正气为主，这些对中风病的诊断、治疗、判断病情轻重和估计预后很有指导意义。唐宋以后，特别是金元时代，学术争鸣，是中风病因学说的重要转折点。众医家以“内风”立论，但各持己见。刘完素主张“肾水不足，心火暴甚，水不制火”；李东垣认为“形盛气衰，本气自病”；在《医学发明·中风有三》云“中风者，非外来风邪，乃本气病也，凡人年过四旬，气衰者多有此疾”；朱丹溪主张“湿痰化热生风”，《丹溪心法·论中风》“东南之人，多是湿土生痰，痰生热，热生风也”。元·王履从病因学角度将中风病分为“真中风”、“类中风”，在《医经溯洄集·中风辨》中指出“因于风者，真中风也；因于火、因于气、因于湿者，类中风，而非中风也。”明·张景岳倡“非风”之说，提出“内伤积损”的论点，在《景岳全书·非风》：“非风一证，即时人所谓中风证也。此症多见卒倒，卒倒多由昏愦，本皆内伤积损颓败而然，原非外感风寒所致。”同代医家李中梓又将中风病明确分为闭、脱二证。清·王清任提出“气虚血瘀”论点，立补阳还五汤治疗偏瘫，至今仍为临床所用。近代医家张伯龙、张山雷、张锡纯等总结前人经验，进一步认识到本病的发生主要是“阴阳失调，气血逆乱，直冲犯脑”。至此对中风的病因病机和治法的认识日臻完

学习笔记

善。近年来提出“卒中单元”治疗模式，对中风病的预防、诊断、治疗、康复、护理等方面逐步形成了较为统一的标准和规范，治疗方法也多样化、多元化，取得了较好的成效。

《黄帝内经》论厥甚多，含义、范围广泛，有以暴死为厥，有以四末逆冷为厥，有以气血逆乱病机为厥，有以病情严重为厥。概括起来可分为两类表现：一种是指突然昏倒，不知人事，如《素问·大奇论篇》说：“暴厥者不知与人言。”另一种是指肢体和手足逆冷，如《素问·厥论篇》说：“寒厥之为寒也，必从五指而上于膝。”《伤寒论》《金匮要略》论厥，继承《内经》中手足逆冷为厥的论点，而且重在以感受外邪所致的发厥。《诸病源候论》对尸厥的表现进行描述，“其状如死，犹微有息而不恒，脉尚动而形无知也”，并认为其病机是“阴阳离居，营卫不通，真气厥乱，客邪乘之”。元·张子和《儒门事亲》将昏厥分为尸厥、痰厥、酒厥、气厥、风厥等证。至明·李梴《医学入门·外感寒暑》首先明确区分外感发厥与内伤杂病厥证。《景岳全书·厥逆》总结明代以前对厥证的认识，提出以虚实论治厥证，符合临床实际。此后医家对厥证的认识与理论不断充实，提出了气、血、痰、食、暑、尸、酒、蛔等厥，并以此作为辨证的重要依据，指导临床治疗。

痫病首见于《黄帝内经》，属“胎病”、“癫疾”类，《素问·奇病论篇》曰：“人生而有并病颠疾者……病名为胎病，此得之在母腹中时，其母有所大惊，气上而不下，精气并居，故令子发为颠疾也。”指出发病与先天因素有关。隋·巢元方对于本病的临床表现有确切的描述，《诸病源候论·癫狂候》指出：“癫者，卒发仆地，吐涎沫……良久乃苏。”巢氏还论述了不同病因所引起的痫病，并将其分为风痫、惊痫、食痫、痰痫等。《证治准绳·痫》又说：“痫病……醒后又复发，有连日发者，有一日三五发者。”宋金时代，对本病病因的阐述更为深刻，陈无择《三因极一病证方论·癫痫叙论》指出：“夫癫痫病，皆由惊动，使脏气不平，郁而生涎，闭塞诸经，厥而乃成；或在母胎中受惊，或少小感风寒暑湿，或饮食不节，逆于脏气。”指出多种因素导致脏气不平，阴阳失调，神乱而病。朱丹溪在《丹溪心法·痫》云：“非无痰涎壅塞，迷闷孔窍。”强调痰迷心窍引

学习笔记

发，对后世影响深远。明代对癫狂与痫加以区别，是痫证认识上的一个大的飞跃。如《证治准绳·癫狂痫总论》："要之癫痫狂大相径庭，非名殊而实一之谓也。"王清任则认为痫病的发生与元气虚"不能上转入脑髓"，和脑髓瘀血有关，并创龙马自来丹、黄芪赤风汤治疗气虚血瘀之痫，为本病的治疗开辟了新的途径。

三、中医病因病机

中风是由于患者脏腑功能失调，气血亏虚、痰浊、瘀血内生，加之饮食不节，劳倦内伤，烦劳过度，情志过极等诱发，导致瘀血阻滞、痰热内蕴，或心火亢盛，肝阳暴亢，风火相煽，阳化风动、血随气逆，导致脑脉痹阻或血溢脉外，遂发中风。

引起厥证的病因较多，常在素体亏虚或素体气盛有余的基础上，因情志内伤、久病体虚、亡血失津、饮食不节等因素诱发。主要病机为气机突然逆乱，升降乖戾，气血阴阳不相顺接。

痫病的病因可分为先天因素和后天因素两大类，先天因素主要为先天禀赋不足或禀赋异常。后天因素包括情志失调、饮食不节、跌仆外伤或患他病致脑窍损伤等，先天或后天因素均可造成脏腑功能失调，偶遇诱因触动，则气机逆乱，元神失控而发病。痫病的病机主要为先天或后天因素造成脏腑功能失调，脏气不平，阴阳失衡而致气机逆乱，风火痰瘀等邪闭塞清窍而发病，其基本病机为气机逆乱，元神失控。病理因素涉及风、火、痰、瘀等，其中尤以痰邪作祟最为重要，《医学纲目·癫病》所云"癫病者，痰邪逆上也"即是此意。积痰内伏，每由风火触动，痰瘀互结，上蒙清窍而发病。

四、西医发病机制

由于脑缺血、缺氧、葡萄糖供给不足、酶代谢异常等因素可引起脑细胞代谢紊乱，从而导致网状结构功能损害和脑活动功能减退，均可产生意识障碍。意识有两个组成部分，即意识内容及其"开关"系统。意识内容即大脑皮质功能活动，包括记忆、思维、定向力和情感，还有通过视、听、语言和复杂运动等与外界保持紧密联系的能力。意识状态的正常取决于大脑半球功能的完整性,急性广泛性大脑半球损害或半球向下移位压迫丘脑或中脑时，则可引起不同程度的意识障碍。意识的“开关”系统包括经典的感觉传导径路(特异性上行投射系统)及脑干网状结构(非特异性上行投射系统)。意识“开关”系统可激活大脑皮质并使之维持一定水平的兴奋性,使机体处于觉醒状态，从而在此基础上产生意识内容。“开关”系统不同部位与不同程度的损害,可发生不同程度的意识障碍。

学习笔记

五、中西医汇通提示

1.总体而言,无论是手足逆冷之厥,还是神识昏蒙之厥,中医的病机均可以表述为气血逆乱。而这“阴阳不相顺接”与西医所谓的意识“开关”系统的障碍是异曲同工的。具体如何使意识的“开关”失灵,不同的病有不同的病机。

2.一般来说,有无神志的改变是判断中风之中经络还是中脏腑的标准,当然临床上有无神志改变也与出血或梗死的位置以及出血量或梗死的面积相关,所以特殊部位或大面积的梗死也能引起神志的改变。因此中风所导致的神志改变,西医的病理是急性广泛性大脑半球损害使意识的“开关”失灵,而中医则认为是“离经之血为血瘀”或“内结为血瘀”,阻滞脑窍,导致神识昏蒙。中西医在脑梗死的认识上是一致的,西医溶血栓,中医活血化瘀。但在脑出血方面,中医以“离经之血为血瘀”依然同活血化瘀法祛瘀生新而止血,而西医则望文生义而用止血法,岂不知脑出血的原因并不是凝血功能不足而恰恰是机体处于高凝状态,西医应该借鉴中医的这种观点。

3.至于中医的厥病所表现的神识不清,这和西医所谓的“休克”基本上是一致的。唯有“气厥”者,似与“癔病”相像。

4.痫病中出现的神识昏蒙,就是西医所谓大脑神经元异常放电导致意识的“开关”失灵,这与中医风、火、痰、瘀阻滞脑窍导致气血逆乱,阴阳不相顺接的机制如出一辙。

5.“开窍”为意识障碍的基本治疗法则,包括中药组方和取穴行针。中药有辨证选方治疗者,也有采用专方治疗者,以

学习笔记

安宫牛黄丸、至宝丹、紫雪丹、苏合香丸、菖蒲郁金汤等为代表方剂,不同医家具体用药有所不同,但牛黄、麝香、石菖蒲、大黄是各方相似程度最高的药物。特别是以麝香为主要成分制成的“醒脑静”注射液其临床疗效肯定,充分证明了麝香开窍醒神的功效。

6.开窍针法指以头穴为主的取穴行针方法,百会、人中、四神聪、三阴交、内关等为取用频率较高的穴位,颇具促醒疗效。

(刘　凯)

第十一节　恶心与呕吐

一、概念

恶心(nausea)与呕吐(vomiting)是临床常见症状,系因于感受外邪或七情饮食内伤所导致的胃气上逆现象。具体来说,恶心指上腹部不适和紧迫欲吐的感觉,而呕吐则是指胃的强烈收缩迫使胃或部分小肠内容物经食管、口腔而排出体外的现象。

恶心一般伴有迷走神经兴奋的表现, 常为呕吐的前奏。一般先恶心,随之出现呕吐;也可出现仅有恶心,不伴随呕吐,或仅有呕吐,不伴随恶心。

对呕吐的释名,有两种解说:一是认为有物有声谓之呕,有物无声谓之吐,无物有声谓之干呕;另一种认为呕以声响名,吐以吐物言,有声无物曰呕,有物无声曰吐,有声有物曰呕吐。呕与吐常同时发生,很难截然分开,故近世多并称为呕吐。

二、中医认识沿革

《素问·举痛论篇》曰:“寒气客于肠胃,厥逆上出,故痛而呕也。”《素问·六元正纪大论篇》曰:“火郁之发……疡痱呕逆。”《素问·真要大论篇》曰:“燥淫所胜……民病喜呕,呕有苦”;“厥阴司天,风淫所胜……食则呕”;“久病而吐者,胃虚不纳谷也”。若脾阳不振,不能腐熟水谷,以致寒浊内生,气逆而呕;或热病伤阴,或久呕不愈,以致胃阴不足,胃失濡养,不得润降,而成呕吐。《证治汇补·呕吐》云:“阴虚成呕。不独胃家为病,所谓无阴则呕也。”饮食所伤,脾胃运化失常,水谷不能化生精微,反成痰饮,停积胃中,当饮邪随胃气上逆之时,亦呕吐。《症因脉治·呕吐》云:“痰饮呕吐之因:脾气不足,不能运化水谷,停痰留饮,积于中脘,得热则上炎而呕吐,遇寒则凝塞而呕吐矣。”

三、中医病因病机

呕吐的基本病机在于胃失和降,胃气上逆。《济生方·呕吐》云:“若脾胃无所伤,则无呕吐之患。”《温病条辨·中焦篇》也谓:“胃阳不伤不吐。”呕吐的病位在胃,与肝脾有密切的关系。《景岳全书·呕吐》曰:“呕吐一证,最当详辨虚实,实者有邪,去其邪则愈;虚者无邪,则全由胃气之虚也。所谓邪者,或暴伤寒凉,或暴伤饮食,或因胃火上冲,或因肝气内逆,或以痰饮水气聚于胸中,或以表邪传里聚于少阳阳明之间,皆有呕证,此皆呕之实邪也。所谓虚者,或其本无内伤,又无外感,而常为呕吐者,此既无邪,必胃虚也。或遇微寒,或遇微劳,或遇饮食少有不调,或肝气微逆即为呕吐者,总胃虚也。凡呕家虚实,皆以胃气为言。”

实证呕吐多由外邪、饮食、情志所伤,起病较急,常突然发生,病程较短,呕吐量多,呕吐如喷,吐物多酸腐臭秽,或伴表证,脉实有力。虚证呕吐,常因脾胃虚寒、胃阴不足所致,起病缓慢,或见于病后,病程较长,吐物不多,呕吐无力,吐物酸臭不甚,常伴有精神萎靡、倦怠乏力等虚弱证候,脉弱无力。

(一)外邪犯胃

临床表现为呕吐食物,吐出有力,突然发生,起病较急,常伴有恶寒发热,胸脘满闷,不思饮食,舌苔白,脉濡缓。病机为感受风寒暑湿燥火六淫之邪,或秽浊之气,邪犯胃腑,气机不利,胃失和降,水谷随逆气上出,发生呕吐。《古今医统大全·呕吐哕》曰:“无病之人,卒然而呕吐,定是邪客胃府。在长

学习笔记

学习笔记

夏，暑邪所干；在秋冬，风寒所犯。”尽管感邪不同，外邪所致呕吐常表现各异，但以寒邪致病居多。

(二)饮食不节

临床表现为呕吐物酸腐，脘腹胀满拒按，嗳气厌食，得食更甚，吐后反快，大便或溏或结，气味臭秽，苔厚腻，脉滑实。病机为暴饮暴食，温凉失宜，过食肥甘、醇酒辛辣，误食不洁之物，伤胃滞脾，食滞内停，胃失和降，胃气上逆，发生呕吐。

(三)痰饮内停

临床表现为呕吐物多为清水痰涎，胸脘满闷，不思饮食，头眩心悸，或呕而肠鸣，苔白腻，脉滑。病机为饮食所伤，脾胃运化失常，水谷不化生精微，反成痰饮，停积胃中，当饮邪上逆之时，发生呕吐。

(四)情志失调

临床表现为呕吐吞酸，嗳气频作，胸胁胀满，烦闷不舒，每因情志不遂而呕吐吞酸更甚，舌边红，苔薄白，脉弦。病机为郁怒伤肝，肝失条达，横逆犯胃，胃失和降；或忧思伤脾，脾失健运，食停难化，胃失和降，致呕吐；或脾胃素虚，水谷易于停留，偶因恼怒，食随气逆致呕。

(五)脾胃虚弱

临床表现为饮食稍有不慎，或稍有劳倦，即易呕吐，时作时止，胃纳不佳，脘腹痞闷，口淡不渴，面白少华，倦怠乏力，舌质淡，苔薄白，脉濡弱。病机为脾胃素虚，病后体虚，劳倦过度，耗伤中气，胃虚不能盛受水谷，脾虚不能化生精微，停滞胃中，上逆成呕。若脾阳不振，不能腐熟水谷，以致寒浊内生，气逆而呕。

(六)胃阴不足

临床表现为呕吐反复发作，但呕吐量不多，或仅吐唾涎沫，时作干呕，口燥咽干，胃中嘈杂，似饥而不欲食，舌红少津，脉细数。病机为热病伤阴，或久呕不愈，以致胃阴不足，胃失濡养，不得润降而成呕。

四、西医病因及发病机制

(一)反射性呕吐

1.咽部刺激：例如吸烟、剧烈咳嗽、鼻咽部炎症等。

学习笔记

2.胃、十二指肠疾病:例如胃炎、消化性溃疡、功能性消化不良、幽门梗阻、急性胃扩张等。

3.肠道疾病:例如急性阑尾炎、肠梗阻、急性出血坏死性肠炎等。

4.肝胆胰疾病:例如肝炎、肝硬化、胆囊炎、胰腺炎等。

5.腹膜及肠系膜疾病:例如腹膜炎等。

6.其他疾病:例如输尿管结石、肾盂肾炎、青光眼、心力衰竭、宫外孕破裂等。

(二)中枢性呕吐

1.神经系统疾病:例如颅内感染、脑血管疾病、颅脑损伤、癫痫等。

2.全身性疾病:例如肾功能衰竭尿毒症、糖尿病酮症酸中毒、甲状腺危象、低血糖、早孕、低钠血症等。

3.药物:例如抗癌药物、某些抗生素、洋地黄类药物、吗啡等。

4.中毒:例如酒精中毒、一氧化碳中毒、有机磷农药中毒等。

5.精神因素:例如癔症、神经官能症、神经性厌食等。

(三)前庭障碍性呕吐

呕吐伴有听力障碍、眩晕等症状者,多考虑前庭障碍性呕吐。例如美尼尔综合征、晕动症、迷路炎等。

呕吐中枢位于延髓,包括神经反射中枢(呕吐中枢)与化学感受器触发带。神经反射中枢位于延髓外侧网状结构背部,接受来自消化道、大脑皮质、内耳前庭、冠状动脉以及化学感受器触发带的传入冲动,直接支配呕吐动作;化学感受器触发带位于延髓第四脑室底面,接受各种外来的化学物质或药物及内生代谢产物的刺激,并由此引发出神经冲动,传至呕吐中枢引起呕吐。

五、中西医汇通提示

1.中西医对呕吐治疗均有较深的研究与论述。呕吐病因是多方面的,并且常常相互影响,兼杂致病,故临床上应当在现代医学诊疗技术基础上进行辨证施治,往往取得较好疗

学习笔记

效。

2.中西医理论有机结合，可以阐明恶心呕吐的病机。清代医学家叶天士说："脾宜升则健，胃宜降则和。"恶心呕吐的病机就是胃失和降。那么，什么是降呢?从现代医学的角度讲，降就是消化道黏膜平滑肌的收缩蠕动方向是自上而下的，如果这个方向发生了相反的变化，就是胃气上逆。伤于外邪、饮食、情志，胃肠道的黏膜平滑肌就会发生痉挛而改变其蠕动方向。

3.现代医学对恶心呕吐的发病机制认识，在辨证中或有借鉴意义。如有研究指出神经性呕吐当从肝论治，符合中医肝气横逆克伐胃土，胃失和降，不降反升的病机效应；幽门不全型梗阻呕吐，若非有器质性病变而属于痉挛者，则是典型的胃气阻滞之证；而西医诊断为前庭障碍性呕吐者，是因为迷路的水肿，水肿者就是水饮痰湿。

（王　昕）

第十二节　呕　血

一、概念

呕血（hematemesis）指由于上消化道疾病或全身性疾病所致的上消化道出血，血液经口腔呕出。

一般将十二指肠悬韧带（Treitz韧带）以上，包括食管、胃、十二指肠、肝、胆、胰及胃空肠吻合术后空肠上段的消化道称为上消化道。

在确定呕血之前，必须排除口腔、鼻、咽喉等部位的出血以及咯血。

二、中医认识沿革

第一个提出吐血病名的是汉代张仲景，其《金匮要略》曰："夫酒客咳者，必致吐血，此因极饮过度所致也"；"夫吐血，咳逆上气，其脉数而有热，不得卧者，死"；"病人面无色……烦咳者,必吐血”。《金匮要略·惊悸吐衄下血胸满瘀血病脉证治》最早记载了治疗吐血的方剂。《诸病源候论·吐血候》将血证称为血病,对各种血证的病因病机进行了较详细的论述。“吐血有三种:一曰内衄,二曰肺疽,三曰伤胃。内衄者,出血如鼻衄,但不从鼻孔出,是近心肺间津出,还流入胃内。或如豆汁,或如衄血,凝停胃里,因即满闷便吐,或去数升乃至一斗是也。”明确认识到吐血有两种情况,一是由心肺导致,另一种是胃导致。隋唐时期孙思邈《千金要方·吐血》曰:“吐血有三种,有内衄,有肺疽,有伤胃。”从《诸病源候论》到《千金要方》,吐血涉及心肺胃三个脏腑。《先醒斋医学广笔记·吐血》提出了著名的吐血治疗三要法,强调了行血、补肝、降气在治疗吐血中的重要作用。清末唐容川提出“治血以治冲为要”,指出吐血治疗的四步骤,即止血、消瘀、宁血、补虚,对后世影响很大。

学习笔记

三、中医病因病机

(一)胃热伤络

临床表现为呕血量多,血色鲜红或呈紫黯,或夹有食物残渣;胃脘灼热疼痛,口干烦渴喜冷饮,口气秽臭,大便干结或伴黑便;舌红,苔黄,脉数。其病因病机为胃热壅盛,灼伤血络,迫血上溢。

(二)肝火犯胃

临床表现为呕血鲜红量多,来势急迫,口苦胁痛,心烦易怒,寐少梦多,烦躁不安;舌质红绛,脉弦数。其病因病机为肝火横逆犯胃,胃络损伤则呕血。

(三)脾不统血

临床表现为呕血缠绵不止,时轻时重,血色黯淡,伴胃痛隐隐,痛时喜按,遇劳则甚,大便溏而色黑,神疲乏力,心悸气短,面色苍白;舌质淡,脉细弱。其病因病机为脾气虚弱,不能统摄,血不循经;上溢则呕血,下溢则便血。

(四)气虚血脱

临床表现为呕血量多急暴,盈盆盈碗,或呕血、便血并见。面色苍白,大汗淋漓,四肢厥冷,精神委顿,表情淡漠,血

学习笔记

压下降；舌淡，脉微细欲绝，或细数无力。其病因病机为出血过多，气随血脱，阳气欲绝。

总之，呕血的病机不外乎火热迫血妄行和气虚不能摄血两个方面。

四、西医病因及发病机制

(一)食管疾病

常见反流性食管炎、食管癌、食管异物、食管贲门黏膜撕裂综合征、食管损伤等，临床上门静脉高压导致的食管静脉曲张破裂可引起致命性大出血。

(二)胃十二指肠疾病

常见于消化性溃疡、急性糜烂出血性胃炎、胃癌、吻合口溃疡、十二指肠憩室等，尤其是门静脉高压导致的胃底静脉曲张破裂可引起致命性大出血。

(三)肝胆疾病

常见有胆囊或胆管结石，胆囊或胆管癌，胆道蛔虫症，胆道手术后损伤，肝癌、肝脓肿或肝血管瘤破裂出血流入胆道等。

(四)胰腺疾病

见于急慢性胰腺炎合并脓肿破溃、胰腺癌等。

(五)全身性疾病

某些血液系统疾病(例如血小板减少性紫癜、白血病、血友病、弥散性血管内凝血等)，感染性疾病(例如流行性出血热、败血症、登革热等)，结缔组织病(例如系统性红斑狼疮、结节性多动脉炎等)。

(六)其他疾病

尿毒症，呼吸功能衰竭，肺源性心脏病等。

临床呕血常见于消化性溃疡，其次是食管或胃底静脉曲张破裂出血，急性糜烂性出血性胃炎及胃癌等。

五、中西医汇通提示

1.中西医对呕血治疗各具优势，亦互有短板，比如西医通过仪器检测、血液分析，能准确诊断出血原因和位置，但除了手术根治和三腔两囊管压迫止血外，其保守疗法就逊于中

学习笔记

医治疗。相反，中医对急性大量的出血性休克也显得捉襟见肘。因此在现代医学精准诊断的基础上，急则治其标，缓则治其本，辨病基础上再进行辨证论治，现代医学诊疗手段基础上再联合中医药治疗，相对其疗效和预后较佳。

2.对于呕血、咯血、便血等出现的急危重症，西医除了能够准确地做出定位诊断外，还有许多急救方法，其中最重要的当数静脉输液法。静脉输液法的发明，使得清代医家程钟龄所谓"有形之血，不能速生"的困难实现了翻转。而在"有形之血不可速生"的时代，只能"无形之气，所当急固"。那么，为什么要固无形之气呢?这个无形之气就是血压。固无形之气就是维持血压的稳定。固无形之气所用的方药是独参汤，人参大补元气，对于因大失血而导致休克的患者来说，所体现出来的药理作用就升压作用。其实，这种固无形之气的方法，就是在有形之血可以速生的今天也在运用，在抢救休克时，一方面输血、输液，同时还要用升压药。

（王　昕）

第十三节　吞咽困难

一、概念

吞咽困难(dysphagia)指食物从口腔至胃、贲门运送过程中受阻而产生咽部、胸骨后或剑突部位的梗阻停滞感觉。

吞咽困难在中医内科疾病中为噎膈病的症状。

二、中医认识沿革

噎膈之名始现于《黄帝内经》，称"隔"，认为本病证与津液及情志有关。《素问·阴阳别论篇》曰："三阳结谓之隔。"《素问·通评虚实论篇》曰："隔塞闭绝，上下不通，则暴忧之病也。"《诸病源候论》分为五噎，即气噎、忧噎、食噎、劳噎、思噎和五膈，即忧膈、恚膈、气膈、寒膈、热膈。至宋代严用和《济生方》中首先提出"噎膈"病名，后世医家沿用至今。

噎膈病位在胃。《灵枢·四时气》云："饮食不下，膈塞不

学习笔记

通，邪在胃脘。"《太平圣惠方·第五十卷》云："寒温失宜，食饮乖度，或恚怒气逆，思虑伤心，致使阴阳不和，胸膈痞塞，故名膈气也。"

《景岳全书·噎膈》对其病因进行了确切的描述，曰："噎膈一证，必以忧愁思虑，积劳积郁，或酒色过度，损伤而成。"指出"少年少见此证，而惟中衰耗伤者多有之"。

对病机历代医家多有论述，如《医学心悟·噎膈》指出："凡噎膈症，不出胃脘干槁四字。"《临证指南医案·噎膈反胃》提出："脘管窄隘。"

三、中医病因病机

（一）七情失调

导致噎膈的七情因素中，以忧思恼怒多见。忧思伤脾则气结，脾伤则水湿失运，滋生痰浊，痰气相搏；恼怒伤肝则气郁，气结气郁则津行不畅，瘀血内停，已结之气，与后生之痰、瘀交阻于食管、贲门，使食管不畅，久则使食管、贲门狭窄，而成噎膈。《医宗必读·反胃噎塞》曰："大抵气血亏损，复因悲思忧恚，则脾胃受伤，血液渐耗，郁气生痰，痰则塞而不通，气则上而不下，妨碍道路，饮食难进，噎塞所由成也。"《临证指南医案·噎膈反胃》云："噎膈之症，必有瘀血、顽痰、逆气，阻隔胃气。"

（二）饮食所伤

嗜酒无度，过食肥甘，恣食辛辣，助湿生热，酿成痰浊，阻于食管、贲门，或津伤血燥，失于濡润，使食管干涩，均可引起进食噎塞，而成噎膈。《医碥·反胃噎膈》曰："酒客多噎膈，饮热酒者尤多，以热伤津液，咽管干涩，食不得入也。"《临证指南医案·噎膈反胃》云："酒湿厚味酿痰阻气，遂令胃失下行为顺之旨。脘窄不能纳物。"此外，饮食过热，食物粗糙发霉，既可损伤食管脉络，又可损伤胃气，气滞血瘀阻于食管、贲门，也可成噎膈。

（三）年老肾虚

年老肾虚，精血渐枯，食管失养，干涩枯槁，发为此病。《医贯·噎膈》曰："唯男子年高者有之，少无噎膈。"《金匮翼·

膈噎反胃统论》曰："膈噎之证，大都年逾五十者，是津液枯槁者居多。"若阴损及阳，命门火衰，脾胃失于温煦，脾胃阳虚，运化无力，痰瘀互结，阻于食管，也可形成噎膈。

噎膈的病因之间常相互影响，互为因果，共同致病，形成本虚标实的病理变化。初起以邪实为主，随着病情发展，气结、痰阻、血瘀愈显，食管、贲门狭窄更甚，邪实有加；又因胃津亏耗，进而损及肾阴，以致精血虚衰，虚者愈虚，两种因素相合，而成噎膈重证。部分病人病情继续发展，由阴损以致阳衰，则肾之精气并耗，脾之化源告竭，终成不救。

噎膈的病位在食管，属胃气所主，与肝脾肾也有密切关系。基本病机是脾胃肝肾功能失调，导致津枯血燥，气郁、痰阻、血瘀互结，而致食管干涩，食管、贲门狭窄。

四、西医病因及发病机制

（一）机械性吞咽困难

指吞咽食物的管腔狭窄。正常食管壁具有弹性，管腔直径可扩张4cm以上。各种病因导致食管管腔狭窄，扩张受限，当扩张直径低于1.3cm时，必引起吞咽困难，例如食管炎症、肿瘤、咽后壁肿块或脓肿等。

（二）运动性吞咽困难

指随意的吞咽动作发生困难，伴随一系列吞咽反射性运动障碍，使食物不能从口腔顺利运递至胃，例如各种延髓麻痹、肌痉挛、系统性硬化症等。

五、中西医汇通提示

噎膈属难治之病，被列入中国古代四大难病（风、痨、鼓、膈）之中，一经发现，应尽快争取早期诊断，早期治疗。对于因器质性病变所造成的机械性吞咽困难应尽早实施手术治疗，绝对不能因盲目的内服药治疗而耽误手术时机。对运动性吞咽困难，无论中药、西药都可见效。

（王　昕）

学习笔记

学习笔记

第十四节 腹 痛

一、概念

腹痛(abdominal pain)是指胃脘以下、耻骨毛际以上部位发生的疼痛。

腹痛是一个症状,在腹部疾病中最为常见。腹部分大腹、小腹和少腹。脐以上为大腹,脐以下为小腹,小腹两侧为少腹。

二、中医认识沿革

《黄帝内经》最早提出腹痛的病名,《素问·气交变大论》说:"岁土太过,雨湿流行,肾水受邪,民病腹痛。"并提出腹痛由寒热之邪所致,《素问·举痛论》曰:"寒气客于肠胃之间,膜原之下,血不得散,小络急引故痛";"热气留于小肠,肠中痛,瘅热焦渴则坚干不得出,故痛而闭不通矣"。《金匮要略·腹满寒疝宿食病脉证治》对腹痛的辨证论治做了较为全面的论述:"病者腹满,按之不痛为虚,痛者为实,可下之。舌黄未下者,下之黄自去。"对"腹中寒气,雷鸣切痛,胸胁逆满,呕吐"的脾胃虚寒、水湿内停证及寒邪攻冲证分别提出用附子粳米汤及大建中汤治疗等,开创了腹痛证治先河。《仁斋直指方》对不同腹痛提出分类鉴别:"气、血、痰、水、食积、风冷诸证之痛,每每停聚而不散,惟虫痛则乍作乍止,来去无定,又有呕吐清沫之可验焉。"金元时期李东垣在《医学发明·泄可去闭葶苈大黄之属》强调"痛则不通"的病理学说,并在治疗原则上提出"痛随利减,当通其经络,则疼痛去矣。"对后世产生很大影响。《古今医鉴》针对各种病因提出不同的治疗法则,"是寒则温之,是热则清之,是痰则化之,是血则散之,是气则顺之,是虫则杀之,庶乎临证不眩惑矣。"王清任、唐容川对腹痛有进一步的认识,唐氏在《血证论》中曰:"血家腹痛多是瘀血。"并指出瘀血在中焦,可用血府逐瘀汤,瘀血在下焦,应以膈下逐瘀汤治疗,对腹痛辨治提出新的创见。

学习笔记

三、中医病因病机

腹中有肝、胆、脾、肾、大小肠、膀胱、胞宫等脏腑，并为足三阴、足少阳、手足阳明、冲、任、带等经脉循行之处，上述诸病因，皆可导致相关脏腑功能失调，使气血郁滞，脉络痹阻，不通则痛。

腹痛发病涉及脏腑及经脉较多，病理因素主要有寒凝、火郁、食积、气滞、血瘀。病理性质不外乎寒、热、虚、实四端。概而言之，寒证是寒邪凝注或积滞于腹中脏腑经络，气机阻滞而成；热证是六淫化热入里，湿热交阻，使气机不和，传导失职而发；实证为邪气郁滞，不通则痛；虚证为中脏虚寒，气血不能温养而痛。四者往往相互错杂，或寒热交错，或虚实夹杂，或为虚寒，或为实热，亦可互为因果，相互转化。如寒痛缠绵发作，可以寒郁化热；热痛日久，治疗不当，可以转化为寒，成为寒热交错之证；素体脾虚不运，再因饮食不节，食滞中阻，可成虚中夹实之证；气滞影响血脉流通可导致血瘀，血瘀可影响气机通畅导致气滞。

（一）外感时邪

外感风、寒、暑、热、湿邪，侵入腹中，均可引起腹痛。风寒之邪直中经络则寒凝气滞，经络受阻，不通则痛。若伤于暑热，或寒邪不解，郁而化热，或湿热壅滞，可致气机阻滞，腑气不通而见腹痛。

（二）饮食不节

暴饮暴食，饮食停滞，纳运无力；过食肥甘厚腻或辛辣，酿生湿热，蕴蓄胃肠；或恣食生冷，寒湿内停，中阳受阻，均可损伤脾胃，腑气通降不利而发生腹痛。其他如饮食不洁，肠虫滋生，攻动窜扰，腑气不通则痛。

（三）情志失调

情志失遂，则肝失调达，气机不畅，气机阻滞则痛作。《证治汇补·腹痛》谓：“暴触怒气，则两胁先痛而后入腹。”若气滞日久，血行不畅，则瘀血内生。

（四）阳气素虚

素体脾阳亏虚，虚寒中生，渐致气血生成不足，脾阳虚馁

学习笔记

而不能温养,出现腹痛,甚至病久肾阳不足,相火失于温煦,脏腑虚寒,腹痛日久不愈。

此外,跌仆损伤,络脉瘀阻;或腹部术后,血络受损,亦可形成腹中血瘀,中焦气机升降不利,不通则痛。

总之,本病的基本病机为脏腑气机阻滞,气血运行不畅,经脉痹阻,“不通则痛”或脏腑经脉失养,不荣而痛。若急性暴痛,治不及时,或治不得当,气血逆乱,可致厥脱之证;若湿热蕴结肠胃,蛔虫内扰,或术后气滞血瘀,可造成腑气不通,气滞血瘀日久,可变生积聚。

四、西医病因及发病机制

(一)内脏性腹痛

是腹内某一器官受到刺激,信号由交感神经通路传入脊髓。其疼痛特点为:①疼痛部位不确切,接近腹中线;②疼痛感觉模糊,多为痉挛、不适、钝痛、灼痛;③常伴恶心、呕吐、出汗等其他自主神经兴奋症状。

腹腔内脏器疾病:①腹腔脏器急性炎症:急性胃肠炎、急性腐蚀性胃炎、急性胆囊炎、急性胰腺炎、急性阑尾炎、急性胆管炎等。②腹腔脏器穿孔或破裂:胃及十二指肠溃疡穿孔、伤寒肠穿孔、肝脏破裂、脾脏破裂、肾破裂、异位妊娠破裂、卵巢囊肿破裂等。③腹腔脏器阻塞或扩张:胃黏膜脱垂症、急性肠梗阻、腹股沟疝嵌顿、肠套叠、胆道蛔虫病、胆石症、肾与输尿管结石等。④腹腔脏器扭转:急性胃扭转、卵巢囊肿蒂扭转、大网膜扭转、肠扭转等。⑤腹腔内血管阻塞:肠系膜动脉急性阻塞、急性门静脉血栓形成、夹层腹主动脉瘤等。

(二)躯体性腹痛

是由来自腹膜壁层及腹壁的痛觉信号,经体神经传至脊神经根,反映到相应脊髓节段所支配的皮肤所引起。其特点是:①定位准确,可在腹部一侧;②程度剧烈而持续;③可有局部腹肌强直;④腹痛可因咳嗽、体位变化而加重。

腹壁疾病:腹壁挫伤、腹壁脓肿及腹壁带状疱疹等。

(三)牵涉痛

是腹部脏器引起的疼痛,刺激经内神经传入,影响相应脊髓节段而定位于体表，即更多具有体神经传导特点：①定位明确；②疼痛较强，程度剧烈；③局部有压痛、肌紧张及感觉过敏等。临床上不少疾病的腹痛涉及多种发病机制。阑尾炎早期疼痛在脐周，常有恶心、呕吐，为内脏性疼痛，持续而强烈的炎症刺激影响相应的脊髓节段或躯体传入纤维，使疼痛转移至右下腹麦氏点，出现牵涉痛；当炎症进一步发展波及腹膜壁层，则出现躯体性疼痛，程度剧烈，伴以压痛、肌紧张及反跳痛。

胸腔疾病：急性心肌梗死、急性心包炎、心绞痛、肺炎及肺梗死等。

全身性疾病及其他：风湿热、尿毒症、急性铅中毒、腹型过敏性紫癜、腹型癫痫等。

学习笔记

五、中西医汇通提示

(一)明确西医诊断

临床上常用的诊断思路有以下几种：

1.根据临床表现

(1)腹痛部位：一般腹痛部位多为病变所在部位。如胃、十二指肠和胰腺疾病，疼痛多在中上腹部；胆囊炎、胆石症、肝脓肿等疼痛多在右上腹部；急性阑尾炎疼痛多在右下腹麦氏点；小肠疾病疼痛多在脐周或脐部；结肠疾病疼痛多在下腹或左下腹部；膀胱炎、盆腔炎或异位妊娠破裂，疼痛亦在下腹部。弥漫性或部位不定的疼痛见于急性弥漫性腹膜炎、机械性肠梗阻、急性出血坏死性肠炎、铅中毒、腹型过敏性紫癜等。

(2)诱发因素：胆囊炎或胆石症发作前常有进油腻食物史，急性胰腺炎发作前常有酗酒和暴饮暴食史，部分机械性肠梗阻多与腹部手术有关，腹部受暴力作用引起的剧痛并有休克者，可能是肝、脾破裂所致。

(3)腹痛性质和程度：突发的中上腹剧烈刀割样痛或烧灼样痛，多为胃、十二指肠溃疡穿孔；中上腹持续性隐痛多为慢性胃炎或胃、十二指肠溃疡；上腹部持续性钝痛或刀割样疼痛呈阵发性加剧多为急性胰腺炎；持续性、广泛性剧烈腹

学习笔记

痛伴腹壁肌紧张或板样强直，提示急性弥漫性腹膜炎。其中隐痛或钝痛多为内脏性疼痛，多由胃肠张力变化或轻度炎症引起，胀痛可能为实质脏器包膜牵张所致。胆石症或泌尿系统结石常为阵发性绞痛，疼痛剧烈，致使患者辗转不安；阵发性剑突下钻顶样疼痛是胆道蛔虫症的典型表现；绞痛多为空腔脏器痉挛、扩张梗阻引起。

(4)发作时间：餐后疼痛可能由于胆胰疾病、胃部肿瘤或消化不良所致；周期性、节律性上腹痛见于胃、十二指肠溃疡；子宫内膜异位者腹痛与月经来潮相关；卵泡破裂者腹痛发生在月经间期。

(5)与体位的关系：某些体位可使腹痛加剧或减轻。如胃黏膜脱垂患者左侧卧位可减轻；十二指肠壅滞患者膝胸位或俯卧位可使腹痛及呕吐等症状缓解；胰腺癌患者仰卧位时疼痛明显，前倾位或俯卧位时减轻；反流性食管炎患者烧灼痛在躯体前屈时明显，直立位时减轻。

2.根据伴随症状

(1)伴发热、寒战：提示有炎症存在，见于急性胆道感染、胆囊炎、肝脓肿、腹腔脓肿，也可见于腹腔外感染性疾病。

(2)伴黄疸：可能与肝胆胰疾病有关。急性溶血性贫血也可出现腹痛与黄疸。

(3)伴休克：同时又贫血者可能是腹腔脏器破裂(如肝、脾或异位妊娠破裂)；无贫血者则见于胃肠穿孔、绞窄性肠梗阻、肠扭转、急性出血坏死性胰腺炎等。腹腔外疾病如心肌梗死、大叶性肺炎也可有腹痛与休克，应特别警惕。

(4)伴呕吐、反酸：提示食管、胃肠病变，呕吐量大提示胃肠道梗阻；伴反酸、嗳气则提示胃十二指肠溃疡或胃炎。

(5)伴腹泻：提示消化吸收障碍或肠道炎症、溃疡或肿瘤。

(6)伴血尿：可能为泌尿系疾病，如泌尿系结石。

(二)在明确诊断的前提下选择适合治疗的病种实施辨证论治

从西医对腹痛发病机制的认识来看，腹痛的产生主要还是因为各种物理、化学的刺激而引起的组织痉挛或损伤。组织痉挛则类似于中医学中的气分病，属于气机阻滞。因为大量的中药药理研究表明，几乎所有的行气止痛药如枳壳、木香、陈皮、砂仁等都有缓解痉挛的药理作用，所以痉挛就和气滞的病机相当。相对于组织痉挛，组织损伤就是血分之病，瘀血阻络，不通则痛，自然用活血化瘀。

(三)攻里通下法可以常规运用于急腹症的治疗

这是吴咸中院士在中西医结合外科领域的临床研究成果。

(四)关于功能性腹痛

功能性腹痛(FAPS)是临床常见病，属于功能性胃肠病，临床通过消化内镜、腹部彩超及其他化验检查排除器质性疾病、内分泌及结缔组织病等所致，临床以不明原因上腹疼痛或餐后上腹不适、早饱、嗳气，患者习惯用手保护腹部，表现出腹痛很严重或不愿意让医生检查腹部，甚至因恐惧而闭眼，有时类似消化性溃疡表现，夜间睡眠困难等。患者在陈述病史时，往往对腹痛描述得非常形象，但体格检查时，却不能明确指出腹痛最剧烈的部位。其发病机制并不完全清楚，可能有以下几方面：①胃肠运动障碍，已有研究表明胃排空及胃肠蠕动较慢；②内脏敏感性增加，对外界刺激有强反应；③幽门螺杆菌感染；④遗传；⑤胃肠激素的异常；⑥精神心理因素影响。临床上初始治疗予促胃肠动力、抑酸、保护黏膜，如有幽门螺杆菌感染，可杀菌治疗。功能性腹痛正是中医辨证治疗的优势病种。

(五)肝脾的位置与功能

《医学衷中参西录》中提到关于肝脾的位置，进而与现代医学解剖知识相呼应。恰如《淮南子》所言肝右脾左，西医以解剖理论对肝脾进行定位，但通过解剖生理，西医学家证明：肝(liver)大部分位于右季肋区和腹上区，小部分位于左季肋区。成年人肝上界一般在右锁骨中线平第5肋，下界在右锁骨中线不超过肋弓下缘，在剑突下可露出2~3cm。肝的上面紧贴膈，呼吸时肝随膈的运动而上下移动。肝右叶的下面邻接结肠右曲、十二指肠上部、右肾和右肾上腺。肝左叶的下面邻

学习笔记

学习笔记

接胃,左叶后缘近左纵沟后端处邻接食管。

脾(spleen)位于左季肋区,在第9~11肋之间,其长轴与第10肋一致。脾前界至腋中线,在肋弓下不能触及,脾的外侧面与膈接触,内侧面前上份与胃底为邻,后下份与左肾和左肾上腺为邻,近前端处与结肠左曲为邻,脾门与胰尾相接。

中医所谓肝左脾右,其言左右,非肝居左侧,而是其功能发挥在左。《难经》言"肝之为脏,其治在左,其脏在右胁右肾之前",恰为此证。医学家根据肝左脾右以治病者,诚以肝虽居右,而其气化实先行于左,故肝之脉诊于左关。脾虽居左,而其气化实先行于右,故脾之脉诊于右关。按此脉诊治病则效,不按则不效。综合西医及中医对于肝脾位置的论述,中西本源相通,不过西医侧重解剖,而中医侧重功能而已。通过西医肝脾的功能研究,亦证明肝居右,与机体左侧功能相联系,而脾居左,系机体右侧功能。因功能上中西相通,故可中西交会,合而诊病。

(赵粉琴)

第十五节　腹　泻

一、概念

腹泻(diarrhea)是指排便次数增多,粪质稀薄,或带有黏液、脓血或未消化的食物。可分为急性与慢性两种,超过两个月者属慢性腹泻。一年四季均可发生,但以夏秋两季为多见。

中医学中分别有濡泄、洞泄、注泄、泄泻、下利等称谓。

二、中医认识沿革

本病首载于《黄帝内经》,《素问·气交变大论》中有"飧泄"、"注下"等病名,并对其病因病机等有较全面论述,如《素问·举痛论》曰:"寒气客于小肠,小肠不得成聚,故后泄腹痛矣。"《素问·至真要大论》曰:"暴注下迫,皆属于热。"《素问·阴阳应象大论》认为"湿胜则濡泄","春伤于风,夏生飧泄",

学习笔记

指出风、寒、湿、热皆可致泻,并有长夏多发的特点。至于病变部位,《素问·脉要精微论》谓"胃脉实则胀,虚则泄",为后世认识本病奠定了基础。《难经·五十七难》曰:"泄凡有五,其名不同。有胃泄,有脾泄,有大肠泄,有小肠泄,有大瘕泄。"从脏腑辨证角度提出了五泄的病名。张仲景在《金匮要略·呕吐哕下利病脉证治》中将泄泻与痢疾统称为下利。至隋代《诸病源候论》始明确将泄泻与痢疾分述之。宋代以后才统称为泄泻。陈无择在《三因极一病证方论·泄泻叙论》中提出:"喜则散,怒则激,忧则聚,惊则动,脏气隔绝,精神夺散,以致溏泄。"认为不仅外邪可导致泄泻,情志失调亦可引起泄泻。《景岳全书·泄泻》:"凡泄泻之病,多由水谷不分,故以利水为上策。"提出分利之法治疗泄泻的原则。李中梓在《医宗必读·泄泻》中提出了著名的治泄九法,全面系统地论述了泄泻的治法,是泄泻治疗学的里程碑。

三、中医病因病机

泄泻的主要病变在于脾胃。其致病原因,有感受外邪、饮食所伤、七情不和及脏腑虚弱等,但主要关键在于脾胃功能障碍。脾胃功能障碍是由多种原因引起的,有外邪影响、脾胃本身虚弱、肝脾不和以及肾阳不足等,均可导致脾胃功能失常,而发生泄泻。

(一)感受外邪

六淫之邪能使人发生泄泻,但其中以寒湿暑热等因引起的较为多见。脾脏喜燥而恶湿,湿邪最能引起泄泻,《难经》所谓:"湿多成五泄。"其他寒邪或暑热之邪,除了侵袭皮毛肺卫之外,也能直接影响于脾胃,使脾胃功能障碍,而引起泄泻,但仍多与湿邪有关,所以《杂病源流犀烛·泄泻源流》说:"湿盛则飧泄,乃独由于湿耳,不知风寒热虚,虽皆能为病,苟脾强无湿,四者均不得而干之,何自成泄?是泄虽有风寒热虚之不同,未有不源于湿者也。"因脾喜燥恶湿,外湿之邪易困脾土,寒邪和暑热之邪除了侵袭皮毛肺卫之外,亦能直接伤及脾胃,使脾胃升降失司,亦能夹湿邪为患,直接损伤脾胃,导致运化失常,清浊不分,引起泄泻。

学习笔记

(二)饮食所伤

饮食过量,宿食内停;或过食肥甘,呆胃滞脾;或多食生冷,误食不洁之物,损伤脾胃,传导失职,升降失调,而发生泄泻。《景岳全书·泄泻》篇说:“若饮食失节,起居不时,以致脾胃受伤,则水反为湿,谷反为滞,精华之气不能输化,乃致合污下降,而泻痢作矣。”

(三)情志失调

平时脾胃素虚,复因情志影响,忧思恼怒,精神紧张,以致肝气郁结,横逆乘脾,运行失常,而成泄泻。正如《景岳全书·泄泻》篇说:“凡遇怒气便作泄泻者,必先以怒时挟食,致伤脾胃,故但有所犯,即随触而发,此肝脾二脏之病也。盖以肝木克土,脾气受伤而然。”

(四)脾胃虚弱

脾主运化,胃主受纳,若因长期饮食失调,劳倦内伤,久病缠绵,均可致脾胃虚弱,不能受纳水谷和运化精微,水谷停滞,清浊不分,混杂而下,遂成泄泻。

(五)肾阳虚衰

久病损伤肾阳,或年老体衰,阳气不足,脾失温煦,运化失常而泄泻。《景岳全书·泄泻》篇指出:“肾为胃关,开窍于二阴,所以二便之开闭皆肾脏之所主。今肾中阳气不足,则命门火衰……阴气盛极之时,即令人洞泄不止也。”

总之,脾虚湿胜是导致本证发生的重要因素。外因与湿邪关系最大,湿邪侵入,损伤脾胃,运化失常,所谓“湿胜则濡泄”。内因则与脾虚关系最为密切,脾虚失运,水谷不化将湿浊内生,混杂而下,发生泄泻。《景岳全书·泄泻》所谓:“泄泻之本,无不由于脾胃。”湿盛所引起的泄泻,也多在脾虚的基础上产生的。脾虚失运,可造成湿盛,而湿盛又可影响运化,故脾虚与湿盛是互相影响,互为因果的。

四、西医病因及发病机制

(一)病因

1.急性腹泻

(1)肠道疾病:常见的是由病毒、细菌、真菌、原虫、蠕虫

学习笔记

等感染所引起的肠炎及急性出血性坏死性肠炎。此外,还有Crohn病或溃疡性结肠炎急性发作、急性缺血性肠病等。亦可因抗生素使用不当而发生的抗生素相关性小肠、结肠炎。

(2)急性中毒:食用毒蕈、桐油、河豚、鱼胆及化学药物如砷、磷、铅、汞等引起的腹泻。

(3)全身性感染:败血症、伤寒或副伤寒、钩端螺旋体病等。

(4)其他:变态反应性肠炎、过敏性紫癜;服用某些药物如氟尿嘧啶、利血平及新斯的明等;某些内分泌疾病,如肾上腺皮质功能减退危象、甲状危象。

2.慢性腹泻

(1)消化系统疾病:①胃部疾病:慢性萎缩性胃炎、胃大部切除术后胃酸缺乏。②肠道感染:肠结核、慢性细菌性痢疾、慢性阿米巴痢疾、血吸虫病、肠鞭毛原虫病、钩虫病、绦虫病等。③肠道非感染性疾病:Crohn病、溃性结肠炎、结肠多发性息肉、吸收不良综合征等。④肠道肿瘤:结肠绒毛状腺瘤、肠道恶性肿瘤。⑤胰腺疾病:慢性胰腺炎、胰腺癌、胰腺切除术后。⑥肝胆疾病:肝硬化、胆汁淤积性黄疸、慢性胆囊炎与胆石症。

(2)全身性疾病:①内分泌及代谢障碍疾病:甲状腺功能亢进、肾上腺皮质功能减退、胃泌素瘤、血管活性肠肽(VIP)瘤、类癌综合征及糖尿病性肠病。②其他系统疾病:系统性红斑狼疮、硬皮病、尿毒症、放射性肠炎等。③药物副作用:利血平、甲状腺素、洋地黄类、考来烯胺、某些抗肿瘤药物和抗生素等。④神经功能紊乱:如肠易激综合征。

(二)发病机制

1.分泌性腹泻:系肠道分泌大量液体超过肠黏膜吸收能力所致。霍乱弧菌外毒素引起水样腹泻即属于典型的分泌性腹泻。肠道非感染或感染性炎症,如阿米巴痢疾、细菌性痢疾结肠炎、Crohn病、肠结核、放射性肠炎以及肿瘤溃烂等均可使炎性渗出物增多而致腹泻。某些肠道内分泌肿瘤如胃泌素瘤、VIP瘤所致的腹泻也属于分泌性腹泻。

2.渗出性腹泻:肠黏膜炎症渗出大量黏液、脓血而致腹

学习笔记

泻,如炎症性肠病、感染性肠炎、缺血性肠炎、放射性肠炎等。

3.渗透性腹泻:是由肠内容物渗透压增高,阻碍肠内水分与电解质的吸收而引起,如乳糖酶缺乏,乳糖不能水解即形成肠内高渗。服用盐类泻剂或甘露醇等引起的腹泻亦属此型。

4.动力性腹泻:由肠蠕动亢进致肠内食糜停留时间缩短,未被充分吸收所致的腹泻,如肠炎、甲状腺功能亢进、糖尿病、胃肠功能紊乱等。

5.吸收不良性腹泻:由肠黏膜吸收面积减少或吸收障碍所引起,如小肠大部分切除术后、吸收不良综合征、小儿乳糜泻、热带口炎性腹泻、成人乳糜泻及消化酶分泌减少如慢性胰腺炎引起腹泻等。

五、中西医汇通提示

(一)功能性腹泻与脾胃虚弱证

功能性肠病是功能性胃肠病表现在中段、下段消化道的肠道紊乱疾病,临床症状及较长病程与大便溏泄为主的病程缠绵的脾虚证相似。脾主运化是脾的主要生理功能之一,脾虚运化失司是导致脾虚证的主要原因。而脾虚失于运化会降低分解吸收精微物质的能力及化湿能力,从而导致大便稀薄等功能性腹泻的症状,经过分析脾虚湿盛为功能性腹泻的核心病因病机,故本病当从脾论治,运用健脾化湿法。将功能性腹泻归于中医"泄泻"之脾虚湿胜之证,其病因多为感受外邪、饮食所伤、情志失调、禀赋不足、久病脏腑虚弱等。功能性腹泻病程较长,久泄以脾虚为主,治法当以健脾为主。

(二)社会心理因素与情志失调证

中枢神经系统对胃肠道的运动及分泌功能具有一定的调节作用,强烈的负面情绪及各种应激性生活事件的经历能对精神心理造成影响,引起中枢神经系统释放的某些特定神经递质的改变,相应产生胃肠功能及感觉的改变,产生运动紊乱、分泌异常等腹泻症状,也说明精神异常与应激可能通过脑肠轴传导,影响胃肠蠕动及内分泌功能。中医学认为情志失调,忧郁恼怒,精神紧张,易致肝气郁结,木郁不达,横逆犯脾；忧思伤脾，脾虚木乘，均可使脾失健运，气机升降失常，遂致本病。正如《景岳全书·泄泻》曰："凡遇怒气便作泄泻者，必先以怒时挟食，致伤脾胃。"《类经十三卷》云："木强则侮土，故善泄也。"《医方考》说："泻责之脾，痛责之肝；肝责之实，脾责之虚。脾虚肝实，故令痛泻。"若木旺乘土，则脾失升清而泄泻。叶氏在《临证指南医案》对久泻的病机作了阐释，"阳明胃土已虚，厥阴肝风振动"，认为肝旺脾虚是慢性泄泻的基本病理机制，提出"肝病必犯土，是侮其所胜也……克脾则腹胀，便或溏或不爽"，即"泄木安土"治法。

（三）饮食因素与饮食所伤证

膳食纤维包括纤维素、果酸等，对胃肠运动有良性作用，饮食结构不合理，肠道功能将会受到影响。常规饮食中缺少膳食纤维、蔬菜水果的摄入，偏嗜肉食，从而造成纤维素等促消化物质的缺乏，或者长期食用难以消化的食物，肠道无法得到很好地运动，对胃肠道动力造成影响。食物不耐受，对某些特定食物如奶、植物蛋白、咖啡，或药物、酒精等过敏，过敏性食物的食入均可导致胃肠道平滑肌痉挛，分泌物增加，从而导致腹泻发生。不良的生活饮食因素，致使脾胃受伤，导致寒、湿、热、食滞等之邪内生，使脾运失职，发生泄泻。而脾肾阳虚患者诱发因素多以气候变化、劳累过度和饮食不节为主；脾胃虚弱及脾胃湿热患者诱发因素多以饮食不节、辛辣或饮酒为主。

（四）肠道微生态系统失衡与感受外邪

肠道菌群平衡是个动态过程，肠黏膜细胞能够与以革兰阳性杆菌为主的某些肠菌结合形成一层生物学屏障，阻止致病菌的侵害，有益菌群减少会导致致病菌的过量繁殖，增加内毒素，刺激肠道黏膜，通透性增加。肠道菌群失调情况下，分泌型免疫球蛋白A（SIgA）含量降低，致病菌透过肠道黏膜激活肥大细胞，释放类胰蛋白酶、5-HT等多种活性物质增强平滑肌收缩，促进肠道蠕动，引发腹泻。气候、环境等因素也可能引发肠道菌群失调，研究资料显示，寒冷地区功能性腹泻患者菌群失调发生率较高，需微生态制剂等更加系统的治疗。存在肠道菌群失调的功能性腹泻患者住院时间较无菌群

学习笔记

学习笔记

失调患者明显延长，并且与菌群失调的严重程度呈正相关。《素问·举痛论》曰“寒气客于小肠，小肠不得成聚，故后泄腹痛矣。”《素问·至真要大论》曰：“暴注下迫，皆属于热。”《素问·阴阳应象大论》有：“湿胜则濡泻”；“春伤于风，夏生飧泄”。指出风、寒、湿、热皆可致泻，并有长夏多发的特点。

（五）腹泻型肠易激综合征与肾阳虚衰证

腹泻型肠易激综合征是一种以腹痛、腹泻、便后可缓为主症，并伴排便习惯改变的、迁延反复的慢性功能性肠病。中医关于“大肠泄”、“痛泄”、“肠郁”等疾病的记载与腹泻型肠易激综合征的临床表现类似。《景岳全书·泄泻》：“肾为胃关……命门火衰，而阴寒独盛，故于子丑五更之后……即令人洞泄不止也。”指出脾肾阳虚、湿浊内盛是泄泻的重要病因病机。陈婷等认为随着历史变革，无论证型如何演变，脾肾阳虚证仍为腹泻型肠易激综合征的主流证候之一。久病或久泄久痢，水邪久踞，耗损脾肾之阳，或其他脏腑亏虚致肾阳虚衰不能温养脾阳。肾的精气必依赖于脾化生水谷精微的资助和充养，才能不断充盈和旺盛，而脾运化正常亦须借助于肾阳的温煦。脾胃腐熟运化依赖肾阳的温煦，肾阳虚衰则脾胃运化无力，即脾肾乃先、后天之本，肾与脾生理上相互补充，病理上相互影响，无论脾虚还是肾虚，均可演变为脾肾阳虚证。脾肾阳虚，命门火衰，脾土不得命门之火温煦，致清浊不分，混杂而下，故出现腹痛泄泻等症。

（杨永琴）

第十六节　便　秘

一、概念

便秘（constipation）是指大肠传导功能失常，粪便在肠内滞留过久，秘结不通，排便周期延长，或周期不长，但粪质干结，排出艰难，或粪质不硬，虽有便意，但便而不畅的病症。调查显示，我国老年人便秘高达15%~20%，女性多于男性，随着年龄的增长，患病率明显增加。

便秘既是一种独立的病，也是一个在多种急慢性疾病过程中经常出现的症状，本节仅讨论前者。

二、历史沿革

《黄帝内经》称本病为“大便难”、“后不利”等，认为与肠中热盛、脾病寒湿及肾关系密切。《素问·举痛论篇》曰：“热气留于小肠，肠中痛，瘅热焦渴则坚干不得出，故痛而闭不通矣。”《伤寒论》称之为“阳结”、“阴结”，提出便秘当从阴阳分类。《伤寒论·辨脉法》：“问曰：脉有阳结阴结者，何以别之？答曰：其脉浮而数，能食，不大便者，此为实，名曰阳结也，期十七日当剧。其脉沉而迟，不能食，身体重，大便反硬，名曰阴结也。期十四日当剧。”《金匮要略》称之为“脾约”，用麻子仁丸治疗，沿用至今。《金匮要略·五脏风冷积聚病脉证并治》：“趺阳脉浮而涩，浮则胃气强，涩则小便数，浮涩相抟，大便则坚，其脾为约，麻子仁丸主之。”《重订严氏济生方·秘结论治》：“夫五秘者，风秘、气秘、湿秘、寒秘、热秘是也。更有发汗利小便，及妇人新产亡血，走耗津液，往往皆令人秘结。”李东垣强调饮食劳逸与便秘的关系，并指出治疗便秘不可妄用泻药，如《兰室秘藏·大便结燥门》谓：“若饥饱失节，劳役过度，损伤胃气，及食辛热厚味之物，而助火邪，伏于血中，耗散真阴，津液亏少，故大便结燥。”“大抵治病必究其源，不可一概用巴豆、牵牛之类下之，损其津液，燥结愈甚，复下复结，极则以至导引于下而不通，遂成不救。”程钟龄的《医学心悟·大便不通》将便秘分为“实秘、虚秘、热秘、冷秘”四种类型，并分别列出各类的症状、治法及方药，对临床有一定的参考价值。《杂病源流犀烛》明确称之为“便秘”。

三、中医病因病机

便秘的病因是多方面的，其中主要的有外感寒热之邪、内伤饮食情志、病后体虚、阴阳气血不足等。本病病位在大肠，并与脾、胃、肺、肝、肾密切相关。脾虚传送无力，糟粕内停，致大肠传导功能失常，而成便秘；胃与肠相连，胃热炽盛，

学习笔记

学习笔记

下传大肠，燔灼津液，大肠热盛，燥屎内结，可成便秘；肺与大肠相表里，肺之燥热下移大肠，则大肠传导功能失常，而成便秘；肝主疏泄气机，若肝气郁滞，则气滞不行，腑气不能畅通；肾主五液而司二便，若肾阴不足，则肠道失润，若肾阳不足则大肠失于温煦而传送无力，大便不通，均可导致便秘。其病因病机归纳起来，大致可分如下几个方面：

（一）饮食不节

过食醇酒厚味，或过食辛辣，或过服热药，均可致肠胃积热，耗伤津液，肠道干涩失润，粪质干燥，难于排出，形成所谓"热秘"，如《景岳全书·秘结》曰："阳结证，必因邪火有余，以致津液干燥。"或过服寒凉，阴寒内结，均可导致阴寒内盛，凝滞胃肠，传导失常，糟粕不行，而成冷秘。如《金匮翼·便秘》曰："冷闭者，寒冷之气横于肠胃，凝阴固结，阳气不行，津液不通。"

（二）情志失调

气机郁滞，忧愁思虑，脾伤气结；或抑郁恼怒，肝郁气滞；或久坐少动，气机不利，均可导致腑气郁滞，通降失常，传导失职，糟粕内停，不得下行，或欲便不出，或出而不畅，或大便干结而成气秘。如《金匮翼·便秘》曰："气闭者，气内滞而物不行也。"

（三）感受外邪

外感寒邪可导致阴寒内盛，凝滞肠胃，失于传导，糟粕不行而成冷秘。

热病之后，肠胃燥热，耗伤津液，大肠失润，致排便困难。

（四）年老体虚

素体虚弱，阳气不足；或年老体弱，气虚阳衰；或久病产后，正气未复；或过食生冷，损伤阳气；或苦寒攻伐，伤阳耗气，均可导致气虚阳衰，气虚则大肠传导无力，阳虚则肠道失于温煦，阴寒内结，便下无力，使排便时间延长，形成便秘。如《景岳全书·秘结》曰："凡下焦阳虚则阳气不行，阳气不行则不能传送而阴凝于下，此阳虚而阴结也。"阴亏血少素体阴虚，津亏血少；或病后产后，阴血虚少；或失血夺汗，伤津亡血；或年高体弱，阴血亏虚；或过食辛香燥热，损耗阴血，均可导致阴亏血少，血虚则大肠不荣，阴亏则大肠干涩，肠道失润，大便干结，便下困难，而成便秘。如《医宗必读·大便不通》说："更有老年津液干枯，妇人产后亡血，及发汗利小便，病后血气未复，皆能秘结。"

上述各种病因病机之间常常相兼为病，或互相转化，如肠胃积热与气机郁滞可以并见；阴寒积滞与阳气虚衰可以相兼；气机郁滞日久化热，可导致热结；热结日久，耗伤阴津，又可转化成阴虚等等。然而，便秘总以虚实为纲，冷秘、热秘、气秘属实，阴阳气血不足所致的虚秘则属虚。虚实之间可以转化，可由虚转实，可因虚致实，而虚实并见。归纳起来，形成便秘的基本病机是邪滞大肠，腑气闭塞不通或肠失温润，推动无力，导致大肠传导功能失常。

四、西医病因及发病机制

（一）结肠肛门疾病

1.先天性疾病：如先天性巨结肠。

2.功能性疾病：功能性便秘、功能性排便障碍、便秘型肠易激综合征。

3.动力障碍性疾病：肠道神经肌肉病变。

4.器质性疾病：肿瘤、炎症性肠病。

5.肠腔狭窄，如炎症性肠病等。

6.出口性梗阻：如盆底失弛缓症。

7.肛管及肛周疾病，如肛裂、痔等。

（二）肠外疾病

1.神经精神疾病：如脑梗死、脑萎缩、截瘫、抑郁症。

2.内分泌与代谢病：如甲状腺功能低下、糖尿病、铅中毒。

3.盆腔病：如子宫内膜异位症等。

4.药源性疾病：如刺激性泻药（大黄、番泻叶）、麻醉药、抗胆碱药、钙通道阻滞剂等。

（三）不良生活习惯

1.食量过少，食物精细，蔬菜水果少。

2.运动少，久坐，卧床。

学习笔记

学习笔记

3.不良排便习惯。

(四)社会心理因素

1.人际关系紧张、家庭不和睦、长期处于压抑状态使自主神经紊乱。

2.生活规律改变:如外出旅游、住院、突发事件影响等都可导致排便规律改变。

五、中西医汇通提示

1.首先确立诊断。凡是排便费力,排便次数减少,粪质干结、量少,可以诊断为便秘。其次要区别器质性便秘和功能性便秘。需仔细询问患者病史和症状、排便频率、排便时间、粪便性状(包括粪便形状、数量、硬度、有无黏液和脓血等),体格检查特别是肛门指检常能帮助了解粪便嵌顿、肛门狭窄、痔疮或直肠黏膜脱垂和直肠肿块等,加上粪便和血常规检查是排除结、直肠和肛门器质性病变的重要又简单的检查方法。

2.排除器质性、先天性疾病所导致的便秘,均可采用辨证论治。增加膳食纤维和多饮水,还应养成定时排便的习惯,增加体能运动,避免滥用泻药等物理方法是前提和基础。

3.实证中的热秘多由饮食炮煎炙煿、辛辣刺激的食品以及各种炎症所致;气秘则与社会心理因素、生活压力过大有关;寒秘者多与过度饮用寒凉饮食有关;虚秘中有因年老体弱,户外活动减少,或病久卧床,肠蠕动减弱者;有因产后失血,或腹泻丢失水分,电解质紊乱,肠道失于濡养者等等,中西医病因病机可以相互参照。对于功能性便秘较为严重者,除辨证论治采用中药汤剂外,联合西药可酌情选用促胃动力药、泻药及盐水灌肠治疗。另外,老年体虚,便结较甚,服药不应之患者,应从多方面调治。而属器质性病变者则非内科治疗所能获效,须进行手术治疗。

(赵粉琴)

第十七节 黄 疸

学习笔记

一、概念

黄疸(jaundice)是由于血清中胆红素升高致使皮肤、黏膜和巩膜发黄的症状和体征。正常血清总胆红素为1.7~17.1μmol/L(0.1~1mg/dl)。胆红素在17.1~34.2μmol/L(1~2mg/dl),临床不易察觉,称为隐性黄疸,超过34.2μmol/L(2mg/dl)时临床出现可见黄疸。

中医学中的黄疸是以目黄、身黄、小便黄为主症的一类病证,其中尤以目睛黄染为主要特征。

二、中医认识沿革

《黄帝内经》即有关于黄疸病名和主要症状的记载,如《素问·平人气象论》说:"溺黄赤安卧者,黄疸……目黄者曰黄疸。"《灵枢·论病诊尺》说:"身痛而色微黄,齿垢黄,爪甲上黄,黄疸也。"汉·张仲景《伤寒杂病论》把黄疸分为黄疸、谷疸、酒疸、女劳疸、黑疸五种,并对各种黄疸的形成机理、症状特点进行了探讨,其创制的茵陈蒿汤成为历代治疗黄疸的重要方剂。《诸病源候论》根据本病发病情况和所出现的不同症状,区分为二十八候。《圣济总录》又分为九疸、三十六黄。两书都记述了黄疸的危重证候"急黄",并提到了"阴黄"一证。宋·韩祗和《伤寒微旨论·阴黄证》除论述了黄疸的"阳证"外,并详述了阴黄的辨证施治,指出:"伤寒病发黄者,古今皆为阳证治之……无治阴黄法。"元·罗天益在《卫生宝鉴》中又进一步把阳黄与阴黄的辨证施治加以系统化,对临床具有重要指导意义。程钟龄《医学心悟》创制茵陈术附汤,至今仍为治疗阴黄的代表方剂,并提出"瘀血发黄"的理论,指出"祛瘀生新而黄自退"。《景岳全书·黄疸》篇提出了"胆黄"的病名,认为"胆伤则胆气败而胆液泄,故为此证。"初步认识到黄疸的发生与胆液外泄有关。清·沈金鳌《沈氏尊生书·黄疸》篇有"天行疫疠,以致发黄者,俗谓之瘟黄,杀人最急"的记载,对黄疸可有传染性及严重的预后转归有所认识。

学习笔记

三、中医病因病机

(一)感受外邪

夏秋季节,暑湿当令,或因湿热偏盛,由表入里,内蕴中焦,湿郁热蒸,不得泄越,而致发病。若湿热夹时邪疫毒伤人,则病势尤为暴急,具有传染性,表现热毒炽盛,内及营血的危重现象,称为急黄。如《诸病源候论·急黄候》指出:"脾胃有热,谷气郁蒸,因为热毒所加,故卒然发黄,心满气喘,命在顷刻,故云急黄也。"

(二)饮食所伤

长期嗜酒无度,或过食肥甘厚腻,或饮食污染不洁,脾胃损伤,运化失职,湿浊内生,郁而化热,湿热熏蒸,胆汁泛溢而发为黄疸。如《金匮要略·黄疸病脉证并治》云:"谷气不消,胃中苦浊,浊气下流,小便不通……身体尽黄,名曰谷疸。"《圣济总录·黄疸门》云:"大率多因酒食过度,水谷相并,积于脾胃,复为风湿所搏,热气郁蒸,所以发黄为疸。"

(三)脾胃虚寒

长期饥饱失常,或恣食生冷,或劳倦太过,或病后脾阳受损,都可导致脾虚寒湿内生,困遏中焦,壅塞肝胆,致使胆液不循常道,外溢肌肤而为黄疸。如清·林佩琴《类证治裁·黄疸》云:"阴黄系脾脏寒湿不运,与胆液浸淫,外渍肌肉,则发而为黄。"《医学心悟·黄疸》云:"复有久病之人,及老年人,脾胃亏损,面目发黄,其色黑暗而不明。"

(四)病后续发

胁痛、癥积或其他疾病之后,瘀血阻滞,湿热残留,日久损肝伤脾,湿遏瘀阻,胆汁泛溢肌肤,也可产生黄疸。如清·张璐《张氏医通·杂门》指出:"以诸黄虽多湿热,然经脉久病,不无瘀血阻滞也。"并云:"有瘀血发黄,大便必黑,腹胁有块或胀,脉沉或弦。"

(五)其他

亦有因沙石、虫体阻滞胆道而导致胆汁外溢而发黄者。

黄疸的病理因素有湿邪、热邪、寒邪、疫毒、气滞、瘀血六种,但其中以湿邪为主,黄疸形成的关键是湿邪为患,如《金

学习笔记

匮要略·黄疸病脉证并治》篇指出："黄家所得，从湿得之。"湿邪既可从外感受，亦可自内而生。如外感湿热疫毒，为湿从外受；饮食劳倦或病后瘀阻湿滞，属湿自内生。由于湿邪壅阻中焦，脾胃失健，肝气郁滞，疏泄不利，致胆汁输泄失常，胆液不循常道，外溢肌肤，下注膀胱，而发为目黄、肤黄、小便黄之病证。黄疸的病位主要在脾胃肝胆，黄疸的病理表现有湿热和寒湿两端。由于致病因素不同及个体素质的差异，湿邪可从热化或从寒化。因于湿热所伤或过食甘肥酒热，或素体胃热偏盛，则湿从热化，湿热交蒸，发为阳黄。由于湿和热的偏盛不同，阳黄有热重于湿和湿重于热的区别。如湿热蕴积化毒，疫毒炽盛，充斥三焦，深入营血，内陷心肝，可见卒然发黄，神昏谵妄，痉厥出血等危重症，称为急黄。若病因寒湿伤人，或素体脾胃虚寒，或久病脾阳受伤，则湿从寒化。寒湿瘀滞，中阳不振，脾虚失运，胆液为湿邪所阻，表现为阴黄证。如黄疸日久，脾失健运，气血亏虚，湿滞残留，面目肌肤淡黄晦暗，久久不能消退，则形成阴黄的脾虚血亏证。

阳黄、急黄、阴黄在一定条件下可以相互转化。如阳黄治疗不当，病情发展，病状急剧加重，热势鸱张，侵犯营血，内蒙心窍，引动肝风，则发为急黄。如阳黄误治失治，迁延日久，脾阳损伤，湿从寒化，则可转为阴黄。如阴黄复感外邪，湿郁化热，又可呈阳黄表现，病情较为复杂。

四、西医病因及发病机制

（一）胆红素的正常代谢

正常血液循环中衰老的红细胞经单核-巨噬细胞破坏，降解为血红蛋白，血红蛋白在组织蛋白酶的作用下形成血红素和珠蛋白，血红素在催化酶的作用下转变为胆绿素，后者再经还原酶还原为胆红素，占总胆红素来源的80%~85%。另外还有少量胆红素来源于骨髓幼稚红细胞的血红蛋白和肝内含有亚铁血红素的蛋白质，占总胆红素的15%~20%。上述形成的胆红素称为游离胆红素或非结合胆红素（unconjugated bilirubin，UCB），与血清白蛋白结合而输送，不溶于水，不能从肾小球滤出，故尿液中不出现非结合胆红素。

学习笔记

非结合胆红素通过血液循环运输至肝脏，与白蛋白分离后被肝细胞摄取，在肝细胞内与Y、Z两种载体蛋白结合，并被运输至肝细胞光面内质网的微粒体部分，经葡萄糖醛酸转移酶的催化作用与葡萄糖醛酸结合，形成胆红素葡萄糖醛酸酯或称结合胆红素（conjugated bilirubin，CB）。结合胆红素为水溶性，可通过肾小球滤过从尿中排出。结合胆红素从肝细胞经胆管排入肠道后，在回肠末端及结肠经细菌酶的分解与还原作用，形成尿胆原（urobilinogen）。尿胆原大部分从粪便排出，称为粪胆原。小部分（10%~20%）经肠道吸收，通过门静脉血回到肝内，其中大部分再转变为结合胆红素，又随胆汁排入肠内，形成所谓“胆红素的肠肝循环”。被吸收回肝的小部分尿胆原经体循环由肾排出体外。正常情况下，血中胆红素浓度保持相对恒定，总胆红素（TB）1.7~17.1μmol/L（0.1~1.0mg/dl），其中CB 0~3.42μmol/L（0~0.2mg/dl），UCB 1.7~13.68μmol/L（0.1~0.8mg/dl）。

（二）黄疸的分类

黄疸按病因学可以分为溶血性黄疸、肝细胞性黄疸、胆汁淤积性黄疸、先天性非溶血性黄疸。按胆红素性质分类可以分为以UCB增高为主的黄疸和以CB增高为主的黄疸。

（三）发生机制和临床表现

1.溶血性黄疸

凡能引起溶血的疾病都可引发溶血性黄疸。常见病因有：①先天性溶血性贫血，如海洋性贫血、遗传性球形红细胞增多症；②后天获得性溶血性贫血，如自身免疫性溶血性贫血、新生儿溶血、不同血型输血后的溶血以及蚕豆病、伯氨喹、蛇毒、毒蕈、阵发性睡眠性血红蛋白尿等引起的溶血。

由于大量红细胞的破坏，形成大量的非结合胆红素，超过肝细胞的摄取、结合与排泌能力。另外，由于溶血造成的贫血、缺氧和红细胞破坏产物的毒性作用，削弱了肝细胞对胆红素的代谢功能，使非结合胆红素在血中潴留，超过正常水平而出现黄疸。

溶血性黄疸一般为轻度，呈浅柠檬色，不伴皮肤瘙痒。急性溶血时可有发热、寒战、头痛、呕吐、腰痛，并有不同程度的

学习笔记

贫血和血红蛋白尿(尿呈酱油色或茶色),严重者可有急性肾功能衰竭;慢性溶血多为先天性,除伴贫血外尚有脾肿大。实验室检查血清UCB增加为主,CB基本正常。由于血中UCB增加,故CB形成也代偿性增加,从胆道排至肠道也增加,致尿胆原增加,粪胆原随之增加,粪色加深。肠内的尿胆原增加,重吸收至肝内者也增加。由于缺氧及毒素作用,肝脏处理增多的尿胆原的能力降低,致血中尿胆原增加,并从肾排出,故尿中尿胆原增加,但无胆红素。急性溶血性黄疸尿中有血红蛋白排出,隐血试验阳性。血液检查除贫血外尚有网织红细胞增加、骨髓红细胞系列增生旺盛等。

2.肝细胞性黄疸

多由各种致肝细胞严重损害的疾病引起，如病毒性肝炎、肝硬化、中毒性肝炎、钩端螺旋体病、败血症等。由于肝细胞严重损伤致肝细胞对胆红素的摄取、结合功能降低,因而血中的UCB增加。而未受损的肝细胞仍能将部分UCB转变为CB。CB部分仍经毛细胆管从胆道排泄,另一部分则由于肿胀的肝细胞及炎性细胞浸润压迫毛细胆管和胆小管,或因胆栓的阻塞使胆汁排泄受阻而反流入血循环中，致血中CB亦增加而出现黄疸。

肝细胞性黄疸临床表现为皮肤、黏膜浅黄色至深黄色,可伴有轻度皮肤瘙痒,其他为肝脏原发病的表现,如疲乏、食欲减退,严重者可有出血倾向、腹水、昏迷等。实验室检查血清中CB与UCB均增加，黄疸型肝炎时,CB增加幅度多高于UCB。尿中胆红素定性试验阳性,而尿胆原可因肝功能障碍而增高。此外,血液生化检查有不同程度的肝功能损害。

3.胆汁淤积性黄疸

胆汁淤积可分为肝内性和肝外性。肝内性又可分为肝内阻塞性胆汁淤积和肝内胆汁淤积，前者见于肝内泥沙样结石、癌栓、寄生虫病(如华支睾吸虫病)。后者见于病毒性肝炎、药物性胆汁淤积(如氯丙嗪、甲睾酮、避孕药等)、原发性胆汁性肝硬化、妊娠期复发性黄疸等。肝外性胆汁淤积可由胆总管结石、狭窄、炎性水肿、肿瘤及蛔虫等阻塞所引起。由于胆道阻塞,阻塞上方胆管内压力升高,胆管扩张,致小胆管

学习笔记

与毛细胆管破裂,胆汁中的胆红素反流入血。此外,肝内胆汁淤积有些并非由机械因素引起,而是由于胆汁分泌功能障碍,毛细胆管通透性增加,胆汁浓缩而流量减少,导致胆道内胆盐沉淀与胆栓形成。

胆汁淤积性黄疸一般皮肤呈暗黄色,胆道完全阻塞者颜色呈深黄色,甚至呈黄绿色,并有皮肤瘙痒及心动过缓,尿色深,粪便颜色变浅或呈白陶土色。实验室检查血清CB增加为主,尿胆红素(urine bilirubin)试验阳性。因肠肝循环途径被阻断,故尿胆原及粪胆原减少或缺如。血清碱性磷酸酶及总胆固醇增高。

4.先天性非溶血性黄疸

先天性非溶血性黄疸系由肝细胞对胆红素的摄取、结合和排泄有缺陷所致的黄疸,临床较少见,有以下四种类型。

(1)Gilbert综合征:系由肝细胞摄取UCB功能障碍及微粒体内葡萄糖醛酸转移酶不足,致血中UCB增高而出现黄疸。一般黄疸较轻,呈波动性,肝功能检查正常。

(2)Dubin-Johnson综合征:系由肝细胞对CB及某些阴离子(如靛氰绿、X线造影剂)向毛细胆管排泄发生障碍,致血清CB增加而发生的黄疸。

(3)Crigler-Najjar综合征:系由肝细胞缺乏葡萄糖醛酸转移酶,致UCB不能形成CB,导致血中UCB增多而出现黄疸。本病由于血中UCB甚高,故可产生核黄疸(nuclear jaundice),见于新生儿,预后极差。

(4)Rotor综合征:系由肝细胞摄取UCB和排泄CB存在先天性缺陷致血中胆红素增高而出现黄疸。

五、中西医汇通提示

(一)关于黄疸

张锡纯在《医学衷中参西录·论黄疸有内伤外感及内伤外感之兼证并详治法》篇中首先提出中西医学对黄疸这一症状的认识可以互通:"黄疸之证,中说谓脾受湿热,西说谓胆汁滥行。"如若衷中参西,则认为黄疸是胆腑中素来有相火炽盛,外来之热邪与胆中之火相并,胆管因热而肿大闭塞,其内的胆汁便溢出于血液中而发生的。

(二)西医的先天性黄疸与中医的胎疸

中医学古籍《诸病源候论》首次提出了胎疸这一病名:"小儿在胎,其母脏气有热,熏蒸于胎,至生下小儿体皆黄,谓之胎疸也。"在后来钱乙的《小儿药证直诀·黄相似》篇中又有云:"又有自生而身黄者,胎疸也。"可见,中医的胎疸与西医的先天性黄疸是名异质同。在发病机制上,中医学认为是母气胎热毒所导致,而西医学发病机制有先天性溶血性黄疸和先天性非溶血性黄疸之分,热毒也可能就是溶血或者其他因素形成的缘由吧!

(三)关于肝细胞性黄疸

1.酒精性肝病

张仲景在《金匮要略·黄疸病脉证并治》篇中就有关于酒疸的记载:"心中懊侬而热,不能食,时欲吐,名曰酒疸。""夫病酒黄疸,必小便不利。其候心中热,足下热,是其证也。酒黄疸者,或无热,靖言了了,腹满欲吐,鼻燥。其脉浮者,先吐之;沉弦者,先下之。"其名称和症状中西医都有相似之处。在《外台秘要》《圣济总录》等也有描述因饮酒过多而导致的发黄的记载:"夫虚劳之人,若饮酒多,进谷少者,则胃内生热,因大醉当风入水,则身目发黄,心中懊痛,足胫满,小便黄,面发赤斑";"治酒疸,身目俱黄,心中懊痛,艾叶汤方"。

2.非酒精性脂肪性肝病

此类疾病临床上表现的主要特征为以肝细胞大泡性脂肪的弥漫为主,系我国常见的慢性肝病之一,早在《黄帝内经》中就有"风气与阳明入胃,循脉而上至目内眦,其人肥则风气不得外泄,则为热中而目黄;人瘦则外泄而寒,则为寒中而泣出"的记载,可见早在春秋战国时期,就已经认识到体质肥胖与黄疸的发生一定的关系。

3.胆汁淤积性黄疸

《圣济总录·三十黄》中有云:"病人体上黄绿色,胸中气满,或硬,不下饮食,此是胆黄。"从症状上来看,此处描述之胆黄与临床上所见之胆汁淤积性黄疸有较多相似之处。胆汁淤积性黄疸还有大便颜色变浅或呈白陶土色的临床表现。

学习笔记

学习笔记

《难经·五十七难》亦云:"大肠泄者,食已窘迫。大便色白,肠鸣切痛。"《普济本事方》云:"大凡小儿身温壮热,非变蒸之候,大便白而酸臭,为胃有蓄冷,宜此药消下,后服温胃药。"大便白较多医家认为是下焦虚寒、脾虚导致,且多发生在小儿。而西医认为白陶土样便是由于各种原因引起的胆管阻塞,进入肠道的胆红素减少或缺如,以致粪胆素相应减少或缺如。张锡纯在《医学衷中参西录·黄胆兼外感》中说"至于大便色白者,因胆汁不入小肠以化食,大便中既无胆汁之色也。"看来,对大便颜色的形成,中医、西医的认识趋同,但中医认为,白色为寒,从而治以温阳法就不对了,所以要衷中参西。

(伊　琳)

第十八节　便　血

一、概念

便血(hematochezia)系胃肠脉络受损,血不循经,溢入胃肠,随大便而下,或大便色黑呈柏油样为主要临床表现的病症。

由肛门疾病所致便中带血者不在讨论之列。若病位在胃,因其远离肛门,血色变黑,则称远血;若病位在肠,出血色多鲜红,则称近血。少量出血不造成粪便颜色改变,需经隐血试验才能确定者,称为隐血(occult blood)。

二、中医认识沿革

大便下血一症,在历代医学文献中名称不同。《灵枢·百病始生》称"后血";《素问·阴阳别论》称"便血";《伤寒论》称"圊血";《金匮要略》称"下血",并依下血与排便之先后不同,提出"远血"和"近血"的名称。后世《医学入门》又有"血箭"之称,"因其便血即出有力,如箭射之远也"。《寿世保元》将大便下血,血在便前,血下如溅,血色清鲜者,叫做"肠风"。《医学

学习笔记

入门》与《血证论》等将大便下血，浊而不清，色黯不鲜，肛门肿硬疼痛者，称为“脏毒”。

三、中医病因病机

引起便血的原因不外外感、内伤两大类。外感以风热燥邪为主，内伤多与酒热辛肥、抑郁忧思、体虚久病等有关。其病机不外乎：气虚不摄，血溢脉外；火热熏灼，迫血妄行。具体而言，包括：

(一)风热燥邪，侵犯脏腑

邪热犯于中焦，与肠中湿毒夹杂为患，损伤肠道，则见便血。

(二)饮食辛热，血脉受损

饮酒过多，或嗜食辛辣厚味，导致湿热内蕴，阳明热盛，热灼胃络，血溢胃中，随粪便而下，或热郁肠道，灼伤肠络，则见便血。

(三)情志过极，气乱血溢

郁怒忧思，情志过极，则气机逆乱，迫血妄行，溢于脉外，而成血证。若郁怒伤肝，气郁化火，横逆犯胃，损伤胃络，则吐血、便血；若思虑伤脾，脾不统血，也可发吐血、便血、尿血、紫斑。

(四)体虚久病，统血无权

劳倦纵欲太过，或久病体虚，导致心、脾、肾气阴不足，血不循经而致出血。若损伤于气，则气虚不能摄血，以致血液外溢而见衄血、吐血、便血、紫斑；若损伤于阴，则阴虚火旺，迫血妄行，发为便血；若久病入络，血行不畅、血不循经，也可发为便血。

四、西医病因与发病机制

(一)下消化道疾病

1.小肠疾病：肠结核、肠伤寒、急性出血性坏死性肠炎、钩虫病、Crohn病、小肠肿瘤、小肠血管瘤、空肠憩室炎或溃疡、Meckel憩室炎或溃疡肠套叠等。

2.结肠疾病：急性细菌性痢疾、阿米巴痢疾、血吸虫病、

学习笔记

溃疡性结肠炎、结肠憩室炎、结肠癌、结肠息肉等。

3.直肠肛管疾病：直肠肛管损伤、非特异性直肠炎、放射性直肠炎、直肠息肉、直肠癌、痔、肛裂、肛瘘等。

4.血管病变：血管瘤、毛细血管扩张症、血管畸形、血管退行性变、缺血性肠炎、痔等。

(二)上消化道疾病

1.食管疾病：反流性食管炎、食管憩室炎、食管癌、食管异物、食管贲门黏膜撕裂(Mallory-Weiss综合征)、食管损伤等。大量呕血常由门脉高压所致的食管静脉曲张破裂所致，食管异物戳穿主动脉可造成大量呕血及便血，并危及生命。

2.胃及十二指肠疾病：最常见为消化性溃疡，其次有急性糜烂出血性胃炎、胃癌、胃泌素瘤(Zollinger-Ellison综合征)、胃血管异常如恒径动脉综合征(Dieulafoy病)等亦可引起便血。其他少见疾病有平滑肌瘤、平滑肌肉瘤、淋巴瘤、息肉、胃黏膜脱垂、急性胃扩张、胃扭转、憩室炎、结核、克罗恩病等。

3.门脉高压引起的食管胃底静脉曲张破裂或门脉高压性胃病出血。

(三)上消化道邻近器官或组织的疾病

如胆道结石、胆道蛔虫、胆囊癌、胆管癌及壶腹癌出血均可引起大量血液流入十二指肠导致呕血。此外还有急慢性胰腺炎、胰腺癌合并脓肿破溃、主动脉瘤破入食管、胃或十二指肠、纵隔肿瘤破入食道等。

(四)全身性疾病

白血病、血小板减少性紫癜、血友病、遗传性毛细血管扩张症、维生素C及维生素K缺乏症、严重的肝脏疾病、尿毒症、流行性出血热、败血症等。

五、中西医汇通提示

1.在临床上，对于便中带血的患者，首先应该明确西医诊断。一般而言，除了消化道肿瘤等引起的便血外，其他内科疾病所致的便血都可以按照热灼血络和脾虚不摄两类病机来辨证论治。其中最常见的是上消化道溃疡出血和胃、食管静脉破裂出血。

2.对一些临床特征典型者可以此作为便血的原发鉴别，如腹痛，慢性反复上腹痛，且呈周期性与节律性，出血后疼痛减轻，见于消化性溃疡；上腹绞痛或有黄疸伴便血者，应考虑胆道出血；腹痛时排血便或脓血便，便后腹痛减轻，见于细菌性痢疾、阿米巴痢疾或溃疡性结肠炎；腹痛伴便血还见于急性出血性坏死性肠炎、肠套叠、肠系膜血栓形成或栓塞、膈疝等；里急后重即肛门坠胀感，感觉排便未净，排便频繁，但每次排便量甚少，且排便后未感轻松，提示为肛门、直肠疾病，见于痢疾、直肠炎及直肠癌；便血伴发热常见于传染性疾病，如败血症、流行性出血热、钩端螺旋体病或部分恶性肿瘤，如肠道淋巴瘤、白血病等；便血伴皮肤黏膜出血者，可见于急性传染性疾病及血液疾病，如重症肝炎、流行性出血热、白血病、过敏性紫癜、血友病等；皮肤有蜘蛛痣及肝掌者，便血可能与肝硬化门脉高压有关；皮肤黏膜有毛细血管扩张，提示便血可能由遗传性毛细血管扩张症所致；便血伴腹部肿块者，应考虑肠道恶性淋巴瘤、结肠癌、肠结核、肠套叠及Crohn病等。

3.在辨证论治时，除了要依赖患者所兼有全身症状以及舌象、脉象外，还可以参考西医诊断。如胃、食管静脉破裂出血者其病机初期当属肝火熏灼，而肝火来自肝气，气有余则为火，所以治疗应先降肝气。这就是缪希雍《先醒斋医学广笔记》所谓的“宜降气，不宜降火”。而对于慢性的渗血，则应养血柔肝以防水不涵木，此即缪希雍“宜补肝，不宜伐肝”之意。而上消化道溃疡出血，其病机以脾不统血多见，益气摄血之法常能见效。

4.大便潜血检查，既是诊断便血特别是隐血的金指标，也是判断疗效的依据，对只重视宏观的中医而言，也是一个补充。

（伊　琳）

学习笔记

学习笔记

第十九节 消 瘦

一、概念

消瘦(emaciation)是指由于各种原因造成体重低于正常低限的一种状态。通常认为体重低于标准体重的10%就可诊断为消瘦，也有人主张体重低于标准体重的10%为低体重，低于标准体重的20%为消瘦。目前国内外多采用体重指数(BMI)判定消瘦，BMI<18.5kg/m²为消瘦。

单纯性消瘦症属于非病理性消瘦，包括体质性和外源性消瘦。体质性消瘦主要为非渐进性消瘦，具有一定的遗传性；外源性消瘦，这种消瘦不是糖尿病、甲亢、肿瘤等所致的病理性消瘦，而是由于饮食、生活习惯和心理等各方面的变化导致的一种疾病，主要表现为形体消瘦，体重低于标准体重的15%以上。

单纯性消瘦来说属于中医“羸瘦”，病理性消瘦则可见于“消渴”、“瘿病”、“虚劳”、“肺痨”、“癌症”、“关格”、“黑疸”、“小儿疳积”、“郁证”等病证。

二、中医认识沿革

《黄帝内经》有言：“帝曰：人有四支热，逢风寒如炙如火者何也?岐伯曰：是人者，阴气虚，阳气盛，四支者阳也，两阳相得而阴气虚少，少水不能灭盛火，而阳独治，独治者不能生长也，独胜而止耳，逢风而如炙如火者，是人当肉烁也。”阴气不足所致的阳气过于亢盛，则脏腑机能表现为虚性亢奋，精气血津液的生成、输布、运行、代谢加快，消耗过多，精神亢奋，可见遗精、多汗、烦躁、失眠，久之便可见形体消瘦等症。

《素问·玉机真脏论》曰：“大骨枯槁，大肉陷下……破䐃脱肉，目眶陷，真脏见，目不见人，立死。”说明消瘦是形脱的见症，是虚损的重要标志。虚损是精气亏损，元气虚弱，脏腑功能低下的综合病变的概括。形成原因无非先天不足、五脏禀薄或老弱多病、气血内伤，或后天失于摄养、阴阳俱损，或形神过用，损及五脏等，总与脾肾先后二天的亏损至为攸关。

学习笔记

总之，无论是化源不及，还是亏耗太过，其特点皆为荣血不足，全身失濡。而虚损的程度则又以消瘦的程度为标志，轻则仅现于面目，重则大骨枯槁、大肉陷下。消瘦亦可归于虚羸，其是以脏腑亏损、气血阴阳虚衰、久虚不复为主要病机，以五脏虚证为主要临床表现的多种慢性虚弱证候的总称。南朝·陶弘景《冥通记》卷一："夫作道士，皆须知长生之要……今四体虚羸，神精惛塞，真期未可立待。"唐·元稹《晴日》诗："多病苦虚羸，晴明强展眉。"明·李时珍《本草纲目》指出"主治伤中虚羸，补五内，益气力，长肌肉，填髓脑"。

《难经·十四难》曰："三损损于肌肉，肌肉消瘦，饮食不能为肌肤。"消瘦是指肌肉脂肪的消减，主要与脾胃的关系较大，因脾胃为后天之本，气血生化之源。脾主肌肉，脾胃虚则饮食不为肌肤，故消瘦。肌肉为脾所滋濡，故消瘦是脾胃功能异常的外镜。金·李东垣在其著《脾胃论》中提到："脾胃俱旺，则能食而肥。脾胃俱虚，则不能食而瘦。"可见中医理论中"胃"与食欲有直接关系，其功能的盛衰与进食量的多少密切相关，食入过少，气血化生乏源就会出现日渐消瘦的临床表现。

宋·严用和《重订严氏济生方》中提到："真阳衰虚，坎火不温，不能上蒸脾土，冲和失布，中州不运，是致饮食不进，胸膈痞塞，或不食而胀满，或已食而不消。"说明肾阳的温煦作用对脾运化功能的重要性，而肾主水对脾运化水液代谢也具有促进作用。当脾气虚患者肾阳虚衰不能温煦脾土时，还会进一步导致脾阳虚，出现泄泻的症状，使津液损伤，日久出现消瘦的临床表现。

元·朱丹溪《格致余论》则进一步将体型与发病相联系，提出了"肥人多湿，瘦人多火"的著名观点。通过望形体，观察强弱胖瘦、体质类型、五体的异常表现。《素问·三部九候论》里面讲："必先度其形之肥瘦，以调其气之虚实。"《素问·经脉别论》又说："观人勇怯骨肉皮肤，能知其情，以为诊法也。"

三、中医病因病机

(一)气血两虚

摄食过少或久病损伤中气，脾胃虚弱，气血无生化之源，

学习笔记

形体不充。主要表现为形体消瘦、神疲乏力、气短懒言、面色淡白或萎黄、头目眩晕、爪甲色淡、心悸失眠、纳呆厌食。舌淡苔少,脉细无力。

(二)脾胃虚弱

后天失养,思虑过度,劳倦内伤,或病后失调,损伤脾胃所致。主要表现为形体枯瘦、面色黄黯无华、发结如穗、精神萎靡、肢体倦怠、目无光彩、食少腹胀、大便溏薄、溺如米泔。舌淡,苔薄腻,脉细无力。

(三)肺肾阴虚

久咳伤肺,或燥热犯肺,损伤肺津,肺阴亏损,久而及肾所致,可见于肺痨等。主要表现为形体消瘦、咳嗽痰少或痰中带血、咽干或声嘶、腰膝酸软、骨蒸潮热、盗汗、颧红。舌红少苔,脉细数。

(四)肾阳虚亏

肾阳不足,火不生土,运化无力,气血亏乏,形气不充。可见于黑疸。主要表现为:形体羸瘦、面色黧黑、足冷跗肿、耳鸣耳聋、足膝软弱、小便清长、腰脊疼痛。舌淡,苔白,脉弱。

(五)胃燥津亏

过食辛热甘肥,或燥热过盛,伤气耗津所致,可见于消渴。主要表现为消渴、形体消瘦、口燥咽干、口渴引饮、小便频数量多或小便混浊、倦怠乏力。舌红,苔少而干,脉沉细无力。

(六)肝火炽盛

忧郁恼怒,肝郁化火,火热上炎,营阴暗耗所致。主要表现为形体消瘦、胁痛口苦、心烦易怒、头晕目眩、小便短赤、大便燥结。舌红,苔黄,脉弦数。

(七)虫积肠道

饮食不洁,虫积腹中,胃中不和,脾运失司。见于小儿疳症。主要表现为:小儿面黄体瘦、胃脘嘈杂、时作腹痛,或嗜食异物、大便排虫、睡中磨牙、面部或白睛见虫斑,或腹部按之有条索状物,甚或腹部剧痛而汗出肢厥,呕吐蛔虫。舌淡红,苔黄白,脉弦。

总之,消瘦的病因主要是劳倦内伤、思虑过度、素体阴虚、饮食不节等。这些病因致使脾胃功能失调,气血生化不足，最终都将损伤机体之阴，主要表现为形体消瘦、面色萎黄无华、头晕目眩、倦怠无力，伴有心悸、失眠、少气懒言，舌淡，苔薄，脉细弱等。其病机主要是脾胃虚弱、气血虚弱、胃热炽盛、肝火亢盛、虫积腹中等，而脾胃虚弱为基础病机。

学习笔记

四、西医病因及发病机制

(一)营养物质摄入不足

营养物质是指糖类、蛋白质和脂肪，各种原因引起摄入不足均可导致消瘦。

1.吞咽困难

(1)口腔疾病：如口腔炎、咽后壁脓肿、急性扁桃体炎、舌癌等。

(2)食管、贲门疾病：如食管癌、贲门癌及食管损伤等。

(3)神经肌肉疾病：如延髓性麻痹、重症肌无力等。

2.进食减少

(1)神经精神疾病：如神经性厌食、抑郁症、反应性精神病等。

(2)消化系统疾病：如慢性萎缩性胃炎、胃淀粉样变、胰腺炎、胆囊炎、肝硬化及糖尿病引起的胃轻瘫等。

(3)呼吸系统疾病：见于各种原因引起的肺功能不全。

(4)循环系统疾病：见于各种原因引起的心功能不全。

(5)肾脏疾病：见于慢性肾衰竭。

(6)慢性感染性疾病：见于慢性重症感染。

(二)营养物质消化、吸收障碍

1.胃源性：指由于胃部疾病所引起。见于重症胃炎、溃疡、胃切除术后、倾倒综合征、胃泌素瘤和皮革胃等。

2.肠源性：见于各种肠道疾病及先天性乳糖酶缺乏症、蔗糖酶缺乏症、短肠综合征等。

3.肝源性：见于重症肝炎、肝硬化、肝癌等。

4.胰源性：见于慢性胰腺炎、胰腺癌、胰腺大部切除术后及胰瘘等。

5.胆源性：见于慢性胆囊炎、胆囊癌、胆囊切除术后、胆道功能障碍综合征、原发性胆汁性肝硬化、原发性硬化性胆

学习笔记

管炎、肝胆管癌等。

(三)营养物质利用障碍

糖尿病病人,糖被机体吸收后,因胰岛素缺乏,不能被体内细胞利用,糖从尿中排出而引起消瘦。

(四)营养物质消耗增加

1.内分泌代谢性疾病:见于甲状腺功能亢进症、1型糖尿病等。

2.慢性消耗性疾病:如重症结核病、肿瘤及某些慢性感染等。

3.大面积烧伤:因有大量血浆从创面渗出,发生负氮平衡而致消瘦。

4.高热:体温每升高1℃,营养物质的代谢率提高13%,加之病人食欲不佳,持久高热,可使体重显著下降。

(五)减肥

主动限制饮食,加大运动量,服用减肥药物抑制食欲,减少吸收、促进排泄,使体重减轻。

按照是否存在疾病又可将消瘦分为以下两类:

1.非器质性原因(单纯性消瘦)

(1)体质性消瘦:有个别人生来即消瘦,无任何疾病症状,常有家族遗传或体质因素。

(2)外源性消瘦:由于饮食、生活习惯和心理等各方面的变化,如体力活动变化、减肥、精神性厌食、抑郁症等。

2.器质性原因

(1)神经-内分泌及代谢性疾病:如甲状腺功能亢进、糖尿病、垂体功能减退、嗜铬细胞瘤、慢性肾上腺皮质功能减退症等。

(2)恶性肿瘤。

(3)慢性感染:结核病、血吸虫病或其他寄生虫病、艾滋病。

(4)慢性消化系统疾病:口腔及咽部疾病(口腔炎、咽后壁脓肿、急性淋巴结炎、舌癌等);食管贲门疾病(如食管癌、贲门癌及食管损伤等);慢性胃肠疾病(消化道溃疡、胃泌素瘤、非特异性溃疡性结肠炎等);慢性肝病(慢性肝炎、肝硬化等);慢性胰腺疾病。

综上,多数器质性疾病均可引起消瘦,除营养不良外,最常见的原因是内分泌代谢性疾病,其次是慢性感染和恶性肿瘤。

五、中西医汇通提示

1.不论是中医还是西医都认为消瘦是一个症状,是疾病的外在表现形式,而不是一种独立的疾病。故当患者以消瘦原因来诊时,从西医的角度讲,首先要仔细询问病史,了解消瘦引起原因,先考虑有无非器质性因素。不是所有消瘦一定是疾病原因,还要综合分析患者其他的伴随症状。中医亦是如此,《四诊抉微》里说得好:"形之所充者气。形胜气者夭,气胜形者寿。""形胜气者夭"就是形体很胖了,但是气不足,多半是病态的;"气胜形者寿",精神、气力很旺盛、充沛,人虽然瘦一点,也是健康。

2.关于消瘦的病因及其发病机制,中医的认识虽然宏观一些,不像西医那么详细,但大体上是相通的。譬如,中医认为,胃主纳,脾主化,水谷精微等营养物质的消化吸收、利用,都要依赖脾胃功能的健运。所以凡是由消化系统、代谢系统的疾病导致的消瘦,都属于脾胃失调。消渴病出现的消瘦,就属水谷精微物质的利用障碍,《素问·奇病论》说:"五味入口,藏于胃,脾为之行其精气,津液在脾,故令人口甘也。"当然,至消渴形成时,具体的病理性质则转变成阴虚为本,燥热为标,更加贴近消渴导致的消瘦病机了。另外,代谢旺盛、消耗亢进的甲状腺功能亢进症和内分泌减退、代谢低下的肾上腺皮质功能减退症,脑垂体功能减退症,如阿狄森氏病、席汉氏综合征等,皆以明显的进行性消瘦为标志。中医所谓脏腑的虚火,为阴虚的必然发展,也包括邪气或气郁所化之火,主要表现为肾阴虚之相火亢盛,肝气不舒的郁火暗炽及脾阴不足的胃火内伏,或素有内热、蕴伏化火等,由于内火消灼致荣血耗散而日渐消散,故消瘦是内有伏火的重要信号。内火消灼所致者,多伴潮热盗汗、五心烦热、头晕易怒,多为肝肾阴虚引起,皆以日渐形体消瘦、肌肉消减为其前驱症候。

学习笔记

学习笔记

3.消瘦和脏腑功能的正常与否，以及精、气、津、血的化源皆密切相关。因此，不论是在现代医学还是中医，消瘦都是预报疾病的一声警哨，有时也是判断疾病严重程度的一种标志。如现代医学的部分恶性肿瘤先兆症状即有短期内患者体重减轻的表现，《素问·玉机真脏论》也有："大骨枯槁，大肉陷下……脱肉，目眶陷，真脏见，目不见人，立死。"一些恶性肿瘤常潜伏地进展着，早期症状很难发现，但当出现恶液质引起消瘦时，已为晚期凶兆。

（马睿玲）

第二十节 水 肿

一、概念

水肿（edema）是指人体组织间隙有过多的液体积聚使组织肿胀，可分为全身性与局部性。一般情况下，不包括内脏器官局部的水肿，如脑水肿、肺水肿等。

在中医内科学中，"水肿"是重要的症状。

二、中医认识沿革

《黄帝内经》对"水"的病因病机、症状、发病脏腑和主要类证鉴别都有所阐述，为后世认识本病奠定了理论基础。如《素问·逆调论》云："肾者水脏，主津液。"《素问·水热穴论》："勇而劳甚则肾汗出，肾汗出逢于风，内不得入于脏腑，外不得越于皮肤，客于玄府，行于皮里，传为胕肿，本之于肾，名曰风水。"《素问·汤液醪醴论》："平治于权衡，去菀陈莝，微动四极，温衣，缪刺其处，以复其形。开鬼门，洁净府，精以时服，五阳已布，疏涤五脏，故精自生，形自盛，骨肉相保，巨气乃平。"

张仲景在《金匮要略·水气病脉证并治》中，把水气病分为风水、皮水、正水、石水四型，此外，又对"五脏水"的辨证作了专条叙述。《金匮要略》对四水阐述较多，大意是以风水、皮水属表证，正水、石水属里证。在治则上指出"诸有水者，腰以下肿，当利小便，腰以上肿，当发汗乃愈”。用于风水、皮水等表证的越婢汤、越婢加术汤、防己黄芪汤、防己茯苓汤等方，至今仍广泛用于临床。

元·朱丹溪《丹溪心法·水肿》针对古代水肿分类繁多，不便学习掌握的情况，别开生面地将本病分为阴水、阳水两大类，指出“若遍身肿，烦渴，小便赤涩，大便闭，此属阳水”；“若遍身肿，不烦渴，大便溏，小便少，不涩赤，此属阴水”。

明·李士材与张介宾二氏，都认为水肿是肺脾肾三脏相干之病，但各有独特见解。《景岳全书》根据水气互化原理，提出水肿与气肿的相互区别与联系。《医宗必读·水肿胀满》以虚实为纲，分辨水肿，提出“阳证必热，热者多实；阴证必寒，寒者多虚”。

《医学入门》踵阴水、阳水之说，从证因脉治等方面加以分型，指出外感邪气者多见阳证，内伤正气者多为阴证。

《血证论》提出“瘀血化水亦发水肿，是血病而兼水也”的理论，应用活血化瘀法治疗水肿成为共识。

三、中医病因病机

（一）风邪外袭，肺失通调

风邪外袭，内舍于肺，肺失宣降，水道不通，以致风遏水阻，病机简述如下：风水相搏，流溢肌肤，发为水肿。

（二）湿毒浸淫，内归脾肺

肌肤因痈疡疮毒，未能清解消透，疮毒内归脾肺，导致水液代谢受阻，溢于肌肤，亦成水肿。

（三）水湿浸渍，脾气受困

久居湿地，或冒雨涉水，水湿之气内侵，或平素饮食不节，多食生冷，均可使脾为湿困，失其健运，水湿不运，泛于肌肤，而成水肿。

（四）湿热内盛，三焦壅滞

湿热久羁，或湿郁化热，中焦脾胃失其升清降浊之能，三焦为之壅滞，水道不通，而成水肿。

（五）饮食劳倦，伤及脾胃

饮食不节，劳倦太过，脾气亏虚，运化失司，水湿停聚不

学习笔记

学习笔记

行，横溢肌肤，而成水肿。

（六）房劳过度，内伤肾元

生育不节，房劳过度，肾精亏耗，肾气内伐，不能化气行水，遂使膀胱气化失常，开合不利，水液内停，形成水肿。

上述各种病因，有单一原因发病者，亦有兼杂而致病者，致使病情颇为复杂。在发病机理方面，肺脾肾三脏相互联系，相互影响。如肾虚水泛，逆于肺，则肺气不降，失其通调水道之职，使肾气更虚而加重水肿。若脾虚不能制水，水湿壅盛，必损其阳，久则导致肾阳亦衰；反之，肾阳衰不能温养脾土，脾肾俱虚，亦可使病情加重。正如《景岳全书·肿胀》篇指出："凡水肿等证，乃肺脾肾三脏相干之病。盖水为至阴，故其本在肾；水化于气，故其标在肺；水惟畏土，故其制在脾。今肺虚则气不化精而化水，脾虚则土不制水而反克，肾虚则水无所主而妄行。"其中以肾为本，以肺为标，以脾为制水之脏。此外，瘀血阻滞，损伤三焦水道，往往可使水肿顽固不愈。

四、西医病因及发病机制

在正常人体中，血管内液体不断地从毛细血管小动脉端滤出至组织间隙成为组织液，另一方面组织液又不断从毛细血管小静脉端回吸收入血管中，两者经常保持动态平衡，因而组织间隙无过多液体积聚。保持这种平衡的主要因素有：①毛细血管内静水压；②血浆胶体渗透压；③组织间隙机械压力（组织压）；④组织液的胶体渗透压。当维持体液平衡的因素发生障碍从而导致组织间液的生成大于回吸收时，则可产生水肿。产生水肿的几项主要因素为：①钠与水的潴留，如继发性醛固酮增多症等；②毛细血管滤过压升高，如右心衰竭等；③毛细血管通透性增高，如急性肾炎等；④血浆胶体渗透压降低，如血清清蛋白减少；⑤淋巴回流受阻，如丝虫病等。

五、中西医汇通提示

虽然中医关于水肿的病因病机认识以及辨证思维皆可用于所有脏腑功能失调所导致的水肿，但《中医内科学》中的"水肿"主要还是以肾小球疾病为主。所以在这里也就只谈一谈肾脏的生理功能以及肾性水肿发病机制方面的中西医汇

学习笔记

通问题。

(一)关于肾脏的解剖结构

"解剖"一词源于《黄帝内经》。《灵枢·经水》说:"若夫八尺之士,皮肉在此,外可度量切循而得之,其死可解剖而视之。"在中医学的文献中,肾脏有其明确的解剖位置,如《素问·脉要精微论》即谓:"腰者肾之府。"《难经·四十二难》则进一步指出:"肾有两枚,重一斤一两。"至明代赵献可所著的《医贯》则明确肾脏的位置为"生于脊膂十四椎下,两旁各一寸五分"。《医学入门》又观察到肾脏"里白外紫如江豆兮,相合若环"。可见,在肾脏的解剖学认识上,中医和西医的认识完全一致。

(二)关于肾的生理、病理

既然中西医在肾的解剖学认识上是统一的,那么在肾功能的阐释上也应该是互通的。对照现代医学中关于肾脏生理功能认识,可以发现,中医学中"肾"功能,除了肾脏自身的功能外,还包括了与下丘脑-垂体-肾上腺及其靶腺的相关联功能,机体物质和水液代谢的激动因子以及生长、发育、生殖功能,甚至血细胞的生成,钙、磷代谢等等均由肾所主。

1.肾功能与肾气

现代研究已证实,机体内分泌轴的中枢在下丘脑。沈自尹院士的研究成果表明,下丘脑-垂体-肾上腺及其靶腺的内分泌水平就是中医"肾"的物质基础之一。下丘脑-垂体-肾上腺及其靶腺所分泌激素的功能与中医所谓的"肾气"作用极为相似,是机体一切生命活动的动力之源。

中医理论认为,肾气为肾精所化之气,是肾阳蒸化肾阴而成,谓之肾的"内气化",而肾之藏精、主水液代谢等的功能则皆由肾气所司,谓之肾的"外气化"。可见,中医学是用"肾阴"、"肾阳"、"肾精"、"肾气"、"命门"等既有独立的特性又相互联系的要素来阐释机体生理功能。若下丘脑-垂体-肾上腺及其靶腺的内分泌水平降低,则机体的物质代谢能力不足而致机能障碍,水液代谢失调则水钠潴留而成水肿。至此不难想见,内分泌轴所分泌的激素既具阴液之体,又有激发功能,是典型的"体阴而用阳"之物,与肾气的阴阳二重性不谋而

学习笔记

合。用阴阳的二重性来阐释事物的结构与功能的对立统一，是中国先哲们的智慧。

2.肾主藏精

现代医学所谓的肾功能则是由肾单位完成的。肾单位则包括肾小球的滤过功能和肾小管的重吸收功能。《素问·六节藏象论》中说："肾者，主蛰封藏之本，精之处也。"先天之精即生殖之精，其激发与生成、成熟与溢泄均由肾气统摄，故《素问·上古天真论》说："女子七岁，肾气盛，齿更发长。二七而天癸至，任脉通，太冲脉盛，月事以时下，故有子。"肾不但藏先天之精，其一身之水谷精微亦有赖于肾气而得到固摄。"肾……受五脏六腑之精气而藏之。"（《素问·上古天真论》）肾如何实施对精微物质的封藏？很显然是通过肾小球的滤过功能以及肾小管的重吸收功能而实现的。如果肾小球的滤过功能或（和）肾小管的重吸收功能发生障碍，则精微物质外泄。亦由于脾胃为水谷精微之源，故肾病极易造成脾胃（土）的损伤而失去对肾（水）的克制作用，甚至会形成被肾（水）反克（侮）的病理格局。从现代医学的生理病理学角度分析则是肾脏病（如肾病综合征）大量蛋白的丢失，导致胶体渗透压下降而出现高度水肿。可见蛋白（特别是白蛋白）的五行属性当属"土"。临床上在积极治疗肾脏病的同时，调理脾胃也能收到一定疗效，或见肾病初起，若脾气健运、纳谷如常者则白蛋白值下降缓慢，其理即在于此。

3.肾主水液代谢

肾功能与水液代谢的关系，中西医之观点如出一辙。现代医学中，代谢产物的排泄及调节水、电解质平衡是肾脏最重要的生理功能。正常人每分钟的肾血流量为1200ml，经肾小球滤出的滤液（称为原尿）约120ml，但原尿在流经肾小管时，99%的水和一些有用的物质（如糖）被重吸收，只有代谢废物（如肌酐、尿素氮等）和一些药物则随尿排出体外，所以正常人每日排尿量约为1500ml。另外，排泄物中还有一些代谢阳离子如钾、钠、氢等。肾脏还具有强大的根据机体的需要调节水排泄的能力，以维持体液渗透浓度的稳定。大量饮水，可使尿量达1.5L/h，渗透压降至50mOsm/L；而在失水时，肾可

学习笔记

排出非常高的浓缩尿，渗透压达1200mOsm/L，肾的这种功能称为稀释浓缩功能。肾小管各段均有泌氢功能，对调节体内的酸碱平衡尤其是对排泄有机酸起重要作用，根据机体的产酸情况，排泌相应量的酸，同时产生新的碳酸氢根，以补充机体的消耗。

中医学则将肾脏的上述功能概括为“留精泻粗”，清·邹谢《本经疏证》云：“肾气者固当留其精而泻其麤也。”精者营养物质，麤即代谢产物。这一功能是通过肾气所司之开阖而实现的。在千载名方“肾气丸”的方药组成中，地黄、山药、山茱萸“三补”固肾精而助阖，丹皮、茯苓、泽泻“三泻”去肾浊而助开，就是例证。若将肾小球的滤过功能视为“开”，则肾小管的重吸收则属“阖”。开阖有度则粗去精存，开阖失司则精微外泄、浊毒潴留。水液代谢亦复如是，尽管其与肺之宣降、脾之运化有关，但肾之开阖无度则是“水肿”之本。现代医学把急性肾小球肾炎出现水肿的发生机制总结为“球-管失衡”（肾小球滤过功能下降而肾小管重吸收功能正常或略增强，故而导致水钠潴留），即与中医学“开阖失司”之说相契合。

关于水肿“其标在肺”的问题。肺为娇脏，外合皮毛，主一身之表，是机体抵御外邪的首道防线，故叶天士《温热论》谓：“温邪上受，首先犯肺。”大量的临床实践证明，急性肾炎或慢性肾脏病的急性发作，都与感染特别是上呼吸道及皮肤感染密切相关，其发病机制，一般认为是溶血性链球菌与肾小球基底膜的抗原相同而发生了交叉反应之故。从中医学的角度看，上呼吸道及皮肤皆为肺所主，所以肺即为水肿发作之标。早在《黄帝内经》中就有关于外感导致“水肿”的记载，如《素问·水热穴论》云：“勇而劳甚则肾汗出，肾汗出逢于风，内不得入于脏腑，外不得越于皮肤，客于玄府，行于皮里，传为胕肿，本之于肾，名曰风水。”可见，劳甚汗出而冒风，特别是感风寒是形成“风水”（即急性肾炎）的病因，笔者就曾遇到过三人夏天大汗淋漓时在冰凉的地下水池洗澡、游泳，两周后均罹患肾炎的病例。

学习笔记

4.关于肾主骨、生髓及"精血同源"

《素问·宣明五气篇》说:"肾主骨。"《素问·阴阳应象大论》又说:"肾生骨髓。"这大概是从肾藏精的功能扩展延伸而来的。现代医学研究已提示了肾主骨髓的实质内涵是肾脏所分泌的1-羟化酶的调节作用。维生素D在体内必须经肾脏转变成1,25-二羟骨化醇后,才能发挥其生理作用,它可以促进肾小管对磷的重吸收,促进骨钙转移和新骨钙化,促进小肠对钙磷的吸收等等。实验研究已证明,不同补肾法在脑梗死大鼠体内能够促骨髓间充质干细胞(BMSCs)向神经元样细胞分化,且补阴类代表方左归丸和阴阳双补类代表方地黄饮子在体内诱导分化的效果优于补阳类代表方右归丸,深刻揭示了"阳化气,阴成形"以及"善补阴者必于阳中求阴,阴得阳升而泉源不竭"的实质内涵。同样,补肾中药也能促进骨髓造血干细胞的分化,这就是所谓的"精血同源"理论。关于血的生成,《灵枢·决气篇》说:"中焦受气取汁,变化而赤,是谓血。"《灵枢·营卫生会篇》又说:"中焦亦并胃中,出上焦之后,此所受气者,泌糟粕,蒸津液,化其精微,上注于肺脉,乃化而为血。"《灵枢·邪客篇》则说:"营气者,泌其津液,注之于脉,化以为血。"这些论述只明确了造血物质来源于中焦脾胃,对血的化生场所依然模糊不清。直到明清时代,医家们才揭示了血的化生原委。《物理小识》中即指出:"精是血之根。"李中梓则更明确地指出:"气之源头在乎脾,血之源头在乎肾。"将水谷精微"变化而赤"的场所在肾所主宰的骨髓,依靠的是肾气的气化或相火的温煦激发,其物质基础就是现代研究已明确的肾脏分泌的促红细胞生成素,补肾治法显然是发挥了促进作用。从上述血的生成过程,我们可以看出形成贫血的几个关键环节:一是造血原料的缺乏,如营养不良性贫血,主要环节在脾胃的运化功能;二是肾脏分泌的促红细胞生成素不足,是肾性贫血的关键环节,治疗的根本在于改善肾功能;三是骨髓造血过程障碍,如再生障碍性贫血等等。而肾性贫血的发生则主要关乎一、二环节。中医治疗自然要以健脾、补肾为法。至于肾和发的枯荣关系,其实也就是肾所藏之精血对

学习笔记

毛发润养作用。发为血之余，而精与血又同根同源，所以常把发作为肾之外候。肾脏病患者也常见有头发的脱落、枯槁，特别是在运用环磷酰胺等细胞毒药物时，头发脱落甚至于全秃，则应视为该类药物对肾之精血的浩劫性损害。

（三）关于慢性肾脏病的病机

南征教授首先论述了糖尿病肾病“毒损肾络”的病机特点，也有学者将狼疮性肾炎的病机概括为“毒损肾络”，笔者则将“毒损肾络”的病机特点推广到所有肾脏病，特别是慢性肾脏病。从现代医学的角度看，由于免疫反应激活了一系列的炎症因子，其中以TGF-β最具损伤力，作用于肾小球基底膜的足细胞，使其转向“间充质化”，而后者即为肾小球硬化的始动因素。显而易见，以TGF-β为代表的炎症因子就是损伤肾功能的主要因素。而这些因素在中医学中，往往属于因肺、脾、肾、三焦功能失常所致的代谢产物，如水、湿、痰、饮、瘀等等，特别是血瘀之证，更能切中要害，也可以说诸邪丛生而成毒，最终都以血瘀的形式体现出来，因为血瘀证之内涵即认为“久病入络为血瘀”。何为“络”？脉之细小者为络，肾络即可视为肾小球中的毛细血管网，在慢性肾脏病的过程中肾小球受损甚至逐渐硬化，乃是诸邪孳生并踞而成毒的结果。因此慢性肾脏病“毒损肾络”的病机观，中、西医的认识殊途而同归，只是用不同的语言表达形式而已。慢性肾脏病“毒损肾络”之诸毒丛生过程，则常被阐释为“微炎症”状态而采用清热利湿法；“损络”之成则为“血瘀”，故而活血化瘀方能改善肾功能。刘宝厚先生“湿热不除，蛋白难消；瘀血不祛，肾气难复”的学术观点即是对此病机的深刻阐发。

《素问·阴阳应象大论》云：“邪风之至，疾如风雨，故善治者治皮毛，其次治肌肤，其次治筋脉，其次治六腑，其次治五脏。治五脏者，半死半生也。”肾脏病因风邪入侵而发病或复发、加重，须注重防范，至诸毒丛生而肾络受损，甚至肾气衰微，则精微外泄、湿浊潴留，脏病已成，保守治疗确乏良术。原来肾病之难治，古人早有言在先。

（戴恩来 王新斌）

学习笔记

第二十一节 血 尿

一、概念

血尿(hematuria)即指小便中混有血液甚至血块。随出血量多少的不同,小便可呈淡红色、鲜红色或淡酱油色,此为肉眼血尿。

镜下血尿指经显微镜检查而确定隐性血尿。中医学中的血尿不包括"淋证"。

二、中医认识沿革

《黄帝内经》称为溺血、溲血。明确指出热淫膀胱会导致尿血,其他如悲哀太甚,阳气内动或少阴脉涩,亦令尿血。《素问·气厥论》说:"胞移热于膀胱,则癃溺血。"《素问·痿论》说:"悲哀太甚,则胞络绝,胞络绝则阳气内动,发则心下崩数溲血也。"《素问·四时刺逆从论》说:"少阴……涩则病积溲血。"

《金匮要略·五脏风寒积聚病》最早提出尿血之名:"热在下焦者,则尿血,亦令淋秘不通。"概括指出尿血的病因以热为多,发病部位在下焦。

《诸病源候论·小便血候》认为,尿血与心及小肠有热密切相关,如说:"心主于血,与小肠合。若心家有热,结于小肠,故小便血也。"

唐·孙思邈《千金要方·尿血》列方十三首,记载了治疗尿血的最早一批方剂。

宋·王怀隐《圣惠方·治尿血诸方》对尿血的主要病机作了论述:"夫尿血者,是膀胱有客热,血渗于脬故也。血得热而妄行,故因热流散,渗于脬内而尿血也。"书中并收载了许多治尿血的方剂。陈无择以疼痛的有无作为鉴别血淋、尿血的要点,并认为尿血亦有由虚寒所致者,不纯全属热。他在《三因方·尿血证治》中说:"病者小便出血,多因心肾气结所致,或因忧劳,房室过度,此乃得之虚寒。故《养生》'不可专以血得热为淖溢'为说,二者皆致尿血,与淋不同,以其不痛,故属尿血,痛则当在血淋门。"朱丹溪亦认为尿血多属热,《丹溪手镜·溺血》说:“溺血,热也。”在尿血与血淋的区别方面,《丹溪心法·溺血》说:“大抵小便出血……痛者谓之淋,不痛者谓之溺血。”

明·李梴《医学入门·血类·溺血》说:“溺血纯血全不痛,暴热实热利之宜,虚损房劳兼日久,滋阴补肾更无疑。”指出实证尿血与虚证尿血的治疗有所不同。《景岳全书·血证·溺血论治》谓:“凡溺血证,其所出之由有三,盖从溺孔出者二,从精孔出者一也。溺孔之血,其来近者,出自膀胱”;“其来远者,出自小肠”;“精道之血,必自精宫血海而出于命门”。并对尿道和精关的出血作了鉴别。此外,张氏对尿血的治疗亦有较多的记载,应用于临床,大多行之有效。

清·李用粹《证治汇补·溺血》认为,尿血的病位虽在肾与膀胱,但其他脏器的病变也可引起尿血,“或肺气有伤,妄行之血,随气化而下降,胞中或脾经湿热内陷之邪,乘所胜而下传水府。或肝伤血枯,或肾虚火动,或思虑劳心,或劳力伤脾,或小肠结热,或心胞伏暑,俱使热乘下焦,血随火溢。”因而他概括道:“是溺血未有不本于热者,但有各脏虚实之不同耳。”对尿血的病因、病理有了深入一步的认识。唐容川《血证论·尿血》提出对部分尿血病人需要从肺论治的新论点。唐氏以导赤散加味治“心经遗热”之尿血,以龙胆泻肝汤加味治“肝经遗热”之尿血,若“尿血治心与肝而不愈者,当兼治其肺。肺为水之上源,金清则水清,水宁则血宁。盖此证原是水病累血,故治水即是治血”。

三、中医病因病机

(一)热迫膀胱

《灵枢·热病篇》曰:“热病七日八日,脉微小,病者溲血。”多因外感之邪侵于肌表,太阳受病,表邪化热,传经入里,热结膀胱,膀胱血络受伤而致。若邪入阳明,阳明经热,下迫膀胱亦能导致尿血。

(二)火毒迫血

感受风热或热毒之邪,由表入里,侵犯营血,火毒内壅,迫血妄行。肾及膀胱之脉络受损,血溢水道而成尿血。因火毒

学习笔记

学习笔记

迫血病及的脏腑较多，除尿血外，还常伴有衄血、便血、皮肤紫斑等血液妄行的病症。

（三）心火内盛

因烦劳过度或情志内伤，耗伤心阴，心火亢盛，移热于小肠，迫血妄行而致尿血。如《诸病源候论·小便血候》说："心主于血，与小肠合。若心家有热，结于小肠，故小便血也。"《类证治裁·溺血》亦说："小肠火盛，血渗膀胱。"

（四）阴虚火旺

因房室不节，相火妄动或因忧劳过度而伤肾阴，阴虚则生内热。肾与膀胱相表里，虚火灼伤肾及膀胱血络，则血随尿而出。

（五）痨伤气阴

痨之为病，初起病变部位多以肺为主，但日久常易传变，病及他脏。如《医学入门·痨瘵》指出其传变无常，"日久皆能传变……亦有始终只传一经者，有专着心肾而不传者。"痨伤于肾，损伤精血、耗散气阴，肾阴亏虚，阴虚火旺，迫血妄行而致尿血。

（六）脾肾不固

因思虑劳累而伤心脾，或肾阳亏虚，火不化土，以致中气虚弱。气与血一阴一阳，互相维系。脾气虚弱，统摄无权，血无所主，因而尿血，并可见吐血、衄血、便血等。各种原因所致的肾气不足，肾阳亏虚，亦会因下元空虚，不能固摄，封藏失职，血液妄行而导致尿血。

（七）气滞血瘀

情志怫郁，或饮食不节，以致气机阻滞，瘀浊凝聚。若结于下焦肾和膀胱，壅塞脉络，阻碍气机，久瘀则络破血溢，血渗膀胱而成尿血。

总之，血尿的病机仍以火热迫血妄行和气虚不能摄血为主。

四、西医病因及发病机制

血尿是泌尿系统疾病最常见的症状之一。故98%血尿是由泌尿系统疾病引起，2%的血尿由全身性疾病或泌尿系统

学习笔记

邻近器官病变所致。

(一)泌尿系统疾病

肾小球疾病如急、慢性肾小球肾炎,IgA肾病,遗传性肾炎和薄基底膜肾病;各种间质性肾炎、尿路感染、泌尿系统结石、结核、肿瘤、多囊肾、血管异常、尿路憩室、息肉和先天性畸形等。

(二)全身性疾病

1.感染性疾病:败血症、流行性出血热、猩红热、钩端螺旋体病和丝虫病等。

2.血液病:白血病、再生障碍性贫血、血小板减少性紫癜、过敏性紫癜和血友病。

3.免疫和自身免疫性疾病:系统性红斑狼疮、结节性多动脉炎、皮肌炎、类风湿性关节炎、系统性硬化症等引起肾损害时。

4.心血管疾病:亚急性细菌性心内膜炎、急进性高血压、慢性心力衰竭、肾动脉栓塞和肾静脉血栓形成等。

(三)尿路邻近器官疾病

急慢性前列腺炎、精囊腺炎、急性盆腔炎或脓肿、宫颈癌、输卵管炎、阴道炎、急性阑尾炎、直肠和结肠癌等。

(四)化学物品或药品对尿路的损害

如磺胺药、消炎痛、甘露醇以及汞、铅、镉等重金属对肾小管的损害;环磷酰胺引起的出血性膀胱炎;抗凝剂如肝素过量也可出现血尿。

(五)功能性血尿

平时运动量小的健康人,突然加大运动量可出现运动性血尿。

五、中西医汇通提示

1.可以看出,关于血尿的诊断,中医的范围小,而西医的范围大,既包括了肾小球性血尿,又包括了肾小球外血尿;既有无痛性血尿,又涵盖了痛性血尿。

2.在血尿形成病理机制方面,因于炎症而发生的血尿和火热迫血妄行的病机是不谋而合的,至于与气虚不能摄血而

学习笔记

导致血证的病机相类似的西医机理尚需要进一步探讨。但有一点可以借鉴,有实验证明,在气虚状态时,机体的血管舒张-收缩因子[内皮素(ET)-一氧化氮(NO)]的稳态发生改变,而凝血系统的某些环节受到影响,而再附加特定出血因素时会引起出血倾向,从而在一定程度上证实脾气虚是脾不统血证发生的基础,而其实质则是血管-舒张收缩因子的平衡紊乱,益气止血中药能够调节血管舒张-收缩因子的失衡,其中补益脾气中药能够增加血管收缩因子是关键的因素。因此,血管收缩因子一氧化氮(NO)不就是气么?

(王新斌)

第二十二节 多 尿

一、概念

多尿(polyuria)是指24h尿量超过2500ml者。

中医学中多尿的概念较为宏观,没有量的具体规定,有小便利多、漩多、便多等称谓。

二、中医认识沿革

"小便利多"一症出自《诸病源候论·小便病诸候》:"小便利多者,由膀胱虚寒,胞滑故也。肾为脏;膀胱,肾之腑也,其为表里,俱主水。肾气下通于阴,腑既虚寒,不能温其脏,故小便白而多。其至夜尿偏甚者,则内阴气生是也。"《圣济总录》论曰:"肾者主水,膀胱为府,今肾气不足,膀胱有寒,不能约制水液,令津滑气虚,故小便利多。久不瘥,则肾气伤惫,真元耗损,腰脊酸疼,身体寒颤羸乏之病生焉。治肾脏虚惫,腿膝无力,小便利多,山茱萸丸方……治肾虚小便多,阿胶汤方……治小便利,饮水多者,又非淋疾,黄芪丸方。"《证治要诀·大小府门》:"小便多者,乃下元虚冷,肾不摄水,以致渗泄。"症见小便次数增多而清长,或夜间尿多,并可见腰膝酸软、畏寒肢冷、精神困倦等症。治宜温肾固摄,用附桂八味丸、玄兔

学习笔记

丹、鹿茸丸、缩泉丸等方，并宜灸命门、关元等穴。《普济方》："夫肾者主水，膀胱为府，盖肾气伤不足，膀胱有寒不能约制水液，令津滑气虚。故小便利多小便频数者，膀胱与肾俱虚，而有客热乘之故也。肾与膀胱为表里，俱主水，肾气下通于阴，故方覆盆子丸治元脏虚弱……山茱萸丸治肾脏虚竭，腰膝无力，小便利多。"

小便多又为消渴病主症之一，常伴见多饮、多食。消渴为病名，出自《黄帝内经·素问·奇病论》，亦作痟渴，泛指具有多饮、多食、多尿症状的疾病。分上消、中消、下消三种。孙思邈《备急千金要方·消渴》中认为消渴"脯炙盐咸，此味酒客耽嗜，不离其口，三觞之后，制不由已，饮啖无度……积年长夜……遂使三焦猛热，五藏干燥"所致。主张消渴病"小便多于所饮"的机理是内热消谷、"食物消作小便"所致。《证治汇补·消渴章》指出："上消者，心也，多饮少食，大便如常，溺多而频；中消者，脾也，善渴善饥，能食而瘦，溺赤便闭；下消者，肾也，精枯髓竭，引水自救，随即溺下，稠浊如膏。"

三、中医病因病机

排尿的正常与否，取决于肺、脾、肾、膀胱、三焦等脏腑的功能正常与否及其各脏腑间的协调关系，所以多尿的形成也是上述各脏腑功能的失常及其各脏腑间失调的结果，当然最关键的是膀胱失约，正如《素问·脉要精微论》所谓"水泉不止者，是膀胱不藏也"。然而酿成膀胱失约的原因则与肾、脾、肺三脏有关。常见的原因有以下四个方面：

（一）禀赋不足，膀胱失约

先天禀赋不足，素体虚弱，常表现为肾气不足，下元虚冷，使膀胱功能失职，而造成多尿。

（二）病后失调，伤及于肾

大病久病之后，失于调养，致使脾肺气虚，不能约束水道，而患多尿。也可进一步影响及肾，肾气不足，膀胱失养，约束失职，造成多尿。

（三）下元虚寒，肾气不足

肾气为先天之本，藏直阴而寓元阳，主闭藏，一窍于二阴

学习笔记

而司二便,肾与膀胱的经脉互相络属,两者互为表里。肾气充足,能温煦膀胱,固摄有权,膀胱开阖有度,以维持水液的正常代谢。若肾气不足,下元虚冷,失去固摄与司膀胱开阖作用,膀胱气化制约功能失调,而多尿。

(四)脾肺气虚,升降不济

膀胱约束水道的功能,除依赖肾阳的温煦、肾气的固摄之外,还与肺脾二脏有关。肺主一身之气,位于上焦,为水之上源,有通调水道、下输膀胱的功能。脾为中土,主运化水湿,性喜燥恶湿,而能制水。肺脾气虚,肺气虚则治节不行,气虚下陷则固摄失能,故决渎失司,膀胱不约,津液失藏,脾气虚则不能散津于肺,也不能制水于下。所以,肺脾气虚,水道约束无权,则出现多尿。《灵枢·口问》篇云:"中气不足,溲便为之变。"

肾虚下寒或肺脾气虚,都可导致多尿,二者又相互转化。脾与肺为母子之脏,脾虚则土不生金,肺虚则子病及母,所以肺脾气虚本身二者就相互影响,互为因果,相互转化,以致病随日深。久则损及肾气,肾气不足,下元虚冷,所以肺脾气虚之证日久可发展成肾元虚寒之证。而肾元虚寒,不能温煦脾土,又可导致脾肺气虚。

四、西医病因及发病机制

(一)暂时性多尿

生理情况下,如短时间内摄入过多水、饮料和含水分过多的食物,由于进水量增加,通过肾脏的条件和过滤作用,尿量增多,排尿次数增多,便会伴有尿频,但均无不适感觉。或使用利尿剂后,可出现短时间多尿。

(二)持续性多尿

1.内分泌代谢障碍

(1)垂体性尿崩症:因下丘脑、垂体病变使抗利尿激素分泌减少或缺乏,肾远曲小管重吸收水分下降,排出低比重尿,量可达到5000ml/d以上。

(2)糖尿病:尿内含糖多引起溶质性利尿,尿量增多。

(3)原发性甲状旁腺功能亢进:血液中过多的钙和尿中

高浓度的磷需要大量水分将其排出而形成多尿。

(4)原发性醛固酮增多症:引起血中钠浓度升高,刺激渗透压感受器,摄入水分增多,排尿增多。

2.肾脏疾病

(1)肾性尿崩症:肾远曲小管和集合管存在先天或获得性缺陷,对抗利尿激素反应性降低,水分重吸收减少而出现多尿。

(2)肾小管浓缩功能不全:见于慢性肾炎,慢性肾盂肾炎,肾小球硬化,肾小管酸中毒,药物、化学物品或重金属对肾小管的损害,也可见于急性肾衰竭多尿期等。

3.精神因素

精神性多饮病人常自觉烦渴而大量饮水引起多尿。

五、中西医汇通提示

1.多尿作为一种症状,需要和尿频作鉴别。尿频是指单位时间内排尿次数增加,伴有或不伴有多尿,即不一定会伴有24h的尿量增多大于2500ml,故而尿频分为多尿性尿频、少尿性尿频及尿量正常的尿频;多尿主要指的是尿量的增多,也多伴有尿频。中医学中还有"淋证",系指小便频数,淋漓不尽,痛引腰腹者,当与多尿相鉴别。

2.在多尿病因病机上来看,中医和西医的认识有一定的共同之处。中医认为肾主水,在人体的水液代谢中起着非常关键的作用。《素问·经脉别论》说:"饮入于胃,游溢精气,上输于脾。脾气散精,上归于肺,通调水道,下输膀胱。水精四布,五经并行。"说明了饮液入胃以后,经脾的散精、肺的输布、三焦水道的通调、肾与膀胱的气化和藏泄,来完成人体水液的代谢。水液经过上述代谢,将无用的水分由膀胱排出体外,即为尿液。肾对体内水液的分布、存留与排泄作用,主要靠肾气的气化功能完成,具体表现为"开"与"阖"。很显然,多尿就是过度的"开"所造成的。无独有偶,西医学中关于尿液的生成也是依赖肾小球的滤过功能和肾小管的重吸收功能的协调统一所完成的,滤过与重吸收,则与中医学中的开与阖是相似的。

学习笔记

学习笔记

3.小便利多又为消渴病主症之一，消渴即西医之糖尿病。《黄帝内经》有“五脏皆柔弱者，善病消瘅”之论，即与西医所说的遗传因素、体质因素是一致的。

4.尿崩症是下丘脑-神经垂体功能减退、抗利尿激素分泌过少所引起的，是以烦渴、多尿、低比重尿为临床特征的内分泌疾病。国内沈自尹院士的实验研究结果表明，下丘脑-垂体-肾上腺内分泌轴的功能低下即为肾阳虚的物质基础。既然尿崩症和肾阳虚的根源都在下丘脑，那尿崩症就应该从阳虚论治。

（马睿玲）

第二十三节 尿失禁

一、概念

尿失禁(urine incontinence)是由于膀胱括约肌损伤或神经功能障碍导致排尿自控能力下降或丧失，使尿液不自主地流出。尿失禁可以发生在任何年龄及性别，以女性及老年人多见。

尿失禁中医称之为“遗尿”、“小便不禁”、“失溺”等。

二、中医认识沿革

《黄帝内经》已有关于“遗溺”的记载。如《素问·宣明五气论》说：“膀胱不利为癃，不约为遗溺”；《素问·咳论》说：“膀胱咳状，咳而遗溺”；《灵枢·本输篇》说：“虚则遗溺，遗溺则补之”。不仅认识到遗溺的病位在膀胱，病性多属虚，还指出补法为一般治疗原则。

遗溺与遗尿同，有广义与狭义之别。遗尿一词最早见于《伤寒论》，如《辨阳明病脉证并治》“三阳合病，腹满身重，难以转侧，口不仁，面垢，谵语遗尿，发汗则谵语，下之则额上生汗，手足逆冷”；又《辨太阳病脉证并治上》说“太阳病，发热而渴，不恶寒者，为温病……若被下者，小便不利，直视失溲”。

这种与高热昏迷联系在一起的“遗尿”、“失溲”，主要是指外感热病危重阶段出现的尿失禁，属于广义的遗尿。狭义的遗尿即俗称之尿床。尿床一词最早见于《诸病源候论·尿床候》，并有疾病的明确概念，认为“夫人有于眠睡不觉尿出者，是其禀质阴气偏盛，阳气偏虚也”。又《小便病诸候》说：“遗尿者，此由膀胱虚冷，不能约于水故也。”进一步认识到遗尿与禀赋素质有关，且病机多属阳虚阴盛，膀胱虚冷。《诸病源候论》专立《小便不禁候》，云：“小便不禁者，肾气虚，下焦受冷也。肾主水，其气下通于阴。肾虚下焦冷，不能温制其水液，故小便不禁也。”说明遗尿与小便不禁虽然都是下焦虚寒，但强调了小便不禁与肾气虚的密切关系。

孙思邈《千金要方》把遗尿、遗溺、小便失禁、尿床并列为名，应用了方药、针灸、外治等治疗方法。《太平圣惠方·治遗尿诸方》明确提出“治遗尿恒涩”的原则，在《内经》温补的基础上，又增加了收涩一法。唐宋医家注重温补与收涩的治法，主要是从下焦虚冷立论。《仁斋直指附遗方论》指出下焦蓄血、心肾不交亦可引起小便不禁。并提出遗尿和尿床的不同概念，认为“出而不禁，谓之遗尿。睡里自出，谓之尿床”。这里所说遗尿实际就是小便不禁。

《丹溪心法·小便不禁》认为，小便不禁有“属热属虚”和“虚热虚寒”之分。明·王纶《明医杂著卷三·小便不禁》归纳遗尿、小便不禁的病因病机有虚寒、火邪、血少气虚等，并论述说：“小便不禁或频数，古方多以为寒，而用温涩之药，殊不知有属热者，盖膀胱火邪妄动，水不得宁，故不能禁而频数来也”。《赤水玄珠》提出湿热致病之说。《证治准绳》指出其病位涉及肺、肾、肝、膀胱。到了清代，林佩琴在《类证治裁·闭癃遗溺》中阐发《内经》关于督脉生病为遗尿，肝所生病为遗尿之旨，说：“小便不禁，虽膀胱见症，实肝与督脉三焦主病也”；尤其强调“治水必先治气，治肾必先治肺”。《证治汇补·遗尿》说：“遗尿，又有挟热者，因膀胱火邪妄动，水不得宁，故不禁而频来。”《医学心悟·遗尿》说：“火性急速，逼迫而遗。”即指火热内迫而言。

学习笔记

学习笔记

三、中医病因病机

遗溺、遗尿、小便正常的排泄，有赖于膀胱和三焦的气化功能，而三焦之气化，又与肺、脾、肾等脏有关。故遗尿的发生，主要在于膀胱不能约束，但酿成膀胱不约的原因是多方面的，其中尤以肾气不足、膀胱虚寒为多见。

(一)五脏虚损

劳伤忧思过度，损伤脾肺，两脏气虚，膀胱失约。《类证治裁·闭癃遗溺》说："夫膀胱仅主藏溺。主出溺者，三焦之气化耳。"因此，尿自遗与上焦肺、中焦脾、下焦肾的功能有关。肺主气，能通调水道，下输于膀胱，肺虚治节失司，则膀胱不约。脾主运化，职司转输水液，如脾气不足，中气下陷，水液无制而自遗。脾肺功能正常，方能维持机体水液的正常输布和排泄，若肺气虚弱，治节不行，气虚下陷，不能固摄则决渎失司，膀胱不约，精液不藏；若脾气虚弱，不能散津于肺，水无所制。所以当肺脾气虚，上虚不能制下，下虚不能上承，致使无权约束水道，则小便自遗。《金匮翼·小便不禁》说："脾肺气虚，不能约束水道而病为不禁者，《金匮》所谓上虚不能制下者也。"脾气虚，而下陷，故小腹时时坠胀；肺气虚而治节失司，不能通调水道，故尿意频数，滴沥不禁。咳嗽、谈笑均能伤气，脾肺气虚者，复加伤气，则气无约束之力而不禁。肺脾气虚所致之小便不禁，可进一步发展为下焦虚冷，而使病情加重。

下元虚寒，肾气不足。肾为先天之本，肾主水，藏真阴而寓元阳，其气下通于阴，职司二便，与膀胱相为表里，膀胱为津液之腑，小便者水液之余，小便排泄与储藏，全赖于肾阳之温养气化，如肾阳不足，肾虚下寒，腑气虚冷，不能温养膀胱，膀胱气化功能失调，闭藏失职不能约制水道，既不能温化水液，又不能约制水液而尿自遗。

肝经湿热，火热内迫。肝主疏泄，调畅气机，疏通水道。若肝经湿热郁结，热郁化火，迫注膀胱而致遗尿。足厥阴肝经及督脉循阴器，系廷孔(即尿道口)，若督脉虚衰，失于固摄，不能约束膀胱和尿道；肝气不调，疏泄失司，均可尿自遗。督脉根于肾，督脉不足，不能约束水道，则尿自遗，脊柱不用；脊髓

学习笔记

不充，则脊背酸楚，或有阳痿遗精；头昏目花，腰胁酸痛，均为肾督亏虚所致。

此外，当心气亏损或心肾不交之时，亦可发生遗尿或不禁。如《奇效良方·遗溺失禁》说："盖心属火，与小肠为表里，二气所以受盛，是为传送。又肾属水，合膀胱为表里，膀胱为之腑，水注于膀胱，而泄于小肠，实相交通也。若心肾气弱，阳道衰冷，传送失度，必遗尿失禁。"心与小肠、肾与膀胱均互为表里，水注于膀胱而泄于小肠，心气不足则小肠分清泌浊功能失调，膀胱失于约束，而致睡中遗尿或不禁，且夜寐不佳；如偏于心阴不足而心火偏亢者，则心烦、溲频淋沥不禁；如偏于肾阴不足而相火偏亢者，则五心烦热，面部潮红，盗汗，有梦而遗尿，或心急发怒则尿自遗。

五脏虚损的原因，主要有劳伤、忧思等，损伤肝脾肺，房劳伤肾，病后气虚，老年肾亏，而其中肾与膀胱虚冷是致遗尿、小便不禁的重要原因。

(二)湿热下注

湿热蕴结，下注膀胱，膀胱失约，亦可致尿自遗。如《医学六要·遗尿》说："亦有下部湿热大盛，迫水妄行者，其人必嗜酒。"即指此种病机而言。湿热下注膀胱，失治或治疗不当，使湿热留恋下焦而不解，久则发生尿自遗。湿热下注，久则伤阴，多兼有肾阴虚膀胱热的脉证。

(三)下焦蓄血

各种原因产生之瘀血，积于膀胱，阻于尿道，而致脬气不固，故尿自遗。正如《仁斋直指附遗方论》说："下焦蓄血，其与虚劳内损，则便溺自遗而不知。"因产后损伤而致小便不禁者，亦属膀胱瘀血范畴。如《类证治裁·闭癃遗溺》说："产育不顺，致伤膀胱，或收生不谨，损破尿脬，皆能致小水失禁也。"瘀血阻于膀胱，使膀胱气化失司，不能制约而致尿自遗。如瘀血日久化热，可呈现瘀热证象。

综上所述，遗尿、小便不禁的主要病因病机，在内伤方面有肺虚不能化气，则膀胱不约；脾虚中气下陷则尿自遗；肾虚不能温化水液而尿出不知；心气不足，小肠传送失度而致尿自出；肝经疏泄失司，不能调节尿道之开启而遗尿。五脏虚损

学习笔记

均可产生遗尿、小便不禁，而其中肾与膀胱虚寒为最主要。外感方面有湿热太盛，迫水妄行，下焦蓄血亦可产生遗尿、小便不禁。

四、西医病因及发病机制

(一)病因及分类

正常的排尿通过神经反射而完成。各种原因致使感受器、传入神经、神经中枢、传出神经、效应器异常都会引起尿失禁，如尿道括约肌受损、逼尿肌无反射、逼尿肌反射亢进、逼尿肌和括约肌功能协同失调、膀胱膨出。

1.尿失禁的病因，可分为下列几项：

(1)先天性疾病，如尿道上裂。

(2)创伤，如妇女生产时的创伤、骨盆骨折等。

(3)手术，成人为前列腺手术、尿道狭窄修补术等；儿童为后尿道瓣膜手术等。

(4)各种原因引起的神经源性膀胱。

2.按病程，可分为：

(1)暂时性尿失禁：见于尿路感染、急性精神错乱性疾病、药物反应和心理性忧郁症。

(2)长期性尿失禁：见于脑卒中、痴呆、骨盆外伤损伤尿道括约肌、骨髓炎和慢性前列腺增生。

3.根据症状表现形式和持续时间，可分为：

(1)持续性溢尿：见于完全性尿失禁，尿道阻力完全丧失，膀胱内不能储存尿液而连续从膀胱中流出，膀胱呈空虚状态。常见于外伤手术或先天性疾病引起的膀胱颈和尿道括约肌的损伤。还可见于尿道口异位和女性膀胱阴道瘘等。

(2)间歇性溢尿：膀胱过度充盈而造成尿不断溢出，是由于下尿路有较严重的机械性(如前列腺增生)或功能性梗阻引起慢性尿潴留，当膀胱内压上升到一定程度并超过尿道阻力时，尿液不断地自尿道中滴出。该类病人的膀胱呈膨胀状态。因排尿依靠脊髓反射，上运动神经元发生病变时，病人也会出现不自主地间歇溢尿，病人排尿时无感觉。

(3)急迫性溢尿：病人尿意感强烈，有迫不及待排尿感，尿液自动流出。流出的尿量较多。有的可完全排空，多伴有尿频、尿急等膀胱刺激症状和下腹部胀痛；见于由部分性上运动神经元病变或急性膀胱炎等强烈的局部刺激引起，由于逼尿肌强烈的收缩而发生尿失禁。

(4)压力性溢尿：是当腹压增加时（如咳嗽、打喷嚏、上楼梯或跑步时）即有尿液自尿道流出。主要见于女性，特别是多次分娩或产伤者，偶见于尚未生育的女性。

(二)发病机制

1.尿道括约肌受损

正常男性的尿液控制依靠：①近端尿道括约肌，包括膀胱颈部及精阜以上的前列腺部尿道括约肌；②远端尿道括约肌，包括精阜以下的后尿道括约肌和尿道外括约肌。对于男性，近端尿道括约肌功能完全丧失（如前列腺增生手术后）而远端尿道括约肌完好者，仍能控制排尿。如远端尿道括约肌功能同时受到损害，则依损害的轻重可引起不同程度的尿失禁。不论男性或女性，膀胱颈部（交感神经所控制的尿道平滑肌）是制止尿液外流的主要力量。对于女性，当膀胱颈部功能完全丧失时会引起压力性尿失禁。糖尿病性膀胱也常伴有括约肌受损。

2.逼尿肌无反射

该类病人的逼尿肌收缩力及尿道闭合压力（即尿道阻力）都有不同程度的降低，逼尿肌不能完全主动地将尿液排出，排尿须依靠增加腹压。当残余尿量过多尿道阻力很低时可有压力性尿失禁；尿潴留时可发生充溢性尿失禁。

3.逼尿肌反射亢进

脑桥上中枢神经对排尿反射主要起抑制作用，此处病变常导致抑制不足，逼尿肌反射亢进的发生率为75%~100%，一般不伴有逼尿肌外括约肌协同失调；糖尿病等引起骶髓周围神经病变，也有出现逼尿肌反射亢进的现象，这可能与其病变的多灶性有关。此外，膀胱出口梗阻引起不稳定膀胱的发生率高达50%~80%，病人在膀胱贮尿期，出现膀胱逼尿肌不自主收缩，引起膀胱内压升高，称为逼尿肌过度活动或膀胱过度活动。膀胱壁的神经、肌肉改变，最终也可引起逼尿肌

学习笔记

学习笔记

兴奋性增加，出现膀胱过度活动症状。

4.逼尿肌和括约肌功能协同失调

一类是在逼尿肌收缩过程中外括约肌出现持续性痉挛而导致尿潴留，随后引起充溢性尿失禁。另一类是由上运动神经元病变引起的尿道外括约肌突然发生无抑制性松弛（伴或不伴逼尿肌的收缩）而引起尿失禁。该类尿失禁病人常无残余尿。脑桥-骶髓间病变，多表现为逼尿肌反射亢进和逼尿肌外括约肌协同失调。其特点是尿急，有或无急迫性尿失禁，常伴有尿频和夜尿。也见于糖尿病性膀胱。

5.膀胱膨出

女性生殖系统损伤的一种，膀胱向阴道前壁膨出。最常见的原因是产伤造成维持膀胱正常位置的骨盆底筋膜及肌肉的损伤而又未及时修复。严重时尿道也膨出。轻者无症状，严重时常感腰酸下坠，自觉有物自阴道脱出，排尿后肿物会缩小。常伴有排尿困难及尿不干净的感觉。多伴有张力性尿失禁，即在腹压增加时如咳嗽、用力时可有尿液溢出，绝经后症状加重。

五、中西医汇通提示

1.中医所谓的遗尿、小便不禁包括神经功能紊乱和泌尿系统病变所致之小便不禁，不包括大脑病变，如高热昏迷、脑溢血、脑炎、脑肿瘤，以及脊髓损伤等引起的尿失禁。有些充溢性尿失禁，如前列腺肥大所致之尿潴留，由于膀胱积蓄大量尿液后的压力超过尿道阻力时，尿液不自主流出，当按癃闭治疗，不属小便不禁。

2.压力性尿失禁发生的原因有很多，如妊娠、阴道分娩损伤、绝经、肥胖、重力、营养不良、年老退行改变、便秘等，导致盆底组织肌肉及其支持其功能的结缔组织松弛或韧带受损、引起的括约肌功能下降松弛，泌尿生殖系统多个组织器官受损，不能对抗腹压增加而出现尿液不自主流出的症状。《素问·咳论》所谓“膀胱咳状，咳而遗溺”，由于咳嗽腹压增加时，尿液不自主地自尿道外口溢出即漏尿。膀胱括约肌功能下降松弛与中医理论中的脾气亏虚、中气下陷、肾气不固类

学习笔记

似。脾主肌肉，肾司前后二阴，也正好能说明膀胱括约肌功能下降松弛与中医脾肾两脏功能失调的关系。所以，膀胱括约肌功能下降松弛所导致的遗尿是中医药治疗的有效病证。

3.针刺疗法使用率较高的穴位有气海、关元、神阙、阴陵泉、阳陵泉、委中、大敦、神门等，因古代多数医家认为本病主要责之肾气、肾阳不足，膀胱虚寒，艾灸是常用的治疗手段。

（马睿玲）

第二十四节　排尿困难

一、概念

排尿困难（dysuria）是指排尿时需增加腹压才能排出，病情严重时增加腹压也不能将膀胱内的尿排出体外，而形成尿潴留的状态。根据起病急缓可分为急性尿潴留和慢性尿潴留。急性尿潴留是指既往无排尿困难的病史，突然短时间内出现膀胱充盈，膀胱迅速膨胀，患者常感下腹胀痛并膨隆，尿意急迫，而不能自行排尿。慢性尿潴留是由膀胱颈以下梗阻性病变引起的排尿困难发展而来。由于持久而严重的梗阻，膀胱逼尿肌初期可增厚，后期可变薄。

中医称之癃闭，又称小便不利、少尿、无尿或尿闭。

二、中医认识沿革

癃闭之名，最早见于《黄帝内经》，书中对于此病名的记载有癃、闭、水闭、癃闭、闭癃、气癃、胞痹、不得小便、小便闭等。且《黄帝内经》对癃闭的病位、病因、病机、治法都作了较为详细的论述。《素问·标本病传论》曰："膀胱病小便闭。"《素问·气厥论》曰："胞移热于膀胱，则癃溺血。"《素问·宣明五气篇》说："膀胱不利为癃，不约为遗溺。"可见，癃闭的发生与"膀胱病"有着直接关系，且膀胱热、气化不利是主要的病因病机。至于治疗，《灵枢·邪气脏腑病形》提出了："膀胱病者……欲小便而不得……取委中央。""委中央"即膀胱下合穴

学习笔记

委中。《素问·刺法论》提出了:“膀胱者,州都之官,津液藏焉,气化则能出矣,刺膀胱之源。”何谓“刺膀胱之源”?张介宾注为刺京骨穴。也就是说,《黄帝内经》中治疗膀胱病致癃闭者,可针刺京骨和委中两个穴位。从三焦辨治,《素问·灵兰秘典论》提出了:“三焦者,决渎之官,水道出焉。”《灵枢·本输》篇说:“三焦……并太阳之正,入络膀胱,约下焦,实则闭癃……闭癃则泻之。”《灵枢·邪气脏腑病形》曰:“三焦病者……不得小便……取委阳。”可见三焦病导致癃闭的病机主要为实,治疗原则为“实则泻之”,针刺所选穴位为三焦下合穴委阳。阐明了本病的病位是在膀胱,膀胱与三焦的气化不利,与本病的发生有密切关系,治疗上可选用针刺穴位治疗。另外,《灵枢·五味论》还提出了癃闭患者当少食酸味之品的饮食调养之法,“酸走筋,多食之,令人癃……膀胱之胞薄以懦,得酸则缩绻,约而不通,水道不行,故癃。”一则防止膀胱因酸而收,致水液不行而癃;二则“癃者,木气酸收,疏泄之令不行也”,即酸影响肝的疏泄功能而使人患癃。

在汉代由于殇帝姓刘名隆,为了避讳起见,张仲景在《伤寒杂病论》中不用“癃闭”一词而改称“小便不利”、“淋”,并列《消渴小便不利淋病脉证并治第十三》专篇。此外关于小便不利的论述,还散在于《伤寒论》和《金匮要略》各个篇章当中。这一避讳的影响所及,至宋元末已,从而混淆了癃闭与淋证的概念。但张仲景对小便不利的辨证施治,补充了《内经》有论无方药治疗之不足。如治小便不利因气化不行者,用五苓散;因水热互结者,用猪苓汤;因瘀血夹热者,用蒲灰散或滑石白鱼散;因脾肾两虚而夹湿者,用茯苓戎盐汤。因证立方,法度严谨,为癃闭的辨证施治奠定了基础。

隋唐时代,巢元方《诸病源候论·小便病诸候》中提出小便不通和小便难的病因都是由于肾与膀胱有热,“热气太盛”则令“小便不通”;“热势极微”,故“但小便难也”,说明由于热的程度不同,则有小便不通和小便难的区别。孙思邈《备急千金要方》载有治小便不通的方剂13首,并有我国古代导尿术的记载:“胞囊者,肾膀胱候也,贮津液并尿。若藏中热病者,胞涩,小便不通……为胞屈僻,津液不通,以葱叶除尖头,内

学习笔记

阴茎孔中深三寸，微用口吹之，胞胀，津液大通，即愈。”以葱叶导尿之法，为最早的导尿术。王焘《外台秘要》载有治小便不通的方剂13首，治小便难及小便不利的方剂9首。《外台秘要》还记载用“盐二升，大铛中熬，以布帛裹熨脐下，挼之”及“取盐填满脐中，大作艾炷灸，令热为度，良”等法治疗小便不通。

宋元时期，《太平圣惠方》记载治小便难的方剂8首，治小便不通的方剂18首。朱丹溪认为小便不通有“气虚”、“血虚”、“痰”、“风闭”、“实热”等各种不同的原因。朱氏还根据辨证施治的精神，运用探吐法来治疗小便不通。《丹溪心法·小便不通》中说：“气虚，用参、芪、升麻等，先服后吐，或参、芪药中探吐之；血虚，四物汤，先服后吐，或芎归汤中探吐亦可；痰多，二陈汤，先服后吐……若痰气闭塞，二陈汤加木通、香附探吐之。”并将探吐一法，譬之滴水之器，闭其上窍，则下窍不通，开其上窍则下窍必利。

明代始将淋、癃分开进行辨证施治。张景岳把癃闭的病因归纳为四个方面，《景岳全书·癃闭》篇说：“有因火邪结聚小肠膀胱者，此以水泉干涸，而气门热闭不通也。有因热居肝肾者，则或以败精，或以槁血，阻塞水道而不通也。”有因真阳下竭，元海无根、气虚不化而闭的；有因肝强气逆，移碍膀胱，气实而闭的。火在下焦而膀胱热闭不通者，可以利之；肝肾实火不清者可去其火，水必自通；肝强气逆，壅闭不通者，可破气行气。并详细阐述了气虚而闭的病理机制：“夫膀胱为藏水之府，而水之入也，由气以化水，故有气斯有水；水之出也，由水以达气，故有水始有溺。经曰：气化则能出矣。盖有化而入，而后有化而出；无化而出，必其无化而入，是以其入其出，皆有气化。此即本经气化之义，非单以出者言气化也。然则水中有气，气即水也；气中有水，水即气也。今凡病气虚而闭者，必以真阳下竭，元海无根，水火不交，阴阳痞隔，所以气自气，而气不化水，水自水，而水蓄不行。气不化水，则水腑枯竭者有之，水蓄不行，则浸渍腐败者有之。气既不能化，而欲强为通利，果能行乎？阴中已无阳，而再用苦寒之剂，能无甚乎？”因此他提出治气虚而闭者，必须要“得其化”。“当辨其脏气之寒

学习笔记

热。若素无内热之气者，是必阳虚无疑也。或病未至甚，须常用左归、右归、六味、八味等汤丸，或壮水以分清，或益火以化气，随宜用之，自可渐杜其原。若病已至甚，则必用八味丸料，或加减金匮肾气汤大剂煎服。”又说：“若素禀阳脏内热，不堪温补，而小便闭绝者，此必真阴败绝，无阴则阳无以化，水亏证也，治宜补阴抑阳，以化阴煎之类主之。或偏于阳亢而水不制火者，如东垣之用滋肾丸亦可。”对气虚不化及阴虚不能化阳而引起的癃闭治法，做出了很大的贡献。

明代医籍还记载了许多外治通闭的方法。如《景岳全书·癃闭》篇有三种通闭的方法：①用猪溲胞一个，穿一底窍，两头俱用鹅翎筒穿透，以线扎定，并缚住下口根下出气者一头，乃将溲胞吹满，缚住上窍，却将鹅翎尖插入马口，解去根下所缚，手捻其胞，使气从溲管透入膀胱，气透则塞开，塞开则小水自出；②令病人仰卧，亦用鹅翎筒插入马口，乃以水银一二钱徐徐灌入，以手逐段轻轻导之，则诸塞皆通，路通而水自出，水通则水银亦从而喷出；③用皂角、葱头、王不留行各数两煎汤一盆，令病者浸其中，熏洗小腹下体，久之热气内达，壅滞自开，便即通矣！《证治要诀·闭癃》篇还提出：“仍令其以盐填脐，更滴之以水。”

到清代，李用粹在《证治汇补·癃闭》篇中将病因总结归纳为：“有热结下焦，壅塞胞内，而气道涩滞者。有肺中伏热，不能生水，而气化不施者……有久病多汗，津液枯耗者。有肝经忿怒，气闭不通者。有脾虚气弱，通调失宜者。”李氏并详细阐述了癃闭的治法：“一身之气关于肺，肺清则气行，肺浊则气壅，故小便不通，由肺气不能宣布者居多，宜清金降气为主，并参他症治之。若肺燥不能生水，当滋肾涤热。夫滋肾涤热，名为正治；清金润燥，名为隔二之治；燥脾健胃，名为隔三之治。又有水液只渗大肠，小肠因而燥竭者，分利而已；有气滞不通，水道因而闭塞者，顺气为急。实热者，非咸寒则阳无以化；虚寒者，非温补则阴无以生。痰闭者，吐提可法。瘀血者，疏导兼行。脾虚气陷者，升提中气。下焦阳虚者，温补命门。”在药物方剂学上，张锡纯《医学衷中参西录》记载了单味药物治疗癃闭的经验，以及常用的药对，并创立了9个治疗癃闭的方剂,按"阴虚"、"阳虚"、"寒凝"、"热结"、"气陷"进行分类。

中医对本病的严重性也早有认识。《备急千金要方》中的一段话:"有人因时疾,瘥后,得秘涩不通,遂致夭命,大不可轻之。"说明癃闭也可引起死亡,告诫我们不可忽视。

三、中医病因病机

正常人小便的通畅,有赖于三焦气化的正常,而三焦的气化主要又依靠肺脾肾三脏来维持。所以本病除与肾有密切关系外,还常常和肺、脾、三焦有关。肺主肃降,通调水道。由于肺气的肃降,使上焦的水液不断地下输于膀胱,从而保持着小便的通利。若肺失肃降,不能通调水道,下输膀胱,就可导致癃闭的发生。脾主运化,脾在运化水谷精微的同时,还把人体所需要的水液运送到周身各处,这就是脾的转输作用。若脾失转输,不能升清降浊,也可导致癃闭的发生。肾主水液而司二便,与膀胱相为表里。肾主水液,是指它在调节体内水液平衡方面起着极其重要的作用,体内水液的分布与排泄,主要靠肾的气化作用,肾的气化正常,则开阖有度。在生理情况下,水液通过胃的受纳、脾的转输、肺的肃降,而下达于肾,再经过肾的气化功能,使清者上归于肺而布散周身,浊者下输膀胱,而排出体外,从而维持人体正常的水液运化,若肾的气化功能失常,则关门开阖不利,就可发生癃闭。此外,肝气郁滞、血瘀阻塞均可影响三焦的气化,而导致癃闭。

(一)湿热蕴结

中焦湿热不解,下注膀胱,或肾热移于膀胱。膀胱湿热阻滞,导致气化不利,小便不通,而成癃闭。所以《诸病源候论·小便病诸候》篇指出:"小便不通,由膀胱与肾俱有热故也。"

(二)肺热气壅

肺为水之上源,热壅于肺,肺气不能肃降,津液输布失常,水道通调不利,不能下输膀胱,又因热气过盛,下移膀胱以致上、下焦均为热气闭阻,而成癃闭。

(三)脾气不升

劳倦伤脾,饮食不节,或久病体弱,致脾虚而清气不能上

学习笔记

学习笔记

升，则浊阴就难以下降，小便因而不利。所以《灵枢·口问》篇指出："中气不足，溲便为之变。"

（四）肾元亏虚

年老体弱或久病体虚，肾阳不足，命门火衰，所谓"无阳则阴无以生"，致膀胱气化无权，而溺不得出；或因下焦积热，日久不愈，津液耗损，导致肾阴不足，所谓"无阴则阳无以化"，也可产生癃闭。

（五）肝郁气滞

七情内伤，引起肝气郁结，疏泄不及，从而影响三焦水液的运化及气化功能，致使水道的通调受阻，形成癃闭。且从经脉的分布来看，肝经绕阴器，抵少腹，这也是肝经有病，导致癃闭的原因。所以《灵枢·经脉》篇指出"肝足厥阴之脉……是肝所生病者……遗溺闭癃"。

（六）尿路阻塞

瘀血败精，或肿块、结石阻塞尿路。小便难以排出，因而形成癃闭，即张景岳所说："或以败精，或以槁血，阻塞水道而不通也。"

四、西医病因及发病机制

按病因可分为阻塞性排尿困难和功能性排尿困难。

（一）阻塞性排尿困难

1.膀胱颈部病变。

（1）膀胱颈部阻塞：被结石、肿瘤、血块、异物阻塞。

（2）膀胱颈部受压：因子宫肌瘤、卵巢囊肿、晚期妊娠压迫。

（3）膀胱颈部器质性狭窄：炎症、先天或后天获得性狭窄等使尿液排出受阻。

2.后尿道疾病：因前列腺肥大、前列腺癌、前列腺急性炎症、出血、积脓、化学性压迫尿道；后尿道本身炎症、水肿、结石、肿瘤、异物等。

3.前尿道疾病：见于前尿道狭窄、结石、肿瘤、异物或先天性畸形如尿道外翻、阴茎包皮嵌顿、阴茎异常勃起等。

（二）功能性排尿困难

1.神经受损：中枢神经受损，膀胱的压力感受不能上传，

学习笔记

而致尿潴留。外周神经受损，如支配膀胱逼尿肌的腹下神经、支配内括约肌的盆神经和支配外括约肌的阴部神经，可因下腹部手术，特别是肛门、直肠、子宫等盆腔手术或麻醉而造成暂时或永久性排尿障碍。

2.膀胱平滑肌和括约肌病变：糖尿病时因能量代谢障碍使膀胱肌球蛋白降低，肌膜表面cAMP含量下降，肌球蛋白轻链激酶磷酸化和脱磷酸障碍，使平滑肌收缩乏力。使用某些促使平滑肌松弛的药物，如使用阿托品、654-2、硝酸甘油后可使膀胱收缩无力，而诱发尿潴留。膀胱逼尿肌和尿道括约肌协同失调症是膀胱收缩时，膀胱内括约肌和尿道外括约肌不开放，甚至反射性收缩，使排尿困难。

3.精神因素：排尿反射直接受意识支配。精神因素导致尿潴留大多受精神意识过度控制所致，主要在排尿环境不良的情况下引起，如病房男女同室，排尿怕暴露隐私。产后外阴侧切，剖宫产后有男性陪伴者在场时排尿受精神因素控制。需绝对卧床的疾病如急性心肌梗死、心脏手术等因不习惯床上排尿而控制尿的排出时间。下腹部手术如肛门直肠手术的病人，排尿时有可能产生疼痛而拒绝排尿，时间过久则排尿困难而出现尿潴留。

五、中西医汇通提示

1.排尿障碍和中医之“癃闭”其发生机制有许多相通之处，总体而言，包括尿液生成障碍和排泄障碍两种情况。

先说排泄障碍。湿热蕴结下焦即与尿路感染相当，但普通的尿路感染属中医之淋证，虽小便频数量少，但总体上尿量正常。如果是在前列腺增生肥大的病理基础上并发感染，是临床上最常见的排尿障碍；至于前列腺增生肥大的形成，西医一般认为随着年龄增长，与睾酮、双氢睾酮以及雌激素的改变有关，中医则认为系瘀血败精积聚而成；在沙石阻塞尿道而致排尿障碍问题上，中西医的认识并无二致；而肺热气壅者，是肺气胀满不能敛降，从而使腹压压差变小，间接地影响到了膀胱的排尿功能；脾肾气虚，气化不行，则常常是膀胱收缩无力，影响排尿的原因所在；因情志所致排尿障碍者

学习笔记

多是西医所谓癔病之类。

至于尿液的生成障碍，就比较简单明了，西医所谓的肾功能衰竭，中医则笼统地称之为肾元亏虚。

2.关于“下病上治，欲降先升”。祖国医学认为小便的排泄除了肾的气化外，尚须依赖肺的通调，所以本病又与肺的宣肃、脾的升清功能有关。当急性尿潴留，小便涓滴不下时，可在原方的基础上，加入开宣肺气的药物，如桔梗、荆芥之类，此即“下病治上”、“提壶揭盖”之法，其机制仍在腹压变化；还可加入升提中气的药物如升麻、柴胡之类，取清气上升则浊阴下降、欲降先升之义。针灸推拿：针刺足三里、中极、三阴交、阴陵泉等穴，反复捻转提插，强刺激；体虚者可灸关元、气海；并可采用少腹膀胱区按摩，其机理是相同的。

（马睿玲）

第二十五节　糖尿病

一、概念

糖尿病(diabetes mellitus，DM)是一组由遗传和环境因素的复合病因引起的以慢性高血糖为特征的代谢性疾病，由于胰岛素分泌和(或)利用缺陷所引起。

中医学中的消渴即包括了此病。

二、中医认识沿革

消渴之名，首见于《素问·奇病论篇》：“肥者令人内热，甘者令人中满，故其气上溢，转为消渴。”根据病机及症状的不同，《黄帝内经》中还有消瘅、肺消、膈消、消中等名称的记载。认为五脏虚弱、过食肥甘、情志失调是引起消渴的原因，而内热是其主要病机。汉·张仲景《金匮要略》有专篇讨论，并最早提出治疗方药，主方有白虎加人参汤、肾气丸等。隋·巢元方《诸病源候论·消渴候》论述其并发症说：“其病变多发痈疽。”《外台秘要·消中消渴肾消》引《古今录验》说：“渴而饮水多，小便数……甜者，皆是消渴病也。”又说：“每发即小便至甜”、“焦枯消瘦”，对消渴的临床特点作了明确的论述，刘河间对其并发症作了进一步论述，《宜明论方·消渴总论》谓消渴一证“可变为雀目或内障”。元·张子和《儒门事亲·三消论》说：“夫消渴者，多变聋、盲、疮、癣、痤、痱之类”；“或蒸热虚汗，肺痿劳嗽”。明·戴思恭《证治要诀》明确提出上、中、下之分类。《证治准绳·消瘅》在前人论述的基础上，对三消的临床分类作了规范，“渴而多饮为上消（经谓膈消）。消谷善饥为中消（经谓消中）。渴而便数有膏为下消（经谓肾消）”。明清及其之后，对消渴的治疗原则及方药，有了更为广泛深入的研究。

学习笔记

三、中医病因病机

消渴病的病因比较复杂，禀赋不足、饮食失节、情志失调、劳欲过度等原因均可导致消渴。消渴病变的脏腑主要在肺、胃、肾，其病机主要在于阴津亏损，燥热偏胜，而以阴虚为本，燥热为标，两者互为因果。

（一）禀赋不足

早在春秋战国时代，即已认识到先天禀赋不足是引起消渴病的重要内在因素。肾为先天之本，寓元阴元阳，主藏精。肾阴亏虚是消渴病机中最为关键的因素，肾阴亏虚，水竭火烈，上燔心肺则烦渴多饮，中灼脾胃则胃热消谷。肾失濡养，开阖固摄失权，则水谷精微直趋下泄，随小便排出体外，故尿多甜味。《灵枢·五变》说：“五脏皆柔弱者，善病消瘅。”其中尤以阴虚体质最易罹患。

（二）饮食失节

长期过食肥甘，醇酒厚味，辛辣香燥，损伤脾胃，致脾胃运化失职，积热内蕴，化燥伤津，消谷耗液，发为消渴。早在《素问·奇病论篇》即说：“此肥美之所发也，此人必数食甘美而多肥也，肥者令人内热，甘者令人中满，故其气上溢，转为消渴。”

（三）情志失调

长期过度的精神刺激，如郁怒伤肝，肝气郁结，或劳心竭虑，营谋强思等，以致郁久化火，火热内燔，消灼肺胃阴津而

学习笔记

发为消渴。正如《临证指南医案·三消》说:“心境愁郁,内火自燃,乃消症大病。”肺为水之上源,主敷布津液,若木火刑金,燥热伤肺,则津液不能敷布而口渴多饮;津液直趋下行,随小便排出体外,故小便频数量多。

(四)劳欲过度

房事不节,劳欲过度,肾精亏损,虚火内生,则火因水竭益烈,水因火烈而益干,终致肾虚肺燥胃热俱现,发为消渴。如《外台秘要·消渴消中》说:“房室过度,致令肾气虚耗,下焦生热。热则肾燥,肾燥则渴。”

消渴病机主要在于阴津亏损,燥热偏盛,阴虚为本,燥热为标。肺、胃、肾为主要病变脏腑,尤以肾为关键。三脏之间,既互相影响又有所偏重。如《医学纲目·消瘅门》云:“盖肺藏气,肺无病则气能管摄津液,而津液之精微者,收养筋骨血脉,余者为溲。肺病则津液无气管摄,而精微者亦随溲下,故饮一溲二。”肺为水之上源,敷布津液,燥热伤肺,则津液不能敷布而直趋下行,随小便排出体外,故小便频数量多;肺不布津则口渴多饮。胃主腐熟水谷,脾主运化,为胃行其津液。燥热伤脾胃,胃火炽盛,脾阴不足,则口渴多饮,多食善饥;脾气虚不能转输水谷精微,则水谷精微下流注入小便,则小便味甘;水谷精微不能濡养肌肉,则形体日渐消瘦。肾为先天之本,寓元阴元阳,主藏精。肾阴亏虚则虚火内生,上燔心肺则烦渴多饮,中灼脾胃则胃热消谷。肾失濡养,开阖固摄失权,则水谷精微直趋下泄,随小便而排出体外,故尿多味甜。病变脏腑常相互影响,如肺燥津伤,津液敷布失调,可导致脾胃失去濡养,肾精不得滋助;脾胃燥热偏盛,上可灼伤肺津,下可耗伤肾阴;肾阴不足则阴虚火旺,亦可上灼肺胃,终致肺燥胃热肾虚,故“三多”之症常可相互并见。

消渴病日久,易发生以下病变:一是阴损及阳,导致阴阳俱虚。阴虚为本,燥热为标是消渴基本病机特点,由于阴阳互根,若病程日久,阴损及阳,可致阴阳俱虚,其中以肾阳虚及脾阳虚较为多见。严重者可因阴液极度耗损,虚阳浮越,而见烦躁、头痛、呕恶、呼吸深快等症,甚则出现昏迷、肢厥、脉细欲绝等阴竭阳亡危象。二是病久入络,血脉瘀滞。消渴病是一

学习笔记

种病及多个脏腑的疾病，气血运行失常，阴虚内热，耗伤津液，又可导致血行不畅、血脉瘀滞。

消渴病病变影响广泛，涉及多个脏腑，未及时医治以及病情严重的患者，常可并发其他多种病证。如肺喜润恶燥，肺失濡养，日久可并发肺痨；肾阴亏损，肝失濡养，肝肾精血不足，不能上承耳目，可并发圆翳内障、雀目、耳聋等；燥热内结，脉络瘀阻，毒蕴成脓可发为疮疖痈疽；阴虚燥热，血脉瘀滞，脑脉闭阻或血溢脉外，可发为中风等。

四、西医病因及发病机制

（一）糖尿病分型

目前国际上通用WHO糖尿病专家委员会提出的分型标准（1999）：

1. 1型糖尿病（type 1 diabetes mellitus，T1DM）：胰岛β细胞破坏，常导致胰岛素绝对缺乏。①免疫介导性（1A）急性型及缓发型。②特发性（1B）无自身免疫证据。

2. 2型糖尿病（type 2 diabetes mellitus，T2DM）：从以胰岛素抵抗为主伴胰岛素进行性分泌不足，到以胰岛素进行性分泌不足为主伴胰岛素抵抗。

3. 其他特殊类型糖尿病：是在不同水平上（从环境因素到遗传因素或两者间的相互作用）病因学相对明确的一类高血糖状态。

（1）胰岛β细胞功能的基因缺陷：①青年人中的成年发病型糖尿病（maturity onset diabetes mellitus of the young，MODY）；②线粒体基因突变糖尿病；③其他。

（2）胰岛素作用的基因缺陷：A型胰岛素抵抗、妖精貌综合征、Rabson-Mendenhall综合征、脂肪萎缩型糖尿病等。

（3）胰腺外分泌疾病：胰腺炎、创伤/胰腺切除术、胰腺肿瘤、胰腺囊性纤维化病、血色病、纤维钙化性胰腺病等。

（4）内分泌疾病：肢端肥大症、库欣综合征、胰高血糖素瘤、嗜铬细胞瘤、甲状腺功能亢进症、生长抑素瘤、醛固酮瘤及其他。

（5）药物或化学品所致的糖尿病：Vacor（N-3吡啶甲基

学习笔记

N-P硝基苯尿素)、喷他脒、烟酸、糖皮质激素、甲状腺激素、二氮嗪、β-肾上腺素能激动剂、噻嗪类利尿剂、苯妥英钠、α-干扰素及其他。

(6)感染:先天性风疹、巨细胞病毒感染及其他。

(7)不常见的免疫介导性糖尿病:僵人(stiff-man)综合征、抗胰岛素受体抗体及其他。

(8)其他与糖尿病相关的遗传综合征:Down 综合征、Klinefelter 综合征、Turner综合征、Wolfram综合征、Friedreich 共济失调、Huntington 舞蹈病、Laurence-Moon-Beidel综合征、强直性肌营养不良、卟啉病、Prader-Willi综合征及其他。

4.妊娠糖尿病(gestational diabetes mellitus,GDM):指妊娠期间发生的不同程度的糖代谢异常。不包括孕前已诊断或已患糖尿病的病人,后者称为糖尿病合并妊娠。糖尿病病人中T2DM最多见,占90%~95%。T1DM在亚洲较少见,但在某些国家和地区发病率较高;估计我国T1DM占糖尿病的比例小于5%。

(二)病因、发病机制和自然史

糖尿病的病因和发病机制极为复杂,至今未完全阐明。不同类型其病因不尽相同,即使在同一类型中也存在异质性。总的来说,遗传因素及环境因素共同参与其发病。胰岛素由胰岛β细胞合成和分泌,经血液循环到达体内各组织器官的靶细胞,与特异受体结合并引发细胞内物质代谢效应,在此过程中任何一个环节发生异常均可导致糖尿病。

在糖尿病的自然进程中,无论其病因如何,都会经历几个阶段:病人已存在糖尿病相关的病理生理改变(如自身免疫抗体阳性、胰岛素抵抗、胰岛β细胞功能缺陷)相当长时间,但糖耐量仍正常;随病情进展首先出现糖调节受损(impaired glucose regulation,IGR),包括空腹血糖受损(impaired fasting glucose,IFG)和(或)糖耐量减退(impaired glucose toleranc,IGT),IGR代表了正常葡萄糖稳态和糖尿病高血糖之间的中间代谢状态;最后进展至糖尿病。

1.T1DM

绝大多数是自身免疫性疾病,遗传因素和环境因素共同

学习笔记

参与其发病。某些外界因素（如病毒感染、化学毒物和饮食等）作用于有遗传易感性的个体，激活T淋巴细胞介导的一系列自身免疫反应，引起选择性胰岛β细胞破坏和功能衰竭，体内胰岛素分泌不足进行性加重，最终导致糖尿病。近年来证实，随着儿童与青少年超重和肥胖发病率的升高，部分T1DM也存在胰岛素抵抗，后者在T1DM的发病和（或）加速病情恶化中也起一定作用。T1DM的发病环节和临床表现具有高度异质性。

（1）遗传因素：在同卵双生子中T1DM同病率达30%~40%，提示遗传因素在T1DM发病中起重要作用。T1DM遗传易感性涉及50多个基因，包括HLA基因和非HLA基因，现尚未被完全识别。已知位于6号染色体短臂的HLA基因为主效基因，贡献了遗传易感性的50%，其他为次效基因。HLA-Ⅰ、Ⅱ类分子参与了$CD4^+$T淋巴细胞及$CD8^+$杀伤T淋巴细胞的免疫耐受和免疫损伤，从而参与了T1DM的发病。特定的HLA基因和单倍体与T1DM发病有关：DR3-DQ2/ DR4-DQ8为易感基因，易感基因有促发个体产生自身抗体和胰岛炎的倾向，但尚不足以引起显性糖尿病。其他基因可能也参与了T1DM的易感性：如INS5′VNTR（胰岛素基因的非编码启动区，染色体11p）可能影响胰岛素基因的表达，继而影响胸腺对胰岛素反应T淋巴细胞的选择；CTLA4（细胞毒性淋巴细胞抗原A基因，染色体2q）在T淋巴细胞作用和调控中起作用；PTPN22（非受体型蛋白酪氨酸磷酸酶N22基因，染色体1p）也是T淋巴细胞作用的调控因子等。近年还发现许多调节β细胞凋亡和胰岛素分泌的基因也参与从胰岛炎进展为糖尿病的过程。同时，表观遗传学调控影响基因表达和功能也可能在T1DM的发病中起重要作用。T1DM存在着遗传异质性，遗传背景不同的亚型其病因、发病机制及临床表现不尽相同。

（2）环境因素：过去30年中，全世界的T1DM的发病率上升了数倍，提示环境因素在T1DM发病中起重要作用。①病毒感染：已知与T1DM发病有关的病毒包括风疹病毒、腮腺炎病毒、柯萨奇病毒、脑心肌炎病毒和巨细胞病毒等，近年肠道病毒也备受关注。病毒感染可直接损伤β细胞，迅速、大量破坏

学习笔记

β细胞或使细胞发生微细变化,数量逐渐减少。病毒感染还可损伤β细胞而暴露其抗原成分、打破自身免疫耐受,进而启动自身免疫反应,现认为这是病毒感染导致β细胞损伤的主要机制。同时,基于T1DM动物模型的研究发现胃肠道中微生物失衡也可能与该病的发生有关。②化学毒物和饮食因素:链脲佐菌素和四氧嘧啶糖尿病动物模型以及灭鼠剂吡甲硝苯脲所造成的人类糖尿病属于非免疫介导性β细胞破坏(急性损伤)或免疫介导性β细胞破坏(小剂量、慢性损伤)。但目前尚未识别出明确的致病因素。

(3)自身免疫:许多证据支持T1DM为自身免疫性疾病:①遗传易感性与HLA区域密切相关,而HLA区域与免疫调节以及自身免疫性疾病的发生有密切关系;②常伴发其他自身免疫性疾病,如桥本甲状腺炎、Addison病等;③早期病理改变为胰岛炎,表现为淋巴细胞浸润;④已发现近90%新诊断的T1DM病人血清中存在针对β细胞的单株抗体;⑤动物研究表明,免疫抑制治疗可预防小剂量链脲佐菌素所致的动物糖尿病;⑥同卵双生子中有糖尿病的一方从无糖尿病一方接受胰腺移植后迅速发生胰岛炎和β细胞破坏。

体液免疫:已发现90%新诊断的T1DM病人血清中存在针对β细胞的单株抗体,比较重要的有多株胰岛细胞抗体(ICA)、胰岛素抗体(IAA)、谷氨酸脱羧酶抗体(GADA)、蛋白质酪氨酸磷酸酶样蛋白抗体(IA-2A及IA-2BA)、锌转运体8抗体(ZnT8A)等。出现两种自身抗体阳性,今后发生T1DM的可能性达到70%,因此胰岛细胞自身抗体检测可预测T1DM的发病及确定高危人群,并可协助糖尿病分型及指导治疗。

细胞免疫:细胞免疫异常在T1DM发病中起更重要作用。细胞免疫失调表现为致病性和保护性T淋巴细胞比例失衡及其所分泌细胞因子或其他介质相互作用紊乱,其间关系错综复杂,一般认为发病经历3个阶段:①免疫系统被激活;②免疫细胞释放各种细胞因子;③胰岛β细胞受到激活的T淋巴细胞影响,或在各种细胞因子或其他介质单独或协同作用下,受到直接或间接的高度特异性的自身免疫性攻击,导致胰岛炎。T1DM β细胞破坏可由于坏死或凋亡,其中凋亡更为重

学习笔记

要。

(4)T1DM的自然史:T1DM的发生发展经历以下阶段:①个体具有遗传易感性,临床无任何异常;②某些触发事件如病毒感染引起少量β细胞破坏并启动长期、慢性的自身免疫过程;此过程持续性或间歇性,期间伴随β细胞的再生;③出现免疫异常,可检测出各种胰岛细胞抗体;④β细胞数目开始减少,仍能维持糖耐量正常;⑤β细胞持续损伤达到一定程度时(儿童与青少年起病者通常只残存10%~20%β细胞,成年起病者,起病时残存的β细胞可达40%),胰岛素分泌不足,出现糖耐量降低或临床糖尿病,需用外源胰岛素治疗;⑥β细胞几乎完全消失,需依赖外源胰岛素维持生命。但T1DM的自然病程在不同个体发展不同,儿童与青少年起病者往往进展较快,而成年起病者进展较慢,有时与MODY或T2DM在临床上难以鉴别。

2.T2DM

也是由遗传因素及环境因素共同作用而引起的多基因遗传性复杂病,是一组异质性疾病,目前对T2DM的病因和发病机制仍然认识不足。

(1)遗传因素与环境因素:同卵双生子中T2DM的同病率接近100%,但起病和病情进程则受环境因素的影响而变异甚大。其遗传特点为:①参与发病的基因很多,分别影响糖代谢有关过程中的某个中间环节,而对血糖值无直接影响;②每个基因参与发病的程度不等,大多数为次效基因,可能有个别为主效基因;③每个基因只是赋予个体某种程度的易感性,并不足以致病,也不一定是致病所必需;④多基因异常的总效应形成遗传易感性。环境因素包括年龄增长、现代生活方式、营养过剩、体力活动不足、子宫内环境以及应激、化学毒物等。在遗传因素和上述环境因素共同作用下所引起的肥胖,特别是中心性肥胖,与胰岛素抵抗和T2DM的发生密切相关。

(2)胰岛素抵抗和β细胞功能缺陷:β细胞功能缺陷导致不同程度的胰岛素缺乏和组织(特别是骨骼肌和肝脏)的胰岛素抵抗是T2DM发病的两个主要环节。不同病人其胰岛素

学习笔记

抵抗和胰岛素分泌缺陷在发病中的重要性不同,同一病人在疾病进程中两者的相对重要性也可能发生变化。在存在胰岛素抵抗的情况下,如果β细胞能代偿性增加胰岛素分泌,则可维持血糖正常;当β细胞功能无法代偿胰岛素抵抗时,就会发生T2DM。

胰岛素抵抗:胰岛素降低血糖的主要机制包括抑制肝脏葡萄糖产生、刺激内脏组织(如肝脏)对葡萄糖的摄取以及促进外周组织(骨骼肌、脂肪)对葡萄糖的利用。胰岛素抵抗指胰岛素作用的靶器官(主要是肝脏、肌肉和脂肪组织)对胰岛素作用的敏感性降低。胰岛素抵抗是T2DM的特性,现认为可能是多数T2DM发病的始发因素,且产生胰岛素抵抗的遗传背景也会影响β细胞对胰岛素抵抗的代偿能力。但胰岛素抵抗的发生机制至今尚未阐明。目前主要有脂质超载和炎症两种论点:脂肪细胞增大致血液循环中游离脂肪酸(FFA)及其代谢产物水平增高以及在非脂肪细胞(主要是肌细胞、肝细胞、胰岛β细胞)内沉积,从而抑制胰岛素信号转导;增大的脂肪细胞吸引巨噬细胞,分泌炎症性信号分子(如TNF-α、抵抗素、IL-6等),通过Jun氨基端激酶(JNK)阻断骨骼肌内的胰岛素信号转导;两者相互交叉,互有补充。

β细胞功能缺陷:在T2DM的发病中起关键作用,β细胞对胰岛素抵抗的失代偿是导致T2DM发病的最后共同机制。从糖耐量正常到IGT到T2DM的进程中,β细胞功能呈进行性减退。β细胞功能缺陷主要表现为:①胰岛素分泌量的缺陷:T2DM早期空腹胰岛素水平正常或升高,葡萄糖刺激后胰岛素分泌代偿性增多;随着疾病进展,胰岛素最大分泌水平降低。②胰岛素分泌模式异常:静脉注射葡萄糖后(IVGTT或高糖钳夹试验)第一时相胰岛素分泌减弱或消失;口服葡萄糖耐量试验中早时相胰岛素分泌延迟、减弱或消失;疾病早期第二时相(或晚时相)胰岛素分泌呈代偿性升高及峰值后移。病情进一步发展则对葡萄糖和非葡萄糖刺激反应均减退。胰岛素脉冲式分泌缺陷:胰岛素快速分泌减弱及昼夜节律紊乱。③胰岛素分泌质的缺陷:胰岛素原/胰岛素的比例增加。

目前造成胰岛β细胞缺陷的病因和易感因素、导致β细

学习笔记

胞损害的启动因素和加重机制仍不明确。可能涉及多因素，且可能主要是由基因决定的。在糖尿病发病过程中，线粒体功能异常、三羧酸循环碳的提供和消耗异常、AMPK/丙二酰辅酶A、TG/FFA循环、β细胞合成和分泌胰岛素的生物学过程的障碍、子宫内或生命早期的内分泌激素改变和营养不良等引起的β细胞数量减少等都可能是β细胞缺陷的先天因素；糖脂毒性、氧化应激、内质网应激等则可能是β细胞缺陷的始动因素；而糖脂毒性、氧化应激和内质网应激、胰岛炎症、糖基化终末产物在胰岛堆积、胰岛脂肪和(或)淀粉样物质沉积等，导致β细胞对葡萄糖的敏感性下降、β细胞低分化(或转分化)和(或)过度凋亡等使β细胞的结构和功能进一步恶化。

(3)胰岛α细胞功能异常和肠促胰素分泌缺陷：胰岛中α细胞分泌胰高血糖素在保持血糖稳态中起重要作用。正常情况下，进餐后血糖升高刺激早时相胰岛素分泌和胰高血糖素样多肽-1(GLP-1)分泌，抑制α细胞分泌胰高血糖素，从而使肝糖输出减少，防止出现餐后高血糖。T2DM病人由于胰岛β细胞数量明显减少，α/β细胞比例显著增加；同时α细胞对葡萄糖的敏感性下降，从而导致胰高血糖素分泌增多，肝糖输出增加。肠促胰素GLP-1由肠道L细胞分泌，主要生物作用包括刺激β细胞葡萄糖介导的胰岛素合成和分泌、抑制胰高血糖素分泌。其他生物学效应包括延缓胃内容物排空、抑制食欲及摄食、促进β细胞增殖和减少凋亡、改善血管内皮功能和保护心脏功能等。GLP-1在体内迅速被DPP-IV降解而失去生物活性，其血浆半衰期不足2min。已证实，T2DM病人负荷后GLP-1的释放曲线低于正常个体；提高T2DM病人GLP-1水平后，可观察到葡萄糖依赖性的促胰岛素分泌和抑制胰高血糖素分泌，并可恢复α细胞对葡萄糖的敏感性。胰岛α细胞功能异常和GLP-1分泌缺陷在T2DM发病中也起重要作用。

(4)肠道：近年研究表明，T2DM病人肠道菌群结构及功能与健康人不同，肠道菌群可能通过干预宿主营养及能量的吸收利用、影响体质量和胆汁酸代谢、促进脂肪的合成及储存、影响慢性低度炎症反应等机制参与T2DM的发生发展。

(5)T2DM的自然史：T2DM早期存在胰岛素抵抗而β细胞

学习笔记

可代偿性增加胰岛素分泌时，血糖可维持正常；当β细胞无法分泌足够的胰岛素以代偿胰岛素抵抗时，则会进展为IGR和糖尿病。IGR和糖尿病早期不需胰岛素治疗的阶段较长，部分病人可仅通过生活方式干预即可使血糖得到控制，多数病人则需在此基础上使用口服降糖药使血糖达理想控制；随β细胞分泌胰岛素功能进行性下降，病人需应用胰岛素控制高血糖，但不依赖外源胰岛素维持生命；但随着病情进展，相当一部分病人需用胰岛素控制血糖及维持生命。

五、中西医汇通提示

(一)关于发病部位

古代文献中没有相应的脏器对应于现代医学“胰脏”，虽然在《难经》中就提到了“散膏”，但古人一直是将它作为脾的附属，而未加以深入研究。及至清代王清任在《医林改错》中提及“脾中间有一管，体相玲珑……”，与现代解剖学所描述胰腺的形态相似，所绘脾图，类似于胰腺，甚至还标出了珑管即胰腺管，而唐容川在《中西汇通医经精义》中所画脾图为今之脾脏与胰腺的结合体。至此中西医汇通派医家张锡纯提出：“古人不名膵而名散膏……散膏即膵也，为膵之质为胰子，形如膏，而时时散其膏之液于十二指肠之中……故曰散膏，为脾之副脏。”他认为“因中焦膵病而累及于脾也。盖膵为脾之副脏，在中医书中名为“散膏”，即扁鹊《难经》所谓脾有“散膏”半斤也。有时膵脏发酵，多酿甜味，由水道下陷，其人小便遂含有糖质。迨至膵病累及于脾，致脾气不能散精达肺则津液少，不能通调水道则小便无节，是以渴而多饮多溲也”。从而创立了“滋膵饮”以治疗消渴。可见，在发病部位上，这与西医胰岛功能受损导致糖尿病发生相同。

(二)西医遗传因素与中医禀赋不足

禀赋薄弱是发病的内在条件，《黄帝内经》很重视先天禀赋对发病的影响。认为禀赋不同，对某种致病因素和某种疾病的易感性也不同。如《灵枢·五变》提出“人之善病消瘅者”这一易感消瘅人群概念，并指出“五脏皆柔弱者，善病消瘅”。《灵枢·五变》也十分形象地将消瘅比喻为匠人伐木，脏腑强弱犹如木之坚脆,"坚者不入,脆者皮弛……坚者则刚,脆者易伤"。因此个体体质差异在消渴病的发生中起着重要作用。这与西医认为的遗传及体质因素学说可谓异曲同工。

(三)从西医学理论中求新解

西医学认为,血中之糖向细胞内转运,所依靠的是胰岛素的生物学效应,胰岛素与细胞膜上的特异性受体结合,发生一系列的生化反应,与糖耦联从而实现对糖的转运与储存;反之,糖的转运与储存就会发生障碍而罹患糖尿病。因此,西医学对糖尿病特别是2型糖尿病的治疗,关键是解决胰岛素的敏感问题。与西医学的认识非常相似,《素问·奇病论篇》所谓"脾为之行其精气"的功能不就是西医学所谓的糖转运与储存么?而"脾为之行其精气"就是指脾的运化。中医公认为消渴病机特点为阴虚为本,燥热、痰浊、血瘀为标。那究竟什么是"阴"呢?《素问·阴阳应象大论篇》说:"阴者,藏精而起亟也。"可见"阴"就是被藏起来的"精",而"精"当然是指水谷精微。为什么会形成阴虚呢?显然是因为水谷精微不能被"藏"之故。而藏精之功能既与肾有关,更与脾的"运化"密不可分。明白了"阴虚为本"的机制,再看看"燥热、痰浊、瘀血为标"的问题。《素问·阴阳应象大论篇》中说"阴虚则内热"是形成燥热的原因之一,水谷精微不能进入细胞而造成阴虚的同时,水谷精微更会在细胞外壅积,成为酿造燥热、痰浊、瘀血之根源。从西医学的角度则更容易理解,就是不能进入细胞内而滞留在血管中的糖会成为增加各类感染的风险。正与邪的区别,不在成分而在于其功能。同样是糖,进入细胞者才能发挥作用,而滞留在血管中则有害而无益。高血糖不仅是各种感染滋生的温床,而且损伤血管与神经,如此等等之病变,在中医学中均属燥热、痰浊、瘀血之列。由此可见,消渴病本虚标实之病机,看似矛盾,其实是一个问题的两种表现形式。

探讨机制是为了寻找治疗用药之法。阴虚自然得养阴,毋庸置疑,但常常会产生助湿之弊。而古人认为苦味药泄热、燥湿且"能坚阴",可谓标本兼治。黄连、黄柏、苦瓜治疗糖尿病,且确有一定的降糖作用,其理就在于此。

(四)西医肠道菌群与中医脾胃、大肠

《素问·阴阳别论篇》提出"二阳结谓之消"。二阳指阳明,

学习笔记

学习笔记

即胃与大肠;指出消渴与躁热郁结于胃与大肠相关。东汉张仲景《金匮要略》继承了《内经》“二阳结谓之消”重视胃热的病机理论，进一步阐明消渴病病机与脾胃的关系。《金匮要略·消渴小便利淋病脉证并治》曰:“趺阳脉浮而数,浮即为气,数即消谷而大坚,气盛则溲数,溲数即坚,坚数相搏,即为消渴”。现代医学认为肠道菌群广泛参与宿主胰岛素信号传导、糖脂代谢和蛋白质代谢等,在胰岛素抵抗发生、发展过程中发挥至关重要的作用。仝小林教授认为糖尿病起源于“肠道内热”,并长期把以黄连为代表的“苦寒”类中药大剂量用于糖尿病的治疗,取得显著临床疗效。研究发现,泻心汤(由大黄、黄连和黄芩3味药组成)能缓解链脲佐菌素(STZ)诱导的T2DM大鼠的炎症反应，改善脂代谢紊乱，提高胰岛素敏感性。同时,泻心汤能增加肠道菌群多样性,显著提高变形菌门(Proteobacteria)和放线菌门(Actinobacteria)的丰度、降低厚壁菌门/拟杆菌门(F/B)的值;泻心汤能使脂代谢异常标志菌(Adlercreutzia)和布劳特氏菌属(Blautia)丰度显著降低,增加拟普雷沃氏菌属 (Alloprevotella) 和巴恩斯氏菌(Barnesiella)等抗炎性和产短链脂肪酸(SCFAs)的细菌丰度。

(五)西医微血管病变与中医血瘀

瘀血是脏腑功能失调的病理产物。消渴在发病、发展与治疗中,与瘀血的关系密切。早在《内经》就有“其心刚,刚则多怒,怒则气上逆,胸中蓄积,血气逆留,宽皮充肌,血脉不行,转而为热,热则消肌肤,故为消瘅”(《灵枢·五变》)的记载，明确指出消渴的形成与瘀血有着密切的关系。《金匮要略·惊悸吐衄下血胸满瘀血病脉证治》曰:“病者如热状,烦满,口干燥而渴,其脉反无热,此为阴伏,是瘀血也。”清代唐容川对瘀血致渴的病机和治疗作了进一步阐述。他在《血证论》中说:“瘀血在里则口渴,所以然者,血与气本不相离,内有瘀血,故气不得通,不能载水津上升,是以发渴,名曰血渴。瘀血去则不渴矣。”消渴发病,多与素体阴虚,禀赋不足;五脏素弱,精气亏耗;饮食所伤,劳倦过度;恣情纵欲,久劳伤肾;五志过极,郁而化火;烟酒温燥,耗伤阴津;外邪不解,入里发

学习笔记

热等因素有关。但无论是何因所致，其病机最终离不开“阴津亏虚，皆燥热结聚也”。消渴之瘀就是在阴虚燥热的基础上产生的。燥热内留，血热互结，可使血液因之而凝涩，成瘀热互结之证。正如《医林改错》所说：“血受烧炼，其血必凝。”又如《重订广温热论》中说：“伏火郁蒸血液，血被煎熬而成瘀。”可见，阴虚燥热是消渴导致血瘀的根本原因，血瘀则是消渴的必然病理。而西医认为高血糖导致血管损伤，血管内皮细胞功能紊乱、血凝异常。

（伊　琳）

第二十六节　肥　胖

一、概念

肥胖(obesity)是体内脂肪积聚过多而呈现的一种状态。肥胖按病因分为：①原发性肥胖，又称单纯性肥胖；②继发性肥胖。按脂肪在身体分布分为：①普遍型肥胖，又称均匀性肥胖；②腹型肥胖：又称向心性肥胖、内脏型肥胖、男性型肥胖；③臀型肥胖：又称非向心性肥胖、女性型肥胖。中医学认为肥胖是由于先天禀赋因素或过食肥甘以及久卧久坐、少劳等引起的以气虚痰湿偏盛为主，体重超过标准体重20%以上，并多伴有头晕乏力、神疲懒言、少动气短等症状的一类病症。

肥胖的测量：

(1)按身高体重计算：通常认为超过标准体重的10%为超重，超过标准体重的20%为肥胖质，排除由于肌肉发达或水分潴留的因素。标准体重要根据身高计算，世界卫生组织标准：男性：体重(kg)=[身高(cm)-80]×0.7；女性：体重(kg)=[身高(cm)-70]×0.6简单粗略计算。标准体重：体重(kg)=身高(cm)-105。

(2)体重指数：目前多数采用体重指数判定肥胖与否，且比较准确。体重指数(BMI)=体重(kg)/身高的平方(m^2)，世界卫生组织标准：BMI 18.5~24kg/m^2为正常；BMI 25~29.9kg/m^2

学习笔记

为超重；BMI≥30kg/m²为肥胖，我国标准：BMI 18.5~23.9kg/m²为正常；BMI 24~27.9kg/m²为超重，BMI≥28kg/m²为肥胖。世界卫生组织根据体重指数（BMI）将肥胖分为3级：1级，BMI 30~34.9kg/m²；2级，BMI 35~39.9kg/m²；3级，BMI≥40kg/m²。

（3）其他：①测量肱三头肌皮褶厚度：男>2.5cm、女>3.0cm为肥胖。②腰围：男≥90cm、女≥85cm为肥胖。

二、中医认识沿革

《黄帝内经》中有“肥贵人”及“年五十，体重，耳目不聪明矣”的描述，《素问·奇病论篇》中有“肥者令人内热，甘者令人中满”，《素问·宣明五气篇》有“久卧伤气，久坐伤肉”的记述，认为过食肥甘及缺乏运动是肥胖的重要原因之一。《金匮要略·血痹虚劳病脉证并治》有“夫尊荣人骨弱肌肤盛”等。《河间六书·湿类》：“体重，轻清为天，重浊为地，故土湿为病，则体重痞宜也。”《丹溪心法》：“肥白人必多痰”；“凡肥人沉困怠惰，是湿热，宜苍术、茯苓、滑石；凡肥白之人，沉困怠惰，是气虚，宜二术、人参、半夏、草果、厚朴、芍药”。《傅青主女科》：“妇人有身体肥胖，痰涎甚多。”《石室秘录·痰病》：“气虚痰多之症，痰多本是湿也，而治痰之法，又不可徒去其湿，必须以补气为先，而佐以消痰之品”；“肥人多痰，乃气虚也。虚则气不能运行，故痰生之。则治痰焉可仅治痰哉，必须补其气，而后带消其痰为得耳。然而气之补法，又不可纯补脾胃之土，而当兼补其命门之火。盖火能生土，而土自生气，气足而痰自消，不治痰，正所以治痰也”。《脾胃论》：“脾胃俱旺，则能食而肥。”《景岳全书》：“肥人者，柔胜于刚，阴胜于阳者也。”《肥纂》：“谷气胜元气，肥而不寿，元气胜谷气，瘦而多寿。”很早就认识到肥胖容易引起消渴、中风、胸痹心痛等类病证，甚至影响人的寿命，所谓“肉坚则寿”、“肉脆则夭”，实指身体肥胖则长寿者少。

三、中医病因病机

肥胖的病位主要在脾与肌肉，但与肾气虚衰关系密切，亦与肝胆及心肺功能失调相关。其病性本虚以气虚为主，主要表现为脾肾气虚，可兼见心肺气虚及肝胆疏泄失调；其标实以痰浊膏脂为主，兼有水湿、瘀血、气滞等，临床虽常见本虚标实，但各有侧重不同。

(一)年老体衰

肥胖常为衰老的表现，与肾气虚衰关系密切。肾为先天之本，又为水脏，能化气行水，中年以后，肾气由盛转衰，水湿失运，痰瘀渐生，尤其是经产妇女或绝经期女性，肾气衰退，不能化气行水，致使湿浊内聚，而产生肥胖。

(二)过食肥甘

暴饮暴食，尤其是过食肥甘厚味是产生肥胖的原因之一，由于暴饮暴食肥甘厚味常可损伤脾胃，水谷运化失司，湿浊停留体内，且肥甘又能生热，蕴酿成痰，痰热湿浊聚集体内，引起体重增加，形成肥胖。

(三)缺乏运动

久卧久坐，缺少运动劳作，也是产生肥胖的重要原因。《内经》有"久卧伤气，久坐伤肉"之说，伤气则气虚，伤肉则脾虚，脾气虚弱，运化失司，水谷精微不能输布，水湿内停，形成肥胖浮肿。

(四)久病正虚

久病之人可见气血阴阳虚衰，气虚运血无力，阳虚阴寒内生，血行涩滞，痰瘀湿浊内生，常可形成肥胖。故肥胖不仅能以单一病证出现，亦可表现为其他病证后的继发症状，如消渴病常伴有肥胖。

(五)情志所伤

五脏皆能藏神，情志过极必然影响脏腑的功能，如忧伤肺、怒伤肝、思伤脾、喜伤心、恐伤肾。七情所伤，脏腑气机失调，水谷运化失司，水湿内停，痰湿聚集，亦成肥胖。

(六)疾病

中医学早已认识到肥胖可以是单独的一个病，也可以是继发于其他疾病之后的一个症。两者之间又互相影响。例如消渴与肥胖就有一定的关系，所以喻嘉言说："肥而且贵，醇酒厚味，孰为限量哉？久之食饮酿成内热，津液干涸……愈消愈渴，其膏粱愈无已。"

肥胖的病机转化，一是虚实之间的转化；二是多种病理

学习笔记

学习笔记

产物之间的转化，如气滞血瘀日久常可化热；三是肥胖病变日久常可生他病。如极度肥胖者容易合并消渴（糖尿病）、中风、高血压的症状。

四、西医病因及发病机制

肥胖的发病机制包括以下几个方面：

（一）遗传因素

遗传因素对肥胖的影响主要通过增加机体对肥胖的易感性起作用，肥胖者往往有较明确的家族史。

（二）内分泌因素

包括下丘脑、垂体疾病、库欣综合征、甲状腺功能减退症、性腺功能减退症及多囊卵巢综合征等。

（三）生活方式

不良生活方式可引起肥胖，包括：①饮食过量；②进食行为（食物种类、进食次数、时间等）异常；③运动过少；④饮酒。

（四）药物因素

长期使用糖皮质激素、氯丙嗪、胰岛素等可引起肥胖，为医源性肥胖。

（五）脂肪细胞因子

脂肪细胞内分泌功能的发现是近年来内分泌学领域的重大进展之一。目前研究较多的脂肪细胞因子有脂联素、抵抗素、瘦素及肿瘤坏死因子α等，它们均参与了胰岛素抵抗、脂代谢紊乱、糖代谢异常的发生机制，同样也是肥胖的发病机制。

五、中西医汇通提示

（一）痰浊引起肥胖的机制

如叶天士在《临证指南医案》有云：“凡论病，先论体质……夫肌肉柔白属气虚，外似丰溢，里真大怯，盖阳虚之体，为多湿多痰。”“肥人多痰”是中医的经典理论之一，如《丹溪治法心要·中风》指出“肥白人多痰湿”，《医门法律》也说“肥人复素有热痰”。凡恣食膏粱厚味、过度安逸、情志失常、年老久病等影响脏腑功能，使水液运化失司皆可致痰浊内生而发生肥胖。不仅认识到肥胖这一疾病的形成首先需从体质立论，而且进一步阐述了气虚肥胖的特点以及气虚阳虚体质者多湿多痰的本质。王琦等对肥胖人群的横断面进行调查，结果显示肥胖人群中痰湿质占51.4%，达到半数以上，进一步佐证了肥胖与痰湿质密切相关。故而可知，痰湿质人群易致肥胖。关于痰浊的实质，目前认为与以下几种生理状态的失调有关。

1.与能量代谢酶的关系

能量代谢是能量在体内的转化和利用，ATP是机体能量代谢重要的贮能供能物质。由于物质代谢障碍，引起脂肪等基本供能物质蓄积，进一步导致脂质代谢紊乱。另外，Na^+–K^+–ATP酶在水电解质代谢中亦有重要作用，其功能低下会使水电解质代谢障碍，水液停聚于组织器官从而形成痰浊。

2.与胰岛素抵抗的关系

在胰岛素抵抗的情况下，除血糖异常外，常见血脂或脂蛋白异常，表现为甘油三酯、游离脂肪酸、极低密度脂蛋白水平升高，而高密度脂蛋白水平降低，这些指标的异常恰恰是临床“痰浊”特有的生化指标和物质基础。痰浊证型中存在明显的糖脂代谢紊乱，胆固醇、甘油三酯以及纤维蛋白原明显升高，胰岛素敏感指数下降，表明糖脂代谢紊乱、胰岛素抵抗是临床痰浊证型患者重要的病理生理学基础。

3.与自由基损伤的关系

自由基是体内不断产生并损害自身的病理产物，它与体内大分子结合形成过氧化物，过氧化物可产生大量的醛类、醇类和烃类物质，其中丙二醛（MDA）有很强的生物毒性，极易与磷脂蛋白发生反应，形成脂褐素，成为新的致病因素引起更广泛的损害。有研究认为自由基完全是体内代谢积累下来的“痰浊”。

4.与血流变学的关系

痰证病人血液流变学特征突出表现为血液的浓稠性、黏滞性、聚集性和凝固性增高，而脑血流量减少，指出痰证的血液循环基础是血液流变性的改变；痰证的本质之一是脑血流量降低及动脉硬化。痰湿体质者有全血黏度、红细胞压积、血沉、血小板聚集功能、纤维蛋白原增加及红细胞电泳减慢等

学习笔记

学习笔记

表现,痰湿体质者血液处于"浓、黏、聚、凝"的高黏状态。分析痰证与血瘀证联系及区别的基础上认为血流变异常时,轴流、缘流发生紊乱,是血液中的有形成分和无形成分不循常道的结果,应属于痰证范畴。因此,血液流变学指标作为痰证尤其是无形之痰的研究指标更为合适。

5.与植物神经功能的关系

研究发现,心血管痰证患者的交感神经兴奋性显著高于非痰证患者及正常人,提示痰证患者自主神经功能紊乱,交感神经功能亢进,可导致心跳加快、血压升高、代谢亢进、心悸胸闷、烦躁口干、失眠多梦等。这与中医理论认为的痰即无形之火、火即无形之痰之论相吻合。

6.与细胞因子的关系

目前随着免疫学的发展,发现因痰导致的许多疾病发病的分子机制与细胞因子有关。因痰导致的多种疾病与细胞因子关系密切,由此可以推测,痰邪致病的分子机制与细胞因子紊乱有关,但具体与哪些细胞因子关系最为密切,还需进一步研究。

7.与免疫功能的关系

"痰"和免疫密切相关。"邪之所凑,其气必虚"。人体一旦出现免疫机能异常,则可在体内形成病理性痰邪。有学者认为,免疫复合物,因其大小、性质、浓度的改变;或因机体病理产物、代谢产物清除率下降,沉着于某些器官组织,则引起新的病变,如肾小球肾炎、类风湿性关节炎、红斑狼疮等。免疫复合物不但是痰邪产生的病理基础,其本身亦是构成痰邪的病理物质之一。

(二)生活方式

1.饮食过量及进食行为异常

不良生活方式可引起肥胖,如过食肥甘、暴饮暴食,尤其是过食肥甘厚味是产生肥胖的原因之一。由于暴饮暴食肥甘厚味常可损伤脾胃,水谷运化失司,湿浊停留体内,且肥甘又能生热,蕴酿成痰,痰热湿浊聚集体内,引起体重增加,形成肥胖。一方面是食量过大,吃多了,热量消耗不了,累积起来令人发胖。另一方面是日常膳食中营养摄入不均,如摄入脂肪和糖含量高的食物过多，例如经常食用肥肉、油炸食品、加工肉类、许多加糖的食品（如烘焙食品、饼干）、加糖的果汁、汽水、酒精饮料和精加工的米面等高碳水化合物食品等；其次，蛋白质、维生素、纤维素等营养摄入不足。这样的饮食结构一来容易导致热量摄入过多，二来容易导致胰岛素抵抗，三来还可能导致肠道微生物失衡，这些都是引发肥胖的机制。

学习笔记

2.缺乏运动

体力活动过少，热量消耗就少，自然容易肥胖，尤其人到中年以后，体力劳动量逐渐下降，脂肪常常堆积在腹部与臀部。此外，运动少的人基础代谢率会偏低，基础代谢率偏低就会使得人体消耗热量的能力有所不足，容易发胖。《内经》有“久卧伤气，久坐伤肉”之说，伤气则气虚，伤肉则脾虚，脾气虚弱，运化失司，水谷精微不能输布，水湿内停，中医的久卧久坐，缺少运动劳作，也是产生肥胖的重要原因。

（三）年老体衰

随着年龄的增长，血浆胆固醇及甘油三酯也将增高，而中医学则认为年老气衰，气血津液运行迟缓，津液易凝聚为痰。亦即《景岳全书》中所云“痰之化无不在脾，而痰之本无不在肾”。高脂血症早期可无症状，有些人只表现为形体肥胖，但实际上已发生内在病变，如血液黏度增大，血行迟缓，动脉壁因脂质沉着而变性，到后期则影响心、脑、肾等器官而出现一系列病理改变。肥胖常为衰老的表现，与肾气虚衰关系密切。肾为先天之本，又为水脏，能化气行水，中年以后，肾气由盛转衰，水湿失运，痰瘀渐生，肾气衰退，不能化气行水，致使湿浊内聚，而产生肥胖。

（杨永琴）

第二十七节　痹病（关节痛）

一、概念

痹病（关节痛，arthralgia）指风寒湿热之邪闭阻经络以致

学习笔记

肢体筋骨、关节、肌肉等处发生疼痛、酸楚、重着、麻木，或关节屈伸不利、僵硬、肿大、变形及活动障碍为主要临床表现的病症。

《黄帝内经》中“痹”是广义的，包括肢体、经络、关节、脏腑等，而后世之“痹”仅指筋骨、关节、肌肉的病变。西医症状学中则称“关节痛”。

二、中医认识沿革

《黄帝内经·素问》就设“痹论”专篇，对痹的病因及证候分类有明确的认识。就病因学而言，认为本病的发生与感受风寒湿邪有关，如《素问·痹论篇》云：“所谓痹者，各以其时重感于风寒湿之气也。”在痹的分类上，可根据风寒湿的偏胜将其分为行痹、痛痹、着痹，如《素问·痹论篇》云：“其风气胜者为行痹，寒气胜者为痛痹，湿气胜者为着痹也。”又根据病变部位、发病时间的不同而分为皮、脉、肉、筋、骨痹，《素问·痹论篇》云：“以冬遇此者为骨痹，以春遇此者为筋痹，以夏遇此者为脉痹，以至阴遇此者为肌痹，以秋遇此者为皮痹。”

张仲景《金匮要略·中风历节病脉证并治》中载有“历节”之名，将历节的特点概括为“历节疼，不可屈伸”，并采用桂枝芍药知母汤及乌头汤作为治疗方剂。隋唐时期，巢元方《诸病源候论·风湿痹身体手足不随候》认为体虚外感是引起痹的主要因素；王焘《外台秘要·白虎方五首》述其症状痛如虎咬、昼轻夜重，故称“白虎病”；孙思邈《备急千金要方·治诸风方》首载独活寄生汤治疗痹病，至今仍为临床常用方剂。金元时期，朱丹溪《格致余论·痛风论》首次提出“痛风”病名，认为本病的发生与生活环境有关。

明清时期，张介宾《景岳全书·风痹》概括了痹证的寒热阴阳属性；李中梓《医宗必读·痹》提倡行痹参以补血，痛痹参以补火，着痹参以补脾补气之法，并具体阐明“治风先治血，血行风自灭”的治则；叶天士对于痹证日久不愈则有“久病入络”之说，主张用活血化瘀法并重用虫类药物以活血通络；王清任《医林改错·痹症有瘀血说》认为痹证与瘀血关系密切，可用活血化瘀的身痛逐瘀汤治疗。

学习笔记

三、中医病因病机

(一)病因

1.禀赋不足:素体亏虚,卫外不固,或脾虚运化失常,气血生化乏源,易感外邪,如《诸病源候论·风湿痹候》云:“由血气虚,则受风湿,而成此病。”

2.外邪入侵:风、寒、湿、热之邪为本病发病的外部条件。因久居湿地,涉水冒雨,睡卧当风,水中作业,冷热交错,或风寒湿痹日久不愈,郁而化热,亦可由于阳虚之体,而致风寒湿热之邪乘虚侵袭人体,留注经络而成痹证。正如《素问·痹论篇》云:“风寒湿三气杂至,合而为痹也。”

3.饮食不节:过食肥甘厚味,伤及脾胃,酿生痰热,痰瘀互阻,导致经络瘀滞,气血运行不畅,故发为痹证。如《中藏经·论肉痹》云:“肉痹者,饮食不节,膏粱肥美之所为也。”

4.年老久病:年老体虚,肝肾不足,肢体筋脉失养;或病后气血不足,腠理空疏,外邪乘虚而入。如《济生方·痹》云:“皆因体虚腠理空疏,受风寒湿气而成痹也。”

5.劳逸不当:劳欲过度,精气亏损,卫外不固;或激烈活动,耗损正气,汗出肌疏,外邪乘袭。

此外,跌仆外伤,损及肢体筋脉,气血经脉痹阻,亦与痹证发生有关。

(二)病机

痹证的主要病机,概而论之有风、寒、湿、热、痰、瘀、虚七端。在一定条件下可相互影响,相互转化,引起经络痹阻,气血运行不畅,从而导致痹证的发生。风、寒、湿、热病邪为患,各有侧重,风邪甚者,病邪流窜,病变部位游走不定为行痹;寒邪甚者,肃杀阳气,疼痛剧烈为痛痹;湿邪甚者,病邪重着、黏滞,病变部位固定不移为着痹;热邪甚者,煎灼阴液,病变部位热痛而红肿为热痹。另外,风、寒、湿、热病邪又可相互作用。痹证日久不愈,气血津液运行不畅则血脉瘀阻,津液凝聚,痰瘀互结,闭阻经络,病邪入骨,出现关节肿胀、僵硬、畸形等症,甚至深入脏腑,出现脏腑痹的证候。

学习笔记

四、西医病因与发病机制

引起关节痛的疾病种类繁多,病因复杂,常见的有以下几类:

(一)外伤性

1.急性损伤:因外力碰撞关节或使关节过度伸展扭曲,关节骨质、肌肉、韧带等结构损伤,造成关节脱位或骨折,血管破裂出血,组织液渗出,关节肿胀而引起疼痛。

2.慢性损伤:持续的慢性机械损伤,或急性外伤后关节面破损留下粗糙瘢痕,使关节润滑作用消失,长期摩擦关节面,产生慢性损伤。长期负重,使关节软骨及关节面破坏;关节活动过度,可造成关节软骨的累积性损伤;关节扭伤处理不当或骨折愈合不良,畸形愈合所致负重不平衡,造成关节慢性损伤。

(二)感染性

细菌直接侵入关节内,如外伤后细菌侵入关节;败血症时细菌经血液到达关节内;关节邻近骨髓炎、软组织炎症、脓肿蔓延至关节内;关节穿刺时消毒不严或将关节外细菌带入关节内。常见的病原菌有葡萄球菌、肺炎链球菌、脑膜炎球菌、结核杆菌和梅毒螺旋体等。

(三)变态反应性和自身免疫性

1.变态反应性关节炎:因病原微生物及其产物、药物、异种血清与血液中的抗体形成免疫复合物,流经关节沉积在关节腔,引起组织损伤和关节病变。如类风湿关节炎、细菌性痢疾、过敏性紫癜和结核菌感染所致的反应性关节炎。

2.自身免疫性关节炎:外来抗原或理化因素使宿主组织成分改变,形成自身抗原刺激机体产生自身抗体,引起器官和非器官特异性自身免疫病。关节病变是全身性损害之一,表现为滑膜充血水肿,软骨进行性破坏,导致关节畸形。如类风湿关节炎,系统性红斑狼疮引起的关节病变。

(四)退行性关节病

又称增生性关节炎或肥大性关节炎。分为原发性和继发性两种。原发性无明显局部病因,多见于肥胖老人,女性多

学习笔记

见，有家族史，常有多关节受累。继发性骨关节病变多有创伤、感染或先天性畸形等基础病变，并与吸烟、肥胖和重体力劳动有关。多由于关节的炎症或慢性损伤、局部损伤等引起关节面发生退行性改变，软骨下骨板反应性增生，形成骨刺，导致关节肿胀、疼痛及功能受限。

（五）代谢性骨病

维生素D代谢障碍所致的骨质软化性骨关节病，如阳光照射不足、消化不良、维生素D缺乏和磷摄入不足等。各种病因所致的骨质疏松性关节病，如老年性、失用性骨质疏松；脂质代谢障碍所致的高脂血症性关节病；某些代谢内分泌疾病如糖尿病性骨病、皮质醇增多症性骨病、甲状腺或甲状旁腺疾病引起的骨关节病等均可引起关节疼痛。

（六）骨关节肿瘤

良性肿瘤如骨样骨瘤、骨软骨瘤、骨巨细胞瘤和骨纤维异常增殖症。恶性骨肿瘤如骨肉瘤、软骨肉瘤、骨纤维肉瘤、滑膜肉瘤和转移性骨肿瘤。

五、中西医汇通提示

1.痹病有广义、狭义之分，以肌肉、筋骨、关节酸痛、麻木、重着、屈伸不利，甚或关节肿大变形为主要表现的是狭义的痹病，从概念来说，只有痹病的狭义概念属于西医关节痛的范畴。

2.在中西医结合风湿病的研究中，王兆铭教授提出了“风湿四病”的概念，即风湿、类风湿、强直性脊柱炎和风寒湿性关节痛。风寒湿性关节痛就是民间俗称的“老寒腿”，西医称之为良性关节炎。将“风寒湿性关节痛”纳入风湿病的范畴，是王兆铭教授的一大贡献。

3.在“风湿四病”中除风寒湿性关节痛外都属于变态反应性疾病或自身免疫性疾病。其实中医的“风湿”之名，就形象地反映了变态反应性疾病或自身免疫反应的特征。风善行而数变，中医学中常常把变化极快的疾病都以“风”来命名，如中风、风痰哮、风疹等。至于湿，其性黏滞、重浊、下趋，都是自身免疫性疾病的疾病特点，有人用组织胺电游子透入试验

学习笔记

和出入液量的变化观察，发现利湿类中药的作用机制除了能促使水湿的排除外，更重要的是能改变机体对组胺的反应性。已知组胺是变态反应的炎症因子，可见湿邪的存在即昭示了免疫反应的不断进行。

（伊　琳）

第二十八节　骨质疏松

一、概念

中医学将骨质疏松症（osteoporosis，OP）归属为“骨痿”、“骨痹”、“骨枯”等范畴，主要是由于肾精不足、骨失滋养导致的全身骨骼的慢性退行性疾病。而西医则认为骨质疏松症是以骨量减少、骨质量受损及骨强度降低，导致骨脆性增加、易发生骨折为特征的全身性骨病。其临床表现主要为四肢长骨、脊柱、承重骨等全身骨痛，脊柱变形及易于发生脆性骨折等。有研究表明，中国大陆地区40岁以上人群骨质疏松症的发病率约为24.6%，约有1.4亿患病人群。随着人口老龄化程度的加剧，骨质疏松症的发病率逐年上升，目前尚无有效的治疗方法。

二、中医历史沿革

中医并无“骨质疏松”这一病名，但根据其临床表现，将其归属为“骨痿”、“骨痹”、“骨枯”等范畴，早在马王堆汉墓帛书就已经提出：“凡彼治身，务在积精……虚实有常，慎用务忘，勿困勿穷，筋骨凌强。”强调筋骨的强弱与精气有关，精盛则筋骨强健。《吕氏春秋·尽数》：“流水不腐，户枢不蠹，动也。形气亦然，形不动则精不流，精不流则气郁，郁处足则为痿。”指出筋骨的强弱与运动有关。此后各个时期的医家对于骨质疏松的认识可谓百家争鸣。

（一）《黄帝内经》对于骨质疏松的认识

在《黄帝内经》中，提出了“骨痹”、“骨痿”、“筋骨”、“腰背痛"的基本概念,并对其病因病机有了初步认识。《素问·五脏生成篇》对肾、肝与骨的生理进行了论述,认为"肾之合骨也,其荣发也, 其主脾也";《素问·宣明五气篇》"肾主骨"、"五脏所主:心主脉,肺主皮,肝主筋,脾主肉,肾主骨,是谓五主"。《素问·解精微论》"髓者骨之充也";《素问·阴阳应象大论》云"北方生寒,寒生水,水生咸,咸生肾,肾生骨髓,髓生肝";《素问·上古天真论》指出"女子七岁,肾气盛,齿更发长。二七而天癸至,任脉通……四七,筋骨坚……七七,任脉虚,太冲脉衰少,天癸竭,地道不通,故形坏而无子也。丈夫八岁,肾气实……二八,肾气盛,天癸至……四八,筋骨隆盛……七八,肝气衰,筋不能动,天癸竭,精少,肾脏衰,形体皆极……今五脏皆衰,筋骨懈堕,天癸尽矣"。从人的生长壮老已论述了骨的生长发育规律。《素问·痿论》对肾、肝与骨的病理进行了论述,认为"肾者水脏也,今水不胜火,则骨枯而髓虚,故足不任身,发为骨痿";"肾气热,则腰脊不举,骨枯而髓减,发为骨痿"。《素问·上古天真论》云"肝气衰,筋不能动",阐明了肾与骨、髓与骨、肝与骨之间的生理关系,为指导临床辨证论治提供了理论依据。脾与骨的生理病理:《灵枢·决气》云"谷入气满,淖泽注于骨";《灵枢·本神》云"脾气虚则四肢不用";《素问·太阴阳明论》云"今脾病不能为胃行其津液,四肢不得禀水谷气,气日以衰,脉道不利,筋骨肌肉,皆无气以生,故不用焉"。外邪导致骨病:《素问·长刺节》云"病在骨,骨重不可举,骨髓酸痛,寒气至,名曰骨痹";《素问·痹论》云"骨痹不已,复感于邪,内舍于肾"。《内经》奠定了"肾主骨"的基础理论,认为骨质疏松症与肾气热、肾阴虚、肝气衰、脾气虚和外邪侵袭相关。

(二)《诸病源候论》对于骨质疏松的认识

隋·巢元方《诸病源候论》系统全面论述了骨质疏松症病因病机,丰富了肾主骨理论。《诸病源候论·卷十五·五脏六腑病诸候》:"五谷五味之津液悉归于膀胱,气化分入血脉,以成骨髓也。"《诸病源候论·卷五·腰背病诸候》:"肾主腰脚。肾经虚损, 风冷乘之, 故腰痛也。"《诸病源候论·卷五·腰背病诸候》:"凡腰痛有五:一曰少阴,少阴肾也,七月万物阳气伤,是

学习笔记

学习笔记

以腰痛。二曰风痹，风寒著腰，是以痛。三曰肾虚，役用伤肾，是以痛。四曰肾腰，坠堕伤腰，是以痛。五曰寝卧湿地，是以痛。”论述了肝、肾和外邪与骨的关系。《诸病源候论·卷三·虚劳病诸候虚劳伤筋骨候》：“肝主筋而藏血，肾主骨而生髓。虚劳损血耗髓，故伤筋骨也。”《诸病源候论·卷三·虚劳病诸候虚劳风痿不随候》：“夫风寒湿三气合为痹。病在于阴，其人苦筋骨痿枯，身体疼痛，此为痿痹之病。”病久不愈导致骨髓空虚。《诸病源候论·卷二十四·骨注候》：“注者住也，言其病连滞停住，死又注易傍人也。凡人血气虚，为风邪所伤，初始客在皮肤，后重遇气血劳损，骨髓空虚，遂流注停滞，令人气血减耗，肌肉消尽……柴瘦骨立，故谓之骨注。”这与现代医学对骨质疏松症的认识有相似之处。巢元方进一步阐述肝、脾和外邪与骨质疏松的关系，还提出了病久不愈导致骨髓空虚的观点。

（三）孙思邈对于骨质疏松的认识

孙思邈丰富了肾虚和外邪导致骨质疏松症的理论认识，《备急千金要方·卷十九·骨虚实第六》：“论曰：骨虚者酸疼不安，好倦，骨实者苦烦热。凡骨虚实之应，主于肾膀胱。若其腑藏有病从骨生，热则应藏，寒则应腑。”“骨极者，主肾也。肾应骨，骨与肾合……若肾病则骨极，牙齿苦痛，手足痟疼，不能久立，屈伸不利。”《诸病源候论·卷五·腰痛候》：“肾主腰脚，肾经虚损，风冷乘之，故腰痛也。又邪客于足少阴之络，令人腰痛引少腹，不可以仰息。”孙思邈的论述与现代文献描述骨质疏松症的临床表现如足跟痛、不能久站立相一致。

（四）陈直对于骨质疏松的认识

宋·陈直第一次提出了近似于现代骨质疏松症定义的名词“骨肉疏薄”。《养老奉亲书·春时摄养第九》：“缘老人气弱、骨疏，怯风冷，易伤肌体。”《养老奉亲书·冬时摄养第十二》：“高年阳气发泄，骨肉疏薄，易于伤动，多感外疾，惟早眠晚起，以避霜威。”“骨肉疏薄”的描述与现代对骨质疏松症的认识更为相似，认为人进入老年之后，气血渐衰，真阳气少，易于动伤，与骨质疏松症现代临床研究证实肾阳虚证居首位并易骨折的临床认识基本一致。

学习笔记

(五)李东垣对于骨质疏松的认识

李杲在《脾胃论·脾胃盛衰论》云："脾病则下流乘肾，土克水则骨乏无力，是为骨蚀，令人骨髓空虚。"在《活法机要·虚损证》云："虚损之疾……自下而损者，一损损于肾，故骨痿不能起于床，二损损于肝，故筋缓不能自收持，三损损于脾，故饮食不能消克也，故心肺损则色弊，肝肾损则形痿，脾胃损则谷不化也。"明确提出肾、肝和脾损也可致筋骨不利。

(六)薛己对于骨质疏松的认识

明·薛己《正体类要·主治大法》谓"筋骨作痛，肝肾之气伤也"；《寿世保元》中所述："痿者，手足不能举持是也，又名软风……此症属血虚，血虚乃阴虚，阴虚生内热，热则筋弛，步履艰难而手足软弱，此乃血气两虚"。他明确提出肝肾气伤、肾气虚、血气两虚均导致骨质疏松症。

(七)王清任对于骨质疏松的认识

王清任在《医林改错·卷下·痹证有瘀血说》中明确提出了"痹证有瘀血"的学术论点，很多医家认为，痹证属风湿或风湿性关节炎或骨病，据考证，痹证所包含的病证还有骨质疏松症。"凡肩痛、臂痛、腰疼、腿疼，或周身疼痛，总名曰痹证。明知受风寒，用温热发散药不愈，明知有湿热，用利湿降火药无功，久而肌肉消瘦，议论阴亏，随用滋阴药，又不效。至此便云：病在皮脉，易于为功，病在筋骨，实难见效。因不思风寒湿热入皮肤，何处作痛。入于气管，痛必流走；入于血管，痛不移处。如论虚弱，是因病而致虚，非因虚而致病。总滋阴，外受之邪，归于何处？总逐风寒、去湿热，已凝之血，更不能活。如水遇风寒，凝结成冰，冰成风寒已散。明此义，治痹证何难。古方颇多，如古方治之不效，用身痛逐瘀汤。"王清任有关痹证有瘀血说的论述，也提到"病在筋骨，实难见效"的说法，说明久病瘀血，病在筋骨，治疗有难度并提出了治疗痹证的诸多方法。

三、中医病因病机

关于骨质疏松症的中医病因病机，各医家尚无一致的观点，均有自己的论述，但普遍认为骨质疏松症乃是一个涉及

学习笔记

多器官、多脏腑的复杂病变，其发生与肾、脾、肝、血瘀等均有关系，其中肾亏为主要病因，肝虚乃关键因素，脾虚是重要病因，血瘀则为促进因素。

（一）肾虚与骨质疏松

《素问·六节藏象论》云："肾者，主蛰封藏之本，精之处也，其华在发，其充在骨，为阴中之少阴。"阐述了骨骼依赖于骨髓的滋养，骨髓又为肾中精气所化生，肾中精气的盛衰决定着骨骼生长发育的强健与衰弱。肾精充足则骨髓化生有源，骨得髓养而坚固、强健有力；肾精亏虚则骨骼失养而痿弱无力，出现骨髓空虚，骨骼脆弱而发生骨质疏松症，出现腰背酸痛、膝软等临床症状。

中医理论认为，肾的主要功能是促进人体的生长、发育和逐步具有生殖功能。精是构成人体和维持人体生命活动的物质基础，是生命之源。肾藏精主骨，为先天之本，生命之根。肾所藏先天之精和后天之精相辅相成，紧密结合而形成肾之精气。《医经精义》曰："肾藏精，精生髓，髓生骨，故骨者肾之所合也……盖髓者，精之所生也，精足则髓足，髓在骨内，髓足则骨强。"《素问·痿论》曰："肾者水脏也，今水不胜火，则骨枯而髓虚，故足不任身，发为骨痿。"对于女性来说，肾之精气充足与否与卵巢功能的强弱关系密切，如果肾精亏虚，卵巢功能减退，激素水平下降，骨形成与骨吸收失去平衡，进而引发骨质疏松的出现。

（二）脾虚与骨质疏松

《灵枢·本神》云："脾气虚则四肢不用。"《素问·太阴阳明论》云："今脾病不能为胃行其津液，四肢不得禀水谷气，气日以衰，脉道不利，筋骨肌肉，皆无气以生，故不用焉。"《素问·五脏生成》所谓："肾之合骨也，其荣发也，其主脾也。"《素问·生气通天论》云："是故谨和五味，骨正筋柔，气血以流，腠理以密，如是则骨气以精，谨道如法，长有天命。"由此可见，脾虚在骨质疏松症的发病中起着重要的作用。《诸病源候论·卷十五·五脏六腑病诸候》："五谷五味之津液悉归于膀胱，气化分入血脉，以成骨髓也。"张从正《儒门事亲》中描述："皮痹不已，而成肉痹。肉痹不已……而成骨痹。"认为骨质疏松症的成因是渐进缓慢的发展过程。《医宗必读·痿》曰："阳明虚则血气少，不能润养宗筋，故弛纵，宗筋纵则带脉不能收引，故足痿不用。"李杲在《脾胃论·脾胃盛衰论》云："脾病则下流乘肾，土克水则骨乏无力，是为骨蚀。令人骨髓空虚。"《活法机要·虚损证》云："虚损之疾……自下而损者，一损损于肾，故骨痿不能起于床；二损损于肝，故筋缓不能自收持；三损损于脾，故饮食不能消克也……脾胃损则谷不化也。"这明确提出肾、肝和脾损也可致筋骨不利。

（三）血瘀与骨质疏松

骨骼强健与否有赖后天气血之充养，气血对骨骼的滋养是骨骼维持正常形态和功能的关键，而一旦瘀血阻滞，脉络不通，骨失所养，必发为"骨痿"。老年期生理多有潜在"多虚多瘀"的特点。《灵枢·营卫生会》篇说："老者之气血衰，其肌肉枯，气道涩。"《景岳全书》云："凡人之气血，犹源泉也，盛则流畅，少则壅滞，故气血不虚则不滞，虚则无有不滞者。"清代王清任《医林改错》也认为："元气既虚，必不能达于血管，血管无气，必停留而瘀。"肾为先天之本，为气之根，血液的运行必赖元气的推动，元气为肾精所化，肾精不足，无源化气，必致血瘀。老年人肾精不足，元气渐衰，故血运缓慢而成瘀；或肾阳衰惫，温煦失职，阴寒凝滞，血行不畅，留而成瘀；或肾阴不足，虚火灼津，而致津液凝聚，血液不通而成瘀。可见，各种原因导致的潜在血瘀是老年期的一种生理状态，是OP者重要的病理基础。尤其是绝经后妇女，由于元气虚衰，血行无力迟缓，瘀阻脉络；同时，血海无盈，脉道滞塞不畅，血液留滞骨骼而为"瘀"，瘀血不去，新血不生，骨骼失养，发为骨痿。此外，随着年龄的增长，肾气虚衰、寒热过度、情志过激均可导致血瘀，而瘀血作为致病因素，又可加重肾虚，故本病肾虚为本，血瘀为标，二者相兼并存，成为血瘀而致"骨不坚"的基本病理改变。《读医随笔》中云："经络之中必有推荡不尽之瘀血，若不速除，新生之血不能流通，元气终不能复，甚有传为劳损者。"因此，血瘀是OP发病的一个重要环节；另一方面，OP临床常见症状主要以腰背痛多见，表现为疼痛持久，痛处固定不移，王清任在《医林改错》中明确指出"痛不移处"或

学习笔记

学习笔记

"痹证疼痛"定有瘀血，可以认为OP疼痛最主要的原因是血瘀。

（四）肝虚与骨质疏松

《素问·痹论篇》："痹在于骨则重，在于脉则血凝而不流，在于筋则屈不伸。"《景岳全书·非风》："筋有缓急之病，骨有痿弱之病，总由精血败伤而然。"中医理论认为，肝藏血，主筋，司运动。肝气衰弱，血不养筋，则动作迟缓不灵活，易于疲劳，不能久立。古有"肝肾同源，乙癸同源，精血同源"之说。肝与肾经脉相连，五行相生，肝为肾之子，肾为肝之母。精血互生，肝藏血，肾藏精，精血互化。肝肾为精血之源，骨骼的生长发育和修复有依赖于精血的营养滋润，肝肾亏虚则精血无源，无以生精养骨，髓枯筋痿，发为骨痿。由于年老体衰，且妇女一生经、孕、产、乳，数伤于血，若肝藏血功能减退，可形成肝贮存血量不足，而致肝血虚，机体各部分得不到足够的血液营养，气血虚衰同样推动老年性骨质疏松症的演变。清代名医叶天士认为"女子以肝为先天"，使肝在女性衰老中的地位尤显突出。尤其是绝经后女性处在多事之秋，多有情志不遂，影响肝之疏泄，致气机郁滞，血行不畅；甚而气郁化火，灼伤肝阴而致肝阴不足。《素问·上古天真论》曰："肝气衰，筋不能动。"肝气郁结，若影响于脾，则脾失健运，气血化生不足而不能濡养筋骨，导致肾精亏虚，使骨髓失养，髓枯筋燥，痿废不起，而导致骨质疏松的发生。肝失疏泄，肝气郁滞，则发为气滞血瘀，导致冲任功能失常，月经不调，甚至引发闭经与卵巢功能衰退，激素水平紊乱，进而加剧绝经后骨质疏松症的发生发展。《临证指南医案·肝风》云："肝为风木之脏，因有相火内寄，体阴用阳，其性刚，主动主升。"故绝经后妇女易处于"阴常不足，阳常有余"的状态，易出现肝阴血亏。原发性骨质疏松多见于老年女性，相当一部分妇女于绝经后几年中肝郁等诸证明显，同时骨矿含量快速下降，骨密度较正常同龄妇女低，证明肝郁与骨质疏松症有着密切的关系。

（五）外邪与骨质疏松

正虚邪侵，卫外不固，使气血闭阻，骨失所养，髓虚骨疏。《素问·痿论》曰："有渐于湿，以水为事，若有所留，居处伤湿，肌肉濡渍，痹而不仁，发为肉痿。”若由于坐卧湿冷之地，或饮酒当风，或其体弱腠理不密，抗邪无力，寒湿之邪乘虚而入，损伤正气，使肝肾精血亦亏，肾主骨生髓，骨髓失养，则加重骨质疏松症的出现，同时寒湿之邪凝滞于关节筋骨，致痹阻经脉，久留不去，使气血运行不畅，筋骨失养，而发骨痿，如《素问·六元正纪大论》谓：“感于寒，则病人关节禁锢，腰椎痛。”《诸病源候论·卷二十四·骨注候》谓：“凡人血气虚，为风邪所伤，初始客在皮肤，后重遇气血劳损，骨髓空虚……令人气血减耗，肌肉消尽……柴瘦骨立。”肾虚又外受风寒之邪，或者过劳损伤肾又伤及腰，或者外受湿邪，均可引起痛。这说明风寒湿等诱发人体筋骨和身体疼痛，即外感风邪可诱发骨质疏松等骨类疾病。明代王肯堂《证治准绳》指出“五劳、五志、六淫，尽得成五脏之热以为痿也”，进一步说明骨质疏松的发生与外来之邪密切相关。

四、西医病因及发病机制

骨质疏松的发病原因一般可分为原发性及继发性两种，前者可包括绝经后骨质疏松（Ⅰ型骨质疏松）、老年性骨质疏松（Ⅱ型骨质疏松）及特发性骨质疏松（包括青少年型）。继发性骨质疏松症指继发于某些药物治疗和某些别的原因抑或疾病所致的骨质疏松，几种常见病因包括内分泌代谢性疾病、长期使用影响骨代谢的药物、营养摄入及吸收不良等。原发性骨质疏松症可见于不同性别及不同年龄，但一般多见于绝经后妇女，也可见于男性及老年人群。绝经后骨质疏松指内源性雌激素分泌不足所致，老年性骨质疏松指骨重建速率、钙、维生素D等综合因素、矿物质的代谢主要发生在肠及肾脏和分泌甲状旁腺激素的量等综合考量的结果，而青少年型骨质疏松主要发生在青少年，病因尚未清楚。

骨质疏松的发病机制即骨吸收及骨代谢两方面联合在体内代谢过程中出现障碍，致使体内钙磷代谢不平衡，最终导致骨密度降低，进而导致骨质疏松的发生。也就是说，体内成骨细胞和破骨细胞的动态稳态被破坏。

学习笔记

学习笔记

(一)衰老因素

人类一生中骨骼总处于新陈代谢中,青少年时骨骼形成的速度远远超过骨骼吸收的速度。伴随年龄的增加,骨骼吸收的速度要超过骨骼重建的速度,进而引起骨量降低,导致骨质疏松形成。有实验研究证实,85岁妇女的椎体、髋部、前臂及肱骨骨折的风险是45岁妇女组8倍。提示衰老是导致骨折发生的重要因素之一。

(二)年龄及性别因素

有研究证实,年龄每增长10岁,骨质疏松症患病风险加剧1.4~1.8倍。年龄超过70岁的女性患者高达80%~90%,男性患者高达48%~56%;超过80岁的女性患病风险高达85%~100%,男性患者高达60%~65%。流行病学研究表明,50~69岁女性患有骨质疏松的超过50%,而50~69岁男性患有骨质疏松平均27.51%,男性和女性之间患病率差异有统计学意义($P<0.01$);而且女性患病率约为男性2.73倍。

(三)遗传因素

随着遗传学、分子生物学等学科研究的不断深入,人们已经逐渐认识到疾病的发生和人类的遗传基因有着密不可分的联系,骨密度乃至骨折发生的高风险都有明显的遗传性。有数据表明,突变发生于ER基因可导致人体骨密度降低,ER基因多态性也许和骨质疏松症的发生有着密不可分的关系。有实验研究表明,I型骨质疏松症的发病和遗传基因间存在密切关联。数据表明,80%女性峰值骨量的改变是因遗传因素所致,遗传因素可作为女性骨峰值骨量改变的最不可或缺的独立影响因素之一。

(四)内分泌紊乱

对于绝经性骨质疏松症来说,绝经后女性雌激素分泌量显著下降,以雌二醇及雌醇下降最明显。雌激素主要通过和成骨细胞膜上的雌激素受体相结合而发挥生理作用,进一步促进骨的生成,并且可抑制破骨细胞内的溶酶体发挥作用,可使得骨切片产生凹陷功能降低,进而改变破骨细胞的功能。

(五)骨代谢局部调节因子调控机制障碍

骨骼部分细胞能够分泌多种调节因子,主要对于局部细胞发挥生理作用。骨骼细胞对前骨细胞的增殖、分化和成骨细胞及破骨细胞的调节主要是通过自分泌及旁分泌的作用进行调节。众多调节生理机制发生故障,即可导致骨骼形成-骨骼吸收的生理过程失衡,导致骨吸收幅度升高,出现骨质疏松。

(六)摄入营养因素下降

保持骨量的两种重要元素——营养和矿物盐,是必不可少的。由于年老者牙齿脱落和消化能力下降,导致他们摄取营养物质、钙和铁等微量元素都下降,乃至导致严重不足。摄取蛋白质过多抑或量不够都会对体内钙平衡及骨钙含量发挥负性调节的生理作用,低蛋白饮食可抑制体内胰岛素生长因子1(insulin-like growth factor,IGF-1)的活性,可影响骨骼的完整性, 在骨代谢过程中,IGF-1不仅可调控钙磷的代谢,而且能促进骨小梁和骨皮质的形成速度。

(七)缺乏运动量

人体处在恰当的负荷量时, 可使得骨骼转换率大幅提高,进而促进成骨细胞的生物活性状态,减弱破骨细胞的有效发挥,使得骨量丢失明显降低,使得骨骼重构能力及骨量的累积大幅提高。合适量的运动量可减轻临床症状,可减缓患者的腰背痛的病理状态。年纪大的患者应多进行有氧运动,从而达到延长骨质疏松出现年限的目的。

(八)不良生活习惯

骨质疏松的发生和以下因素密切相关, 如长期吸烟、饮酒等不良生活习惯,带有不良嗜好的人群更易导致骨质疏松的发病。Kim等研究认为, 长期暴露在二手烟环境下的绝经后妇女与骨质疏松症的发病率呈正相关。除此之外,高糖高脂饮食,常常饮用茶水、咖啡及碳酸饮料等不良习惯,同样会提高骨质疏松发生的风险。

五、中西医汇通提示

(一)骨代谢标志物与肾虚

中医学认为骨质疏松属于“骨痿”、“骨痹”的范畴,瘀血

学习笔记

学习笔记

不去，新血不生，血瘀气不行则“不通则痛”，血瘀可致气血流通障碍，水谷精微不能布散周身以濡养脏腑，从而加重肾虚，骨髓不得充润，使“骨痿”病情加重。骨细胞代谢是在血液微循环中完成的，研究证实，血瘀造成骨内微循环障碍，如血液长期处于高凝状态，细胞与体液之间不能进行正常的物质交换，从而引起钙、磷及骨细胞和破骨细胞活性改变，骨代谢发生异常，骨转换速率加快，加速了骨量丢失的进度，最终导致骨矿物质密度（BMD）下降，发生骨质疏松。张波等骨质疏松症肾虚血瘀证与骨吸收标志物的相关性研究，证实骨质疏松症中医证型与骨吸收标志物I型胶原C末端肽（S-CTX）及骨密度、25-羟维生素D、雌二醇等检测值呈一定的相关性，且肾虚血瘀型与其他型各检测值比较，均有显著性差异。任之强等通过检测女性原发性骨质疏松症（POP）“肾虚血瘀”证患者不同年龄段血细胞参数及骨代谢标志物水平，探讨“血瘀”与骨代谢相关性，发现POP患者血瘀引起骨代谢异常，骨转换和骨量丢失加快，发生骨质疏松。帅波等通过探讨原发性骨质疏松症患者中医证候与血清骨转换标志物β-Crosslaps、N-MID和PINP水平、血清IL-6、TNF-α含量及疼痛分级的相关性，证实骨转换标志物β-Crosslaps及血清IL-6、TNF-α含量与中医本痿标痹证候积分存在正相关，可作为病情进展评价及疗效判定的指标，为阐述“本痿标痹”的病机提供部分临床依据。

（二）OPG/RANK/RANKL 信号调控机制表达与血瘀

随着现代医学的发展，OPG/RANK/RANKL信号轴的发现可以说是现代分子生物学的一大突破，其不但为骨质疏松症的认识与治疗提供了新的思路，并且在骨科多领域已被广泛应用。中医学认为，瘀者，瘀阻不通也。若瘀于骨，则致骨内之血行闭塞而不通渐成瘀血。若瘀血长久停于骨内，气血痹阻于骨外，而使骨不得濡养，最终则可导致骨枯髓虚、足不任身的骨质疏松症的发生。笔者通过阅读文献发现，通过补虚活血论治OP，OPG/RANK/RANKL信号表达将发生一系列变化。具体如下，陈奇红等通过造模发现，补肾活血颗粒（熟地黄、山药、杜仲、附子、肉桂、山茱萸、枸杞子、桃仁、红花、甘

学习笔记

草)干预骨质疏松大鼠可明显增加其骨密度,并同时通过免疫组化染色发现,补肾活血颗粒能有效抑制其RANKL mRNA及其蛋白表达水平,同时可以增高其OPG、RANK mRNA及其蛋白的表达水平。李鸿泓等应用补肾健脾方治疗脾肾两虚型骨质疏松症的大鼠模型发现,OPG、胃动素等水平得到上调,同时抑制RANKL,下调血管活性肠肽(vasoactive intestinal peptide,VIP)。同时,郑召民等利用活血药川芎等能够降低骨内高压,从而有效验证了活血化瘀法在OP病程治疗中应用的科学性。沙鑫等研究发现,活血类中药提取物丹参素可通过Akt(Akt是由RANKL在破骨细胞生成过程中激活的一种信号转导分子)下调磷酸化水平,其降低了RANKL对破骨细胞的分化及骨吸收的促进作用,从而达到防治OP的作用。

(三)神经内分泌激素与骨枯髓空

依据中医"肾藏精,生髓主骨"理论,国内众多学者认为"肾精不足,髓亏骨枯"是原发性骨质疏松症发生的主要病机,现代医学研究表明,肾的盛衰与骨矿含量呈负相关,随着年龄的增长,肾虚证的发生率逐渐升高,骨矿含量逐渐减少,其现代生物学机制表现在下丘脑-垂体-靶腺轴(肾上腺、甲状腺、性腺、胸腺轴)的调控失常。其4个靶腺轴中,神经内分泌激素是关键信号传导分子,在骨质疏松的发生发展过程中起着重要作用。研究认为,绝经后,由于雌激素缺乏,引起成骨细胞、破骨细胞、骨细胞异常凋亡,导致骨形成、骨吸收脱耦联,骨矿含量迅速下降、骨密度减低,包括下丘脑组织的细胞因子、多种生长因子及其信号传导通路失调、肠钙-骨钙代谢紊乱等。雌激素在骨组织中通过增加氧化剂防御来阻止骨吸收,通过降低破骨细胞中硫氢基抗氧化剂量而致破骨细胞处于致敏状态,形成破骨细胞瘤标志物,使细胞因子的活性氧表达量增加,最终加速了破骨细胞对骨的再吸收而形成骨质疏松。男性睾酮水平下降导致性功能减退,导致骨质疏松的发生。甲状腺分泌的甲状腺激素对骨代谢具有广泛的调节作用,在成骨细胞膜上存在T_3受体,还能影响破骨细胞的活性和数量。甲状腺激素对骨组织的作用,除可影响骨的生长、

学习笔记

发育和成熟外，还对成熟骨组织的骨重建有显著作用。而降钙素可直接作用于破骨细胞受体，使细胞内Ca^{2+}转入线粒体，抑制破骨细胞活性，还能抑制大单核细胞转变为破骨细胞，从而减少骨吸收。肾虚导致骨枯髓空，是老年骨质疏松发生的关键，肾脏的羟化酶系统对骨代谢过程具有极为重要的调节作用，包括刺激骨髓间充质干细胞（BMSCs）成骨分化，促进局部骨生成。随着“骨枯髓空”，肾脏的羟化酶系统（1α-羟化酶和24-羟化酶）的合成也逐渐减少，神经内分泌系统功能紊乱，大量的神经细胞萎缩死亡，神经元内神经递质的合成与分泌明显减少，从而内分泌激素调节失衡，性激素、神经内分泌系统激素以及骨代谢调节细胞因子的分泌逐渐减少，进一步加重骨质疏松的发展，形成恶性循环。

（四）后天之本与骨质疏松症

脾为后天之本，气血生化之源，为气机升降之枢，能够化生并布散精微，灌溉四旁。脾气健则荣卫充，方能和调于五脏，洒陈于六腑，充养四肢百骸。因此，骨的正常生长亦离不开后天气血的荣润。若脾胃功能衰惫，健运失司，枢机滞寒，化源不振，则无以养骨荣髓。骨骼失养，发为骨枯髓减进而成为骨痿。祖国医学的脾胃功能与西医学的消化功能接近，不少研究发现表明，脾虚证患者有不同程度的蛋白质、脂类、碳水化合物、微量元素及维生素等营养物质吸收障碍，从现代医学角度看，中医理论体系的脾气虚证是涉及消化吸收、营养物质代谢、能量代谢、血液循环、免疫及神经内分泌等多系统功能失调的病证。如果患者消化功能不良，其对维生素D_3、钙等所需品不能充分吸收。应用健脾方药可以促进1,25-$(OH)_2D_3$的生成，促进肠道对钙、磷等微量元素、氨基酸及蛋白质等营养物质的吸收。因此，脾的功能是否正常对骨质疏松症的发生有着重要的影响。临床研究显示，张东升采用中成药归脾丸加服西药补钙剂治疗本病34例，并与西药补钙剂组作对照，结果中药加钙组总有效率为82.4%，对照组为50.0%。邓伟强筛选脾肾气虚型OP患者20例，在对照组的基础上加用参苓白术散合右归丸，饮食不佳、胃脘不适者加焦三仙。6个月后对照组BMD为（701±8）$mg\cdot cm^{-2}$，治疗组BMD为

学习笔记

(776±5)mg·cm^{-2},差异有显著性($P<0.05$)。李真将本病66例患者随机分为两组,观察组在对照组口服钙尔奇的基础上予以中药补中益气汤,治疗后,观察组血钙水平、骨密度及对照组血钙水平均较治疗前有所改善,且观察组改善幅度高于对照组,差异均有统计学意义($P<0.05$)。缪建奇将90例本病患者分为治疗组60例和对照组30例,对照组每日口服葡萄糖酸钙,每次2g,每日3次,治疗组在对照组的用药基础上口服由仙灵脾、白术、党参、茯苓等组成的自制胶囊,9个月后观察其疗效,提示治疗组的骨密度较对照组有明显增高,说明补脾中药有促进肠钙吸收,抑制破骨细胞增殖,促进成骨细胞增殖和分化,能有效地防治骨质疏松症。

(曾昭洋)

第二十九节 皮肤黏膜出血

一、概念

皮肤黏膜出血(mucocutaneous hemorrhage)是指由于机体的止血及凝血功能障碍,导致皮下或黏膜下出血引起的皮肤或黏膜红紫等颜色改变,一般表现为红色、黯红色出血点或有紫色斑块,一般不高出皮面,压之不褪色。通常以全身性或局限性皮肤黏膜自发性出血或损伤后难以止血为临床特征。根据出血的大小范围可分为:小于2mm为出血点,3~5mm为紫癜,大于5mm为瘀斑,如为片状出血伴皮肤隆起则称为血肿。

皮肤黏膜出血在中医称“血证”中的“葡萄疫”、“肌衄”、“汗血”、“斑毒”等。

二、中医认识沿革

《灵枢·百病始生》曰:“阳络伤则血外溢,血外溢则衄血,阴络伤则血内溢,血内溢则后血。”这大概是对于出血性疾病最早的记载。《黄帝内经》中出现的“衄”字有两种情况:或代

学习笔记

表鼻衄，或作为出血的泛称。因此，后世历代医家所说的“衄血”既有鼻衄的情况，也有泛指一切出血的情况，此时“衄”常与身体其他部位的名词连用，如肌衄、脑衄、舌衄等。另外《素问·气厥论》第三十七篇“胆移热于脑，则辛频鼻渊……传为衄蔑瞑目。”关于衄蔑之意，宋代的《圣济总录·卷第三·衄衊》给出了解释：“胆受胃热，循脉而上，乃移于脑。盖阳络溢则血妄行，在鼻为衄，在汗孔为衊。”这段描述认为“衊”就是汗孔出血即皮肤出血，由热所致。

汉代张仲景的《金匮要略·百合狐惑阴阳毒病》说：“阳毒之为病，面赤斑，斑如锦纹，咽喉痛，唾脓血”，“阴毒之为病，面目青，身痛如被杖，咽喉痛”，此处所谈到的阴阳毒病，可视为有关紫斑的最早记载。针对张仲景“阴阳毒”的说法，后世各医家给出了不同的解释，但大体是按疾病的寒热属性进行划分的，所以《诸病源候论》《丹溪手镜》《医学入门》等书在论述发斑时，即将部分阳证发斑称为阳毒，阴症发斑称为阴毒。

隋·巢元方的《诸病源候论》在多种病症里对发斑作了比较详细的叙述。如《小儿杂病诸候·患斑毒病候》说：“斑毒之病，是热气入胃，而胃主肌肉，其热挟毒，蕴积于胃，毒气熏发于肌肉。状如蚊蚤所啮，赤斑起，周匝遍体。”指出各种原因引起的热毒蕴积于胃，是发斑的主要病机。《伤寒斑疮候》说：“热毒乘虚出于皮肤，遂发斑疮瘾疹如锦纹。重者，喉口身体皆成疮也。”《伤寒阴阳毒候》说：“身重背强，喉咽痛，糜粥不下……心腹烦痛，短气，四肢厥逆，呕吐；体如被打，发斑，此皆其候。”指出身体发斑为主要临床表现，重者除皮肤之外，口腔黏膜也会因出血而发斑疮，在发斑的同时，还可能出现身重背强、咽喉痛、心腹烦痛、呕吐等症状。《伤寒阴阳毒候》说：“若发赤斑，十生一死；若发黑斑，十死一生。”认为斑色红者预后较好，斑色黑者预后较差。

宋代朱肱的《类证活人书》说：“发斑有两证。温病发斑，热病发斑。温毒发斑者，冬月触冒寒毒，至春始发。”“热病发斑者，与时气发斑同，或未汗下，或已汗下，热毒不散，表虚里实，热毒乘虚出于皮肤，遂发斑疮，瘾疹如锦纹。”朱肱认为发斑一为温病发斑，一为热病发斑，而温病发斑乃是由于温毒所致。

温毒发斑具有明显的季节性，冬感而春发。热病发斑与时气发斑相同，但没有明显的伏邪。两者具有相同的病机：毒邪在里不散，表虚而里实，毒邪趁虚出于皮肤，则发为斑疹。斑疹既是毒邪外散之征，又是“有诸内必形诸于外”的病理表现。

元·朱丹溪《丹溪心法·斑疹》说：“内伤斑者，胃气极虚，一身火游行于外所致。”明确提出内伤发斑的概念。认为发斑主要由热盛所致。《丹溪手镜·发斑》说：“发斑，热炽也。舌焦黑，面赤，阳毒也。治宜阳毒升麻汤、白虎加参汤。”明代李梴沿用了“内伤斑”的概念，并对内伤斑的发斑部位和形态作了补充。《医学入门·杂病风类》将发斑分为外感、内伤、内伤兼外感三类情况进行治疗。并说：“内伤发斑。轻如蚊迹、疹子者，多在手足，初起无头疼身热，乃胃虚火游于外。”进一步指出内伤发斑的患者，初起无头疼、发热等表症。

外科书籍，如《外科正宗》《医宗金鉴·外科心法》等，将本病称为“葡萄疫”。《外科正宗·葡萄疫》说：“葡萄疫，其患多生小儿，感受四时不正之气，郁于皮肤不散，结成大小青紫斑点，色若葡萄，发在遍体头面，乃为腑症。自无表里，邪毒传胃，牙根出血，久则虚人，斑渐方退。初起宜服羚羊散清热凉血，久则胃脾汤滋益其内。”《医宗金鉴·外科心法·葡萄疫》对于发病部位明确指出以下肢为多，该书谓：“发于遍身，惟腿胫居多。”清·佘奉仙《医方经验汇编》论葡萄疫说：“疫以是名者，乃以其色之青紫相似也……斑迹，有如瓜瓣者，有如萍背者，亦有如指甲青钱之大者，累累成片，椶圆不等。”

在治疗方面，至宋代时，《圣惠方》及《三因方》收集记载了许多治疗发斑的方剂，大多以清热解毒、清泻胃热、凉血消斑及通腑泻热为主要治法。明清以后，以《医学入门》为代表，对紫斑的治法及方剂渐趋全面，而《外科正宗·葡萄疫》并指出初病和久病的病状常不相同，治疗上初宜清热凉血，久病多宜补益扶正。另外该书还谈到伴有牙龈出血、腐烂者，可配合口腔局部用药。

学习笔记

学习笔记

三、中医病因病机

(一)火热熏灼,迫血妄行

1.火热炽盛

外邪入侵,酿成热毒,是引起紫斑的重要原因。如《诸病源候论·伤寒阴阳毒候》"阴阳毒病无常也,或初得病便有毒,或服汤药,经五六日以上,或十余日后不瘥,变成毒者",指出外邪入侵后,经五六日或十余日,而引起发斑的情况。《外科正宗·葡萄疫》谈到感受四时"不正之气",郁于皮肤而发紫斑。除外感热毒之邪外,饮食、情志、劳倦等各种原因导致的脏腑内伤,阴阳失衡,阳气内盛而蕴生的内热,也会引起紫斑。

当外感而来的热毒或阳盛蕴生的内热,病及血脉及胃腑时,就可引起紫斑的发生。因脉为血之府,血行脉中,环周不休,内荣脏腑,外濡皮肉筋骨,当血脉受到火热熏灼,导致血热妄行,血从肌肤腠理溢出脉外,少则成点,多则成片,瘀积于肌肤之间,使皮肤呈现青紫颜色的斑点或斑块而形成紫斑。胃与脾同属中土,肌肉为脾胃所主,当热气入胃,胃热炽盛,熏发于肌肉,血液外溢而形成紫斑。

血热炽盛或胃热亢盛,迫血妄行,血溢脉外为本证的病机,尤其是初发紫斑的病例,更是多由热盛迫血所致。正如《丹溪手镜·发斑》所说:"发斑,热炽也。"外感风热邪毒及异气蕴阻于肌表血分,迫血妄行,外溢皮肤孔窍,损伤鼻、齿、肠、胃等处之脉络,则伴见鼻衄、齿衄、便血、尿血。内热郁蒸,故发热。热成津伤,故口渴、便秘,舌红苔黄,脉弦数,以实证为主。若因素体心脾气血不足,肾阴亏损,虚火上炎,血不归经所致,以虚证为主。

2.阴虚火旺

由于饮食、劳倦、情志等多种原因导致脏腑内伤,胃阴、肾精亏虚,虚火内炽,火热灼伤血脉,血液溢于肌肤之间而引起紫斑。阴虚火旺的病理变化,也有一部分是由热盛迫血转化而来。热盛迫血引起的紫斑,若病情迁延,每由热盛伤阴及反复出血,精血亏耗,以致发生阴虚火旺的病理变化。此种阴虚火旺,既是热盛迫血的病变结果,又是继续引起紫斑的病因病机。

阴虚火旺，火热熏灼血脉，血溢脉外，为本证的主要病机。此种证候，一般起病缓慢，或由热盛迫血伤阴，虽经治疗，余热未清，迁延而成。胃阴不足，胃火上扰，或肾阴亏虚，阴不敛阳，虚火上浮，扰动阴血，遂见鼻衄、齿衄；阴精亏虚，失于濡养，故见头晕、乏力；水亏不能济火，心火扰动，故致心烦；阴虚内热故见肌肤作热，或手足心热，或潮热；虚火逼津液外泄则引起盗汗；舌红苔少，脉细数，均属阴精不足而虚火内盛之象。阴虚则致火旺，火旺则易伤阴，阴虚与火旺相互影响，互为因果，以致部分阴虚火旺证候的患者，病情缠绵，反复出现紫斑，病程较长。

（二）气虚不摄，血溢脉外

除少数情况是直接由于脏腑内伤，脾气亏虚，正气不足，不能统摄血液，血液外溢肌肤形成紫斑外，更多的情况下，气虚不摄是一个继发性的引起紫斑的病因病机。上述两种病因病机引起的紫斑，若久病不愈，长期反复出血，则血出既多，气随血去，故气亦耗乏，以致发生气血两亏、心脾不足的病理变化。疾病迁延日久，耗气伤阴，均可致气虚阴伤，病情由实转虚，或虚实夹杂。气虚则统摄无权，气不摄血，血液不循常道而溢于脉外；阴虚火旺，血随火动，渗于脉外，可致紫癜反复发作。

气虚则不能摄血，脾虚则不能统血，血失统摄，以致血溢脉外为本证的主要病机。本证多见于病程较长，久病不愈的患者。由于长期反复出血，气随血去，每致气血两虚，心脾不足。因此，正气亏虚，气不摄血除直接由脏腑内伤所致者外，往往也是反复出血所导致的结果，从而引起反复紫斑发作。气血亏虚，脏腑经络、四肢百骸失于濡养，故见神情倦怠、心悸、气短、头晕目眩等症；脾气亏虚，不能运化水谷，故食欲不振；面色苍白或萎黄，舌质淡，脉弱均为气血亏虚之象。

血液生化于脾，受藏于肝，总统于心，输布于肺，化精于肾，在血脉中运行不息，环周不休，以充荣营养全身。当各种原因导致出血，就会引起血液溢出脉外而形成血症，血液溢于肌表而形成紫斑。而其病机可以归结为火热熏灼、迫血妄行，阴虚火旺和气虚不摄三类。正如《景岳全书·血证》说："血

学习笔记

学习笔记

本阴精，不宜动也，而动则为病；血主营气，不宜损也，而损则为病。盖动者多由于火，火盛则逼血妄行；损者多由于气，气伤则血无以存。”在火热之中，又有实火及虚火之分，外感风热燥火，湿热内蕴，肝郁化火等均属实火，阴虚火旺之火，则属虚火。气虚之中又有仅见气虚、气损及阳、阳气亦虚之别。此外，瘀血内阻，血不循经也可成为病机。从证候的虚实来说，有气火亢盛所致者属于实证，有阴虚火旺及气虚不摄所致者，则属于虚证。实证和虚证虽各有其不同的病因病机，但在疾病发展变化的过程中，又常发生实证向虚证的转化。因此，在有的情况下，阴虚火旺及气虚不摄，即是引起出血的病理因素，又是出血所导致的结果。

四、西医病因及发病机制

(一)血管壁功能异常

正常情况下，血管破损时，局部小血管即发生反射性收缩，使血流变慢，以利于初期止血，继之，在血小板释放的血管收缩素等血清素作用下，使毛细血管较持久收缩，发挥止血作用。当毛细血管壁存在先天性缺陷或受损伤时则不能正常地收缩发挥止血作用，而致皮肤黏膜出血，常见于：

1.遗传性出血性毛细血管扩张症、血管性假性血友病。

2.过敏性紫癜、单纯性紫癜、老年性紫癜及机械性紫癜等。

3.严重感染、化学物质或药物中毒及代谢障碍，维生素C或维生素B_3缺乏、尿毒症、动脉硬化等。

(二)血小板异常

血小板在止血过程中起重要作用，在血管损伤处血小板相互黏附、聚集成白色血栓阻塞伤口。血小板膜磷脂在磷脂酶作用下释放花生四烯酸，随后转化为血栓烷(TXA_2)，进一步促进血小板聚集，并有强烈的血管收缩作用，促进局部止血。当血小板数量或功能异常时，均可引起皮肤黏膜出血，常见于：

1.血小板减少

(1)血小板生成减少：再生障碍性贫血、白血病、感染、药物性抑制等。

学习笔记

(2)血小板破坏过多:特发性血小板减少性紫癜、药物免疫性血小板减少性紫癜。

(3)血小板消耗过多:血栓性血小板减少性紫癜、弥散性血管内凝血。

2.血小板增多

(1)原发性:原发性血小板增多症。

(2)继发性:继发于慢性粒细胞白血病、脾切除后、感染、创伤等。此类疾病血小板数虽然增多,仍可引起出血现象,是由于活动性凝血活酶生成迟缓或伴有血小板功能异常所致。

3.血小板功能异常

(1)遗传性:血小板无力症(主要为聚集功能异常),血小板病(主要为血小板第3因子异常)等。

(2)继发性:继发于药物、尿毒症、肝病、异常球蛋白血症等。

(三)凝血功能障碍

凝血过程较复杂,有许多凝血因子参与,任何一个凝血因子缺乏或功能不足均可引起凝血障碍, 导致皮肤黏膜出现。

1.遗传性:血友病、低纤维蛋白原血症、凝血酶原缺乏症、低凝血酶原血症、凝血因子缺乏症等。

2.继发性:严重肝病、尿毒症、维生素K缺乏。

3.循环血液中抗凝物质增多或纤溶亢进:异常蛋白血症类肝素抗凝物质增多、抗凝药物治疗过量、原发性纤溶或弥散性血管内凝血所致的继发性纤溶。

五、中西医汇通提示

1.皮肤黏膜出血在中医文献中所属的疾病有外感热病(伤寒、温病等)、瘟疫,相当于西医学的登革出血热等病毒性感染性疾病,斑疹伤寒、恙虫病等立克次体病及流行性脑脊髓膜炎、败血症等细菌性感染病均可出现出血性斑疹;普通的血证则相当于特发性血小板减少性紫癜、过敏性紫癜、血管性紫癜等血液系统疾病。

2.过敏性紫癜,究其临床特点来看,与传统医学中的“紫

学习笔记

癜”、“肌衄”等类似，多见于儿童，《外科正宗》及《疡医大全》等皆记载“葡萄疫，其患多生于小儿，感受四时不正之气，郁于皮肤不散，结成大小青紫斑点，色若葡萄，发在遍体头面，乃为腑症”。火热熏灼、迫血妄行的发病机制与西医学研究相一致，从病理角度来说，过敏性紫癜主要是由于各种化学或生物学刺激导致的全身碎裂性小血管炎，它可以发生在全身各部位，不论是皮肤黏膜下，还是胃肠道、关节腔或肾脏，因而在临床上除了可以见到皮肤紫癜以外，患者常常伴发有腹痛、关节肿胀疼痛，或实验室检查显示肾脏损害。

3.在病因方面，中医和西医的认识也较为相通。现代研究认为，引起皮肤黏膜出血的原因有感染、饮食和药物这三个方面。第一个方面是感染，主要指临床中常见的病原体，如链球菌、EB病毒、幽门螺杆菌、细小病毒B19以及肺炎支原体、肺炎衣原体等，这类病原体除了可以直接对人体造成损伤，引起一系列临床疾病和症状之外，也可以诱导机体的免疫学机制，刺激产生特异性抗体，从而介导了超敏反应的发生。第二类是饮食因素，此类因素占致病因素的22%，临床上最常见的是乳糖、半乳糖及乳酸类食物所导致的过敏反应。饮食因素所导致的过敏反应在过敏性紫癜的发病中占有重要的地位。第三类是药物因素，这一类临床研究较为少见，有报道称，某些抗生素、水杨酸制剂，甚至是某些疫苗都可能会引起过敏性紫癜的发病。而从中医的角度看，感染、饮食、药物都属于外感风热之邪，内伤与饮食失调。就拿过敏性紫癜来说，患者多数起病急，病人发病前1~3周常有上呼吸道感染史或服用某些致敏食物、药物，或接触某些致敏物质，随之出现典型的临床表现。正如陈实功《外科正宗·葡萄疫》所说“葡萄疫，其患多生小儿，感受四时不正之气，郁于皮肤不散，结成大小青紫斑点”。明·秦景明《幼科金针·葡萄疫》说：“葡萄疫，出于外科方书，乃不正之气使然，小儿稍有寒热，忽生青紫斑点，大小不一，但有点而无头，色紫若葡萄，发于头面者点小，身上者点大，此表症相干，直中胃腑。”陈实功与秦景明均指出葡萄疫的发病与小儿外感有关，这与现代研究中儿童过敏性紫癜的最常见病因为外感相一致。此外，特发性血小板减少性紫癜属急性者也与病毒感染有关，至于慢性者，多见于20~50岁的女性，患者早期并无明显的临床症状或者诱因，起病较为隐匿，症状多样，多数患者仅表现为皮肤瘀点和瘀斑，中医的病机则属于气虚不摄、血溢脉外之类。

总之，中西医对于皮肤黏膜出血的认识有很多共通之处，对其诊断和治疗过程中，在中医辨证论治的同时，应与西医的辨病相结合，提高疗效。

（马睿玲）

第三十节 失 眠

一、概念

失眠(insomnia)是指睡眠困难，或者睡眠规律紊乱而使人产生睡眠不足感，是临床上非常常见的一组症状。主要表现为入睡困难，睡眠持续困难，早醒，白天感到躯体或精神疲劳等，多数患者伴有担忧、记忆力减退、情绪低落、易激惹、对声光刺激敏感，严重者甚至整天处于对能否入睡的担忧中。

上述症状持续1个月以上，且常常企图以服药来改善睡眠者即可诊断。

失眠在中医学中有“不寐”、“不眠”、“少寐”等称谓。

二、中医认识沿革

对失眠症的称谓，中医文献有多种记载，《足臂十脉灸经》和《阴阳十一脉灸经》称之为“不得卧”；《黄帝内经》称“不得卧”、“目不瞑”、“夜不瞑”等；《难经》称“不寐”；《伤寒论》和《金匮要略》称“不得眠”和“不得卧”。随着时代的变化，“不得眠”、“不得卧”、“目不瞑”、“不睡”、“不寐”等病名的含义有所区别，所指病证亦不尽相同。明清以后对“不寐”病名的应用逐渐增多。后世医家认为，“不寐”一词的词语含义和所指证候的准确性，当为最恰当的病名。

《难经·四十六难》曰：“老人卧而不寐，少壮寐而不寤者，

学习笔记

学习笔记

何也?然:经言少壮者,血气盛,肌肉滑,荣卫之行不失于常,故昼日精,夜不寤也。老人血气衰,肌肉不滑,荣卫之道涩,故昼日不能精,夜不得寐也。"最早提出了"不寐"的病名。《素问·病能》曰:"人有卧而有所不安者何也?……脏有所伤及,精有所之寄,则安,故人不能悬其病也。"认为寐寤是人体营卫之气顺应自然界昼夜变化的结果。其卫气"昼行于阳二十五周,夜行于阴二十五周,周于五脏",这种营卫协调的规律,实现了脏腑安和,目瞑而寐。由此可见,人的正常睡眠是阴阳之气自然而有规律地消长转化的结果,如果这种规律一旦被破坏,就会导致不寐的发生。汉、隋时期的医家认为,不寐出现在各种疾病过程中,是脏腑机能失调、营卫不和所致,尚未作为独立的病证。至明、清时期,各医家对不寐的认识进一步深化,逐渐形成了较完整、独立的辨证体系。如《证治要诀》中记载"不寐有二种,有病后虚弱及年高人阳衰不寐,有痰在胆经,神不归舍,亦令不寐"。《医宗必读》将不寐分为五种,详述了气虚、阴虚水停、胃不和等治法。但是,由于历史条件的限制,古代医家多居于一方,诊一方水土之人。因此,各医家对失眠的认识多自成体系,各执一说,具有显著的个性化、地域化特征。

三、中医病因病机

不寐的病理变化总属阳盛阴虚,阳盛不入于阴或阴亏不敛阳,以致心神不宁,阴阳失交而不寐;阴衰正不养神,阳胜邪实扰神,两者互相影响。

(一)情志所伤

因工作生活中不愉快造成焦虑、抑郁、紧张、激动、愤怒等情志郁怒伤肝,肝主疏泄,疏泄失司,气机郁滞,久之或郁而化火,邪火扰动心神,心神不安而不寐。或由五志过极,心火内炽,心神扰动而不寐。或由思虑太过,损伤心脾,心血暗耗,神不守舍,脾虚生化乏源,营血亏虚,不能奉养心神,即《类证治裁·不寐》曰:"思虑伤脾,脾血亏损,经年不寐。"

(二)禀赋不足,心虚胆怯

素体阴盛,兼因房劳过度,肾阴耗伤,不能上奉于心,水

学习笔记

火不济，心火独亢；或肝肾阴虚，肝阳偏亢，火盛神动，心肾失交而神志不宁。如《景岳全书·不寐》所说："真阴精血不足，阴阳不交而神有不安其室耳。"亦有因心虚胆怯，暴受惊恐，神魂不安，以致夜不能寐或寐而不酣，如《杂病源流犀烛·不寐多寐源流》所说："有心胆俱怯，触事易惊，梦多不祥，虚烦不寐者。"

(三)饮食不节，脾胃受损

宿食停滞，壅遏于中，胃气失和，阳气浮越于外而卧寐不安，如《张氏医通·不得卧》云："脉数滑有力不眠者，中有宿滞痰火，此为胃不和，则卧不安也。"或由过食肥甘厚味，酿生痰热，扰动心神而不眠。或由饮食不节，脾胃受伤，脾失健运，气血生化不足，心血不足，心失所养而失眠。

(四)病后、年迈久病血虚

产后失血，年迈血少等，引起心血不足，心失所养，心神不安而不寐。正如《景岳全书·不寐》所说："无邪而不寐者，必营气之不足也。营主血，血虚则无以养心，心虚则神不守舍。"

(五)邪气所扰

《景岳全书·不寐》载："不寐证虽病有不一，然惟知邪正二字则尽之矣……凡如伤寒、伤风、疟疾之不寐者，此皆外邪深入之扰也；如痰、如火，如寒气、水气，如饮食忿怒之不寐者，此皆内邪滞逆之扰也。"

四、西医病因及发病机制

失眠症是指睡眠启动和睡眠维持障碍，致使睡眠质量不能满足个体需要的一种状况，失眠症有多重形式，包括入睡困难、睡眠不深、易醒、多梦、早醒、再睡困难、醒后不适或疲乏感，或白天困倦。失眠可引起焦虑、抑郁情绪，或恐惧心理，并可导致精神活动效率下降以致影响社会功能。引起失眠的因素有：

(一)性别、年龄、职业因素

相关因素调查分析显示，失眠者女性多于男性。各年龄段都可出现失眠症状，但31~40岁的患者人数呈上升趋势，其认为与现代生活节奏的加快，人与人之间竞争的激烈，各种

学习笔记

矛盾日益增多以及家庭的不稳定等因素有关。65岁以上的老年人出现的睡眠时间缩短、入睡慢，夜间反复中醒，凌晨5点前早醒等等，如果每天总睡眠时间可以维持到5h以上，白天不觉疲乏无力者，称为老年性生理性睡眠减少，无需治疗。

(二)急性应激

急性应激是失眠的常见原因，主要由一过性兴奋、思虑、精神紧张、近期居丧、躯体不适，及睡眠环境改变、时差反应等。若得不到及时调整，失眠持续1月以上就转变为慢性失眠。

(三)药物引起失眠

兴奋性药物可引起失眠，如咖啡因、茶碱、甲状腺素、可卡因、皮质激素和抗帕金森药物。某些药物对睡眠有干扰作用，如拟肾上腺素类药物常引起头痛、焦虑、震颤等。镇静作用药物引起的觉醒-睡眠节律失调。撤药反应引起的反跳性失眠等。

(四)心理性失眠

心理性失眠是由于过度的睡眠防御性思维造成的，常由于过分关注自己的入睡困难，担忧，以致思虑过度、兴奋不安或焦虑烦恼。在他们试图入睡或继续再睡时相应的沮丧、愤怒和焦虑情绪使他们更清醒以致难于入睡。此类失眠约占失眠总数的30%。

(五)精神疾病引起的失眠

精神疾病引起的失眠，如躁狂症因兴奋不安而少眠或不眠以及抑郁症导致的早醒。

(六)躯体疾病因素引起失眠

各个系统的疾病均有可能引起睡眠障碍，如循环系统疾病的心脏不适；消化系统疾病的腹痛、腹胀；呼吸系统的咳嗽、喘憋；泌尿系统的前列腺增生和泌尿系感染；脑外伤后神经症反应，脑部疾病的头晕、耳鸣；皮肤引起的瘙痒以及各种疼痛性疾病等。其他与睡眠相关的疾病如睡眠呼吸暂停综合征、睡眠时相延迟或提前综合征、不宁腿综合征等也均可引起失眠。

失眠的发病机制与睡眠-觉醒周期规律的紊乱密切相

关，但睡眠-觉醒具体机制尚不明确。目前，比较公认的机制认为，脑干的中缝核、孤束核能诱导睡眠的发生，而脑桥背内侧被盖的蓝斑头部对维持觉醒起作用。视交叉上核是体内基本的生物钟，它包含了自我维持昼夜节律的振荡器，可以使内源性的昼夜节律系统和外界的光暗周期相耦合。丘脑也是参与睡眠与觉醒节律的重要结构之一，包含了诱导睡眠和引导觉醒两种调节机制。作为高级中枢的大脑皮质，其产生的意识活动可影响睡眠觉醒的节律。同时，神经递质和细胞因子与睡眠过程密切相关，多巴胺为促醒物质，5-羟色胺及去甲肾上腺素则分别与慢波睡眠及快速眼动睡觉相关；褪黑激素的催眠作用可能与其能促使下丘脑中的抑制性神经递质γ-氨基丁酸的分泌有关。细胞因子能通过不同线路影响中枢神经系统的睡眠过程。

学习笔记

五、中西医汇通提示

1.总体而言，中医和西医在失眠的发生机制方面认识是一致的。西医认为是睡眠-觉醒周期规律的紊乱，中医则主张“阳不入阴”、“寤寐”失调。从上述西医发病机制的论述中，不难发现影响睡眠-觉醒周期规律的因素中往往是一对对相互制约的耦联体，这就和中医学中的阴阳平衡观念如出一辙。一切关乎失眠的因素诸如年龄、性别特性、情绪变化、基础疾病等等，都将造成机体阴阳的失衡，而阴阳的物质基础就可能是脑干的中缝核、孤束核与脑桥背内侧被盖的蓝斑，也可能是内源性的昼夜节律系统和外界的光暗周期的耦合，也有可能是丘脑诱导睡眠和引导觉醒的调节机制，也有可能是多巴胺和5-羟色胺及去甲肾上腺素等等，不一而足，并且会越来越多，但万变不离其宗。

2.早在春秋战国时期，我们的祖先就观察到了脾胃功能的失调和睡眠有着密切的关系，《素问·逆调论》说：“胃不和则卧不安。”现代研究表明，肠道由1亿个神经细胞所包围，其所拥有的神经细胞数量仅次于中枢神经，这个神经网络被称为肠神经系统，它通过迷走神经与大脑发生联系，这就是“肠-脑轴”，肠-脑轴是连接肠道和大脑的信息通道，双向传

学习笔记

递信息。大脑中的神经递质5-羟色胺(血清素)作为愉悦感知的启动因子,肠道菌群恰恰是产生这种神经递质或其前体的重要角色,肠道菌群还可以产生一种叫做γ-氨基丁酸的神经递质,能够帮助我们控制恐惧和焦虑的感觉。当情绪波动、精神紧张时,往往引发或加重胃肠道的不适,这是因为肠道能通过信息传递接收到来自大脑的反应,紧张、焦虑、压抑、恼怒等等都可以导致胃肠道生理功能发生紊乱,引起肠道内微生态环境失衡(肠道菌群失衡)。相反,当肠道功能失调、菌群紊乱时,则不利于5-羟色胺神经递质或其前体的合成障碍而失眠,所以"胃不和则卧不安"是有其科学依据的。

3.随着年龄的增长,昼精夜瞑的生理规律就会逐渐改变为"昼瞑夜精"的颠倒现象,这种阴阳失调的物质基础,自然是由于机体内分泌功能的紊乱。这种情况在女性群体中尤为明显,内分泌功能的紊乱有一个普遍的特点,从中医的角度看多以阴虚阳亢为主,阴不敛阳而阳气独亢,故不寐而失眠,且情绪易于激动,都是相互关联的。神经衰弱患者因自主神经功能紊乱,引起外周儿茶酚胺和去甲肾上腺素水平的增高,导致胃肠黏膜的血管收缩变细,黏膜组织缺血缺氧,表现为胃炎样改变,抑制胃肠蠕动,引起纳呆、腹胀、便秘、腹痛等症状,治疗首选镇静催眠药物。胡奕对60例失眠伴消化功能紊乱的患者通过改善睡眠,发现消化功能紊乱症状也得以减轻。动物实验亦发现,睡眠剥夺可导致大鼠生物节律紊乱,影响胃动力,使胃排空受到明显抑制。

4.古代医家认识到人体"入夜则寐,入昼则寤"的"睡眠-觉醒-睡眠"的现象,意识到人体觉醒与睡眠的寤寐变化与自然界天地阴阳消长节律相应,形成了寤寐学说的雏形。睡眠(寐)与觉醒(寤)是人体内阴阳矛盾运动产生的一种主动过程,与自然界阴阳变化的过程相一致。《素问·金匮真言论》曰:"平旦至日中,天之阳,阳中之阳也;日中至黄昏,天之阳,阳中之阴也;合夜至鸡鸣,天之阴,阴中之阴也;鸡鸣至平旦,天之阴,阴中之阳也。故人亦应之。"自然界白天阳长阴消,晚上阴长阳消,人体白天阳气盛,夜晚阴气盛,寤寐的阴阳交替演变与之相对应。《黄帝内经》认为:"阴主静阳主躁。"《类证

学习笔记

治裁·不寐》曰:"阳气自动而之静,则寐。阴气自静而之动,则寤。不寐者,病在阳不交阴也。"寤寐变化符合阴阳的对立、互根、消长与转化规律。现代医学认为神经递质对睡眠亦有影响,人的觉醒、睡眠发生与调控不仅与中枢神经系统内某些特定部位与结构有关,其与所产生的神经内分泌免疫物质作用密切相关。现已证实与睡眠、觉醒有关的神经递质主要有5-羟色胺、去甲肾上腺素、乙酰胆碱、多巴胺、γ-氨基丁酸等。在睡眠的调控中,多巴胺和组胺维持觉醒,去甲肾上腺素和5-羟色胺调节进入快动眼睡眠期。人体睡眠-觉醒的昼夜节律变化主要受两方面因素的影响:一方面是自然界昼夜阴阳的消长变化;另一方面是人体所适应记忆的阴阳消长规律,阳入于阴是人体睡眠的基本机制。而睡眠的根本目的在于觉醒状态,对于睡眠-觉醒节律的客观要求是昼夜节律分明,及"昼精而夜瞑",睡眠质量主要体现在入睡后的维持情况以及醒后功能状态。睡眠的维持情况包括一次性睡眠时间、入睡的觉醒次数以及觉醒后的入睡快慢、做梦情况与睡眠深浅等方面,实质反映了阳入于阴后在阴中维持的深度。当阴阳消长不平衡,不能保证阳入于阴后维持的一定的深度,或者阴阳脱离不能再次相引,则会导致一次性睡眠时间减少,夜间睡眠觉醒次数增加,醒后难寐,甚至醒后彻夜不眠等睡眠维持障碍的表现。

5.心理学家弗洛伊德在《梦的解析》中指出"梦是愿望的满足",由此创立了梦的生物欲望学说。现代学者从睡眠时相脑电图变化分析梦的机制:做梦是异相睡眠的一个特征,在异相睡眠期间,脑电波呈现快波,反应大脑皮层处于紧张状态。中医学认为梦是人在入睡以后阳气在阴分浮动的表现,是睡眠过程的一种正常生理特征,一般可分为生理性和病理性两大类。病理性梦的产生多为内源性,往往是体内潜伏性病灶信息的映像。如《素问·脉要精微论》曰:"是知阴盛则梦涉大水恐惧,阳盛则梦大火燔灼,阴阳俱盛则梦相杀毁伤。"《灵枢·淫邪发梦》曰:"使人卧不得安而喜梦";"上盛则梦飞,下盛则梦堕"。《类经·梦列》指出:"心帅乎神而梦者,因情有所着,心之障也。"《梦占逸旨》也指出,梦境因不同情志所伤

学习笔记

不同，过喜则梦开，过怒则梦闭，过恐则梦匿，过忧则梦嗔，过哀则梦救，过忿则梦詈，过惊则梦狂。因此，梦同样反映了睡眠的深浅状态，浅则多梦，深则少梦。

综上所述，失眠的病因复杂，一方面与自身的易感素质包括性别、年龄、个性和遗传素质有关；另一方面与外界的特定条件，如睡眠环境、人际关系、经济条件有关。"不得卧，水气之客"，《素问·评热病论》曰"诸水病者，故不得卧，卧则惊"，《伤寒论》"发汗吐下后，虚烦不得眠"均说明饮食不节、邪气内扰均可导致失眠，不过这种继发于脏腑失调的失眠更近似于现代的继发性失眠。而《灵枢·营卫生会》曰："老者之气血衰……营气衰少而卫气内伐，故昼不精，夜不暝。"则说明年老体虚也是失眠的病因之一。《黄帝内经》中大量对睡眠生理性描述，提示了关于失眠的病机总由"卫气不得入于阴"，即营卫不和，阴阳不交，从而神不守舍，发为此病。如《灵枢·口问》曰："卫气昼日行于阳，夜半则行于阴……阳气尽，阴气盛则目暝；阴气尽而阳气盛，则寤矣。"由此可见，中医学认为睡眠、醒寤与自然界的阴阳消长关系密切，机体阳胜阴衰、阴阳失交可致不寐，一为阴虚不能纳阳，一为阳胜不得入于阴。该病主要与心、肝、脾、肾等脏气有关。《本草纲目》曰"脑为元神之府"，为思维意识、精神活动的主宰。《春秋元命苞》中提出："头者，神所居，上员象天，气之府也。"若脑髓不足，则神明无以为充，可出现意识思维及情志异常。这与现代医学研究显示脑与失眠的密切关系相一致，中医认为，营卫正常运行保证了睡眠的昼夜节律，而阴阳平衡保证了睡眠的生理功能，这种认识很接近现代医学的睡眠稳态与昼夜节律调节。睡眠是中枢神经系统内主动的、节律性的过程，这一节律是独立于自然界的昼夜交替而自我维持的，如果这种生物功能或参与其中的某些解剖结构发生病理性的改变就会导致睡眠障碍。其中被认为参与睡眠机制的特殊神经结构包括视交叉上核、丘脑、下丘脑、脑干中缝核、孤束核、网状结构、大脑皮质等。睡眠与觉醒是中枢神经系统主动活动的结果，通过生物钟周期性的开启通向睡眠诱导区（中缝核、孤束核）和觉醒诱导区（如蓝斑头部），使上行抑制系统或激活系统利

学习笔记

用特殊的神经递质对大脑皮层产生抑制或易化,从而产生睡眠或觉醒。

（刘　立）

第三十一节　抽搐与惊厥

一、概念

抽搐(tic)与惊厥(convulsion)系中医痫病发作时的典型临床表现,均属于不随意运动。抽搐是指全身或局部成群骨骼肌非自主的抽动或强烈收缩，常可引起关节运动和强直;当肌群收缩表现为强直性和阵挛性时,称为惊厥。

中医学对抽搐与惊厥的认识都在关于"痫病"的论述中。

二、中医认识沿革

痫病首见于《内经》,《素问·奇病论》曰:"人生而有病颠疾者……病名为胎病,此得之在母腹中时,其母有所大惊,气上而不下,精气并居,故令子发为颠疾也。"不仅提出"胎病"、"癫疾"的病名,并指出发病与先天因素有关。巢元方《诸病源候论·癫狂候》指出:"癫者,卒发仆地,吐涎沫,口歪,目急,手足缭戾,无所觉知,良久乃苏。"还论述了不同病因所引起的痫病,并将其分为风痫、惊痫、食痫、痰痫等。宋金时代,对本病的发病机理阐述较深刻。宋·陈无择《三因极一病证方论·癫痫叙论》指出:"癫痫者,皆由惊动,使脏气不平,郁而生涎,闭塞诸经,厥而乃成;或在母胎中受惊,或少小感风寒暑湿,或饮食不节,逆于脏气。"指出多种因素导致脏气不平,阴阳失调,神乱而病。金元·朱丹溪《丹溪心法·痫》云:"非无痰涎壅塞,迷闷孔窍。"强调痰迷心窍引发。《临证指南医案·癫病》按语中说:"痫之实者,用五痫丸以攻风,控涎丸以劫痰,龙荟丸以泻火。虚者当补助气血,调摄阴阳,养营汤、河车丸之类主之。"王清任则认为痫病的发生与元气虚,"不能上转入脑髓",和脑髓瘀血有关,并创龙马自来丹、黄芪赤风汤治之。

学习笔记

三、中医病因病机

(一)先天因素

痫病始于幼年者多见,与先天因素有密切关系,母体是胎儿生存的物质基础,若怀孕期间母体情志失调,或脏腑虚损,或生产之时护理失当,则必将影响胎元,致使胎儿禀赋不足,每遇外因诱发即有可能发为癫痫,所谓"病从胎气而得之。"如《素问·奇病论》"帝曰:人生而有病颠疾者,病名曰何?安所得之?岐伯曰:病名为胎病,此得之在母腹中时,其母有所大惊,气上而不下,精气并居,故令子发为颠疾也"。《诸病源候论》"其母怀娠,时时劳役,运动骨血,则气强、胎养盛故也。若待御多,血气微,胎养弱,则儿软脆易伤,故多病痫"。《临证指南医案·癫痫》指出:"痫病或由惊恐,或由饮食不节,或由母腹中受惊,以致内脏不平,经久失调,一触积痰,厥气内风,猝焉暴逆,莫能禁止,待其气反然后已。"均明确指出先天因素对胎儿的影响。《华佗神方·华佗治五癫神方》指出阴癫的病因为新生儿"脐疮未愈,数洗浴"。《内经》认为多因"在母腹中时,其母有所大惊"所致。母体突受惊恐,一则导致气机逆乱,一则致精伤肾亏,母体精气耗伤,必使胎儿发育异常,出生后,遂易发生痫病。而妊娠期间,母体多病,服药不当,损及胎儿,尤易成为发病的潜在因素。

(二)外感六淫

历代医家认为外感六淫都能致痫,其中尤以风邪为主要致病因素,因风为阳邪,其性炎上,而癫痫病位在头在脑,易被风袭。如龚信《古今医鉴·五痫》言:"夫痫者,有五等而类五畜,以应五脏,发则卒然倒仆,口眼相引,手足搐搦,背脊强直,口吐涎沫,声类畜叫,食顷乃苏,原其所由,或因七情之气郁结,或为六淫之邪所干,或因受大惊恐,神气不守,或自幼受惊感触而成,皆是痰迷心窍,如痴如愚。"指出六淫皆能致痫,陈士铎《石室秘录》云:"羊癫之症,忽然卧倒,作羊马之声,口中吐痰如涌者,痰迷心窍,因寒而成,感寒则发也。"指出寒邪致痫,《华佗神方·华佗治五癫神方》指出湿癫的病因为湿邪上扰蒙蔽脑窍,风癫的病因有二:身热汗出,感受风邪；房事不节，心气逼迫。《太平圣惠方·中风论》云："风入阳经则狂，入阴经则癫。"《诸病源候论》将癫痫的病因大体分为风、惊、食三种，云"风痫，因小儿厚衣汗出，因风取凉而得之"。《普济方》云"风之为病……皆由腠理疏弱，荣卫虚怯，经络不顺，关窍闭塞……是谓风痛之至也"均说明了机体卫表不固，腠理疏弱，易为风邪所伤，发为癫痫。

学习笔记

（三）七情失调

主要责之于惊恐。突受大惊大恐，造成气机逆乱，肝肾受损，阴不敛阳而生热生风；脾胃受损，精微不布，痰浊内聚，一遇诱因，痰随气逆，或随火炎，或随风动，蒙闭心神清窍，是以痫证作矣，如《素问·举痛论》说："恐则气下"、"惊则气乱"。

（四）脑部外伤

由于跌仆撞击，或出生时难产，均能导致脑窍受损，瘀血阻络，经脉不畅，脑神失养，使神志逆乱，昏不知人，遂发痫病。如巢元方在《诸病源候论》云："被打，陷骨伤头，脑眩不举，戴眼直视，口不能语，咽中沸声如豚子喘，口急，手为妄取。"清·周学海《读医随笔·证治类》指出："癫痫之病，其伤在血，寒、热、燥、温之邪，杂然凝滞于血脉，血脉通心，故发必昏闷，而又有抽掣叫呼者，皆心肝气为血困之象。"

（五）其他

因饮食失调，食宿积痰，或因患他病后，脏腑受损，积痰内伏，遇劳则气机逆乱，触动积痰，生热动风，壅塞经络，闭塞心窍，上扰脑神，发为痫病。

总之，反复发作之痫病，病理因素总以痰为主，每由风、火触动，痰浊内阻，蒙蔽清窍而发病；促而突发者，以心机失用为本，风、火、痰、瘀致病为标。其中痰浊内阻，脏气不平，阴阳偏胜，神机受累元神失控是病机的关键所在。而痫病之痰，具有随风气而聚散和胶固难化两大特点，因而痫病之所以久发难愈，反复不止，正是由于胶固于心胸的"顽痰"所致。痰聚气逆闭阻，闭阻清窍，则病证发作；痰降气顺，则发作休止；若风阳痰火逆而不降，则见病证大发作。至于发作时间的久暂，间歇期的长短，则与气机顺逆和痰浊内聚程度有密切关系。这也与"癫痫病"在西医理论中列为长期慢病，难以根除有相

学习笔记

通之理。

痫病与五脏均有关联,但主要责之于心、肝,顽痰闭阻心窍,肝经风火内动是痫病的主要病机特点。久发耗伤精气,可致心肾亏虚,或气血不足,而见心脾两虚。痫病的病机转化决定于正气的盛衰及痰邪深浅。发病初期,痰瘀阻窍,肝郁化火生风,风痰闭阻,或痰火炽盛等以实证为主,因正气尚足,痰浊尚浅,易于康复;若日久不愈,损伤正气,首伤心脾,继损肝肾,加以痰瘀凝结胶固,表现虚实夹杂,则治愈较难,甚至神情呆滞,智力减退。这也解释了西医理论中"癫痫病"发病中有先天因素或后天因素为主者,而且对于始发于低龄儿童、发作频繁者,往往会导致后期智力受损等等脑功能障碍。

四、西医病因及发病机制

(一)病因

抽搐与惊厥的病因可分为特发性与症状性。特发性常由于先天性脑功能处于不稳定状态所致。症状性病因有:

1.脑部疾病

(1)感染:如脑炎、脑膜炎、脑脓肿、脑结核瘤、脑灰质炎等。

(2)外伤:如产伤、颅脑外伤等。

(3)肿瘤:包括原发性肿瘤、脑转移瘤。

(4)血管疾病:如脑出血、蛛网膜下腔出血、高血压脑病、脑栓塞、脑血栓形成、脑缺氧等。

(5)寄生虫病:如脑型疟疾、脑血吸虫病、脑包虫病、脑囊虫病等。

(6)其他:①先天性脑发育障碍;②原因未明的大脑变性,如结节性硬化、播散性硬化、核黄疸(nuclear icterus)等。

2.全身性疾病

(1)感染:如急性胃肠炎、中毒型菌痢、链球菌败血症、中耳炎、百日咳、狂犬病、破伤风等。小儿高热惊厥主要由急性感染所致。

(2)中毒:①内源性,如尿毒症,肝性脑病;②外源性,如酒精、苯、铅、砷、汞、氯喹、阿托品、樟脑、白果、有机磷等中

学习笔记

毒。

(3)心血管疾病:高血压脑病或Adams-Stokes综合征等。

(4)代谢障碍:如低血糖、低钙及低镁血症、急性间歇性血卟啉病、子痫、维生素B_6缺乏等。其中低血钙可表现为典型的手足搐搦症。

(5)风湿病:如系统性红斑狼疮、脑血管炎等。

(6)其他:如突然撤停安眠药、抗癫痫药,还可见于热射病、溺水、窒息、触电等。

3.神经症

以癔症性抽搐多见,这类患者往往有较重的精神心理因素及独特的人格特征,如具有表演性人格障碍者。本病多发于青年女性,在经济、文化水平较落后的地区多见。需要强调的是,在诊断癔症性发作之时,需要严格排查有无感染、颅脑外伤等病史,需要脑电图、颅脑CT或脑核磁及脑脊液检测等理化检查手段的辅助。

此外,尚有一重要类型,即小儿惊厥(部分为特发性,部分由于脑损害引起),高热惊厥多见于小儿。

(二)发病机制

1.抽搐与惊厥发生机制尚未完全明了,认为可能是由于运动神经元的异常放电所致。这种病理性放电主要是神经元膜电位的不稳定引起,并与多种因素相关,可由代谢、营养、脑皮质肿物或瘢痕等激发,与遗传、免疫、内分泌、微量元素、精神因素等有关。

2.根据引起肌肉异常收缩的兴奋信号的来源不同,基本上可分为两种不同情况:大脑功能异常如癫痫等;非大脑功能异常,如破伤风、士的宁中毒、低钙血症性抽搐等。

五、中西医汇通提示

1.判断抽搐与惊厥的病因,进行定位、定性诊断,及时找到发病的病因,才可审因论治。现代医学中神经病学、精神病学中的相关内容有助于判断此类疾病的发病根源。

2.抽搐与惊厥病因病机的核心就是“风”。风者动也,人们如果在室内观察室外有无风动,最直观的方法就是看树梢

学习笔记

有无摆动。抽搐与惊厥是人的肢体非常强烈的摆动，所以其病机属风动，至于风动的原因可进一步探究，因外风引动者有之，因火热煽动者有之，因痰瘀胶结者有之，因水不涵木相火妄动者有之，等等，不一而足。但总体而言是阳盛有余或阴虚风动之过。有实验研究结果表明，癫痫模型大鼠造模成功时，其兴奋性神经递质的表达显著升高，而抑制性神经递质的表达则是下降的。兴奋属阳，抑制属阴；阳主动，阴主静。阳盛则化风而肢体抽动。在经过养阴、化痰、熄风治疗之后，模型大鼠的癫痫发作次数和频率都得到了改善，兴奋性神经递质的表达显著回落，而抑制性神经递质的表达则较前升高，阴阳之间达到了一个可调和的状态。

3.临床上在癫痫发作时可用西药缓解抽搐症状，继之以中医辨证论治。在注重痰、热、瘀、虚因素的基础上，还应牢记熄风止痉，才能标本兼治。

（刘　立）

第三十二节　精神障碍

一、概念

精神障碍(dysphrenia)是一种以思维、情绪及行为异常为主要表现的疾病。是指个体在各种心理及社会环境因素影响下，大脑功能活动发生紊乱，导致认识、情感、意识和行为等精神活动不同程度障碍的疾病。

精神障碍在中医称为神志病，精神病学已是临床医学的一个分支，神志病仍然在中医内科学中讲授。

二、中医认识沿革

战国至秦汉时期的《黄帝内经》《难经》《伤寒杂病论》《神农本草经》等医学典籍中，中医神志病学理论体系已基本确立。《素问·脉要精微论》云：“衣被不敛，言语善恶，不避亲疏者，此神明之乱也。”其对神志病重症的症状描述和定性诊断已非常准确。《灵枢·癫狂》云："癫疾始生,先不乐,头重痛,视举目赤,甚作极已而烦心。"《素问·至真要大论》云："诸躁狂越,皆属于火。"《素问·脉解》云："阳尽在上而阴气从下,下虚上实,故狂颠疾也。"《灵枢·癫狂》有"得之忧饥"、"得之大怒"、"得之有所大喜"的记载。《灵枢·癫狂》云："狂始发,少卧不饥,自高贤也,自辨智也,自尊贵也,善骂詈,日夜不休。"《素问·病能论》云："服以生铁落为饮。"这些论述为中医癫狂的病证、病因、病机、诊断及治疗奠定了基础。《素问·腹中论》云："夫子数言热中消中,不可服膏粱芳草石药。石药发癫,芳草发狂。" 对中毒性精神病的记载尤为可贵。《素问·宣明五气》所云"五脏所藏:心藏神,肺藏魄,肝藏魂,脾藏意,肾藏志,是谓五脏所藏",成为中医神志病五神脏理论的基础。

《难经·二十难》曰："重阳者狂,重阴者癫。"《难经·五十九难》曰："狂癫之病,何以别之?然:狂之始发,少卧而不饥,自高贤也,自辨智也,自贵倨也,妄笑,好歌乐,妄行不休是也。癫病始发,意不乐,直视僵仆,其脉三部阴阳俱盛是也。"对《黄帝内经》神志病理论有了进一步发展。

《伤寒论·平脉法》云："师曰:病家人来请云,病人发热烦极。明日师到,病人向壁卧,此热已去也。设令脉不和,处言已愈。设令向壁卧,闻师到,不惊起而盻视,若三言三止,脉之咽唾者,此诈病也。"已经提出对诈病的辨别。《金匮要略》云："邪哭,使魂魄不安者,血气少也。血气少者,属于心……合目欲眠,梦远行而精神离散,魂魄妄行。阴气衰者为癫,阳气衰者为狂。"对诸多神志病的病因病机进行了深入揭示。张仲景在《伤寒论》中对多寐、烦躁、谵语、郑声、独语等神志异常症状有了细致的描述,是奔豚、梅核气、脏躁、百合病、卑惵等一系列神志病病症的诊治基础。

魏晋时期王叔和的《脉经》对于脉象和神志疾患的关系有较为详细的记载, 对当今神志病的临床仍有启发意义,它记载了通过谈吐和表情来判断诈病,堪称神志病诊断发展史的佳话。晋代皇甫谧《针灸甲乙经》对于运用针灸诊治神志障碍有系统的记载。隋代巢元方《诸病源候论》对神志疾患进行了较为详细的分类,症状记载详细而全面。唐代孙思邈《备急

学习笔记

学习笔记

千金要方》提出的"风入阳经则狂，入阴经则癫"，丰富了癫狂病的记载。

金元时期，名医辈出，神志病的病机理论有所发展。刘完素发展了《黄帝内经》"诸躁狂越，皆属于火"的观点，主张"火热论"。《素问玄机原病式·六气主病》称："五志所发皆为热。"《素问玄机原病式·五运主病》："经注曰：多喜为癫……然喜为心志，故心热甚则多喜，而为癫也。"张从正倡导神志病"痰迷心窍"的致病学说，认为神志病是痰在作祟，影响深远。张从正的著作中有很多运用五行学说和情志理论分析、诊断、治疗神志疾患的病案记载，在今天看来仍颇具启发意义，并奠定了活套疗法的基础。李杲《东垣十书》对神志障碍的言语障碍辨证较为详细，对狂言、谵语、郑声进行了明确的定义和描述。朱震亨进一步发展了痰迷心窍的理论，认为"癫属阴，狂属阳……大率多因痰结于心胸间"。这些都丰富与细化了癫狂的诊断，尤其是病因病机学说。

明代王肯堂在《证治准绳》中描述："癫者，或狂或愚，或歌或笑，或悲或泣，如醉如痴，言语有头无尾，秽洁不知，积年累月不愈"；"狂者，病之发时，猖狂刚暴，如伤寒阳明大实发狂，骂詈不避亲疏，甚则登高而歌，弃衣而走"；"痫病，发则昏不知人，眩仆倒地，不省高下，甚则瘛疭抽掣，目上视，或口眼歪斜，或口作六畜之声"。对癫、狂、痫作了较为准确的鉴别诊断。

清朝王清任在《医林改错》中描述"癫狂一证……乃气血凝滞，脑气与脏腑气不接，如同做梦一样"，明确提出神志病癫狂病位在脑，病因与瘀血有关。

三、中医病因病机

(一)神志疾病发生的原因

有外因、内因和其他因素，具体如下：

1.外因

在正常情况下，风、寒、暑、湿、燥、火是自然界气候的变化，并不致病，称为"六气"。易耗气伤津，暑又通心，因而暑邪淫胜之人，除表现壮热、面赤、口渴等阳热症状，还可扰动心

学习笔记

神而致心烦不宁，甚则耗竭心之气阴而致突然昏倒、不省人事。火邪炎上，易耗气伤津，易伤风动血，扰乱心神，而致神志疾患，如火热扰心，轻则出现烦躁不安、失眠、多梦等症，甚则发狂或神昏谵语。故《素问·至真要大论》曰："诸躁狂越，皆属于火。"可见，火热是导致狂病、失眠、心悸等诸多神志病的重要病因之一。

2.内因

(1)情志失度。

①喜。喜为心志，过喜则伤心，使心气涣散不收，神情散乱不聚，则见心神不宁、神志恍惚、心烦失眠等，甚则语无伦次、举止失常。如《灵枢·本神》曰："喜乐者，神惮散而不藏。"

②怒。怒为肝志，大怒伤肝，致肝气失于疏泄，气机逆乱，除见神情抑郁、心烦易怒、头痛、胁腹胀痛等一般症状外，甚可见暴厥、发狂等症。如《素问·举痛论》曰："怒则气上。"《素问·生气通天论》曰："大怒则形气绝，而血菀于上，使人薄厥。"

③忧。忧为肺志，是内心郁闷、愁思不解的一种表现。过于忧愁则伤肺魄，清肃失调，气机闭塞，表现为情绪低落、悲观、容易哭泣等神志症状，如《灵枢·本神》曰："愁忧者，气闭塞而不行。"

④思。思为脾志，若久思不解，思而不明，则出现脾意功能失调的神志症状，如倦怠乏力，面色萎黄，懒惰少动，甚至终日卧床。

⑤悲。悲是人内心痛苦的表现，如遭遇不幸、生活困苦、亲人丧失等皆可导致悲痛。悲与忧，皆内合于肺，过于悲痛，"悲则气消"，使人上焦心肺不得宣通，宗气不足，魄力失养，出现情绪悲观、意志消沉、语声低弱、神情淡漠等症状。如《素问·举痛论》曰："悲则心系急，肺布叶举，而上焦不通，荣卫不散，热气在中，故气消矣。"

⑥恐。恐为肾志，肾为先天之本，藏精舍志，《素问·阴阳应象大论》载"恐伤肾"，长期恐惧则伤肾，阴精不固，精亏不能荣脑，出现记忆力减退、神情不能集中、紧张不安等症状。《灵枢·本神》曰："恐惧而不解则伤精，精伤则骨酸痿厥，精时

学习笔记

自下。”

⑦惊。惊是猝然遇到异常变故引起神情紧张的表现。《素问·举痛论》曰:“惊则心无所倚,神无所归,虑无所定,故气乱矣。”大惊则心气紊乱,气血失调,出现心悸、失眠、心烦、气短,甚则神志错乱等症状。

(2)饮食劳逸。

①饮食失宜。饮食失宜可损伤脾胃,滋生内邪,从而引发多种神志疾患。如饥饱失常,痰湿内生,湿热蕴结,痰热扰心,蒙蔽心窍,可见失眠、健忘、神志不清;湿热上扰,则见头痛、头昏;饮食偏嗜,嗜酒无度,既可导致脏腑之气偏衰,又可引起痰、湿、瘀血等内邪滋生,从而引起神志疾患。

②劳逸失度。《素问·举痛论》曰:“劳则气耗。”过于劳作,损伤正气,出现神情疲惫、少气懒言等;思虑太过,除见纳呆、腹胀、便溏、倦怠等症状,还易致失眠、多梦、健忘、心悸、怔忡等神志症状,是引起神志疾患的重要病因之一。

3.其他因素

(1)先天因素。神志疾患的发生与先天禀赋关系密切。若禀赋充足,体质强健,阴平阳秘,性格开朗之人,虽受情志刺激也仅表现为短暂的情志失畅,不易发病;若先天禀赋不足,心胸狭隘,性格内向,遇有惊骇悲恐,意志不遂,则往往七情内伤,阴阳失调而发病。

(2)中毒因素。疫疠之邪具有传染性,其发病急骤,病情重,易壅阻脉络,蒙蔽清窍,扰乱神明而致病。

(3)外伤因素。跌仆损伤、手术等导致颅脑损伤,瘀血阻滞,以致神明错乱而发病。

(二)神志疾患的病机

主要是在各种致病因素作用下导致阴阳失调,脏腑功能失常,气血津液变动,痰、血、气、火郁结或瘀阻,痰、瘀、气等邪交杂,扰及脑神,神机逆乱而引起神志失常。

1.阴阳失调

中医学把人体内部各种生理结构和功能,概括为阴阳两个对立面,认为阴阳在相互自然消长的运动中保持相对平衡,机体才能进行正常的生命活动。阴阳平衡是人体生理健

学习笔记

康态的表现，如果阴阳失调，各种相互制约的功能发生紊乱，就会发病。《难经·二十二难》曰："重阳者狂，重阴者癫。"《素问·宣明五气篇》曰："邪入于阳则狂，邪入于阴则痹。"《素问·生气通天论》曰："阳气者若天与日，失其所则折寿而不彰。"认为人体的阳气，就像天上的太阳，决定着人的各种功能活动和寿命。阳气不足，不能推动，出现精神、思维、感观皆颓，抑制"不动"的表现。

2. 脏腑失调

（1）心神失常。心主血脉，主神志，为君主之官，为"五脏六腑之大主，精神之所舍"。故心脏的阴、阳、气、血失常，或者外邪扰于心，都会出现神志失常。如心火亢盛热扰心神，其人笑不休，心烦失眠，躁扰不安，重见狂言，兴奋言多，口渴，外走夜不归宿；热及胃腑，舌苔厚腻，大便干燥；热郁肝火，可有冲动行为；上扰于耳，可出现幻听；热扰心神，则时不识人，不避亲疏。

（2）肝魂失常。肝为将军之官，出谋虑，主疏泄，以调畅气机、影响脾胃升降而助运化、调畅人的情志活动。肝主疏泄，主藏血舍魂，肝气郁结，可出现情志不遂，神情淡漠，可出现厌世的念头，甚者设法自寻短见。有的缓慢出现发呆，不愿接触人，喜欢独居，情志抑郁，郁郁寡欢，闷闷不乐，多疑善哭，偶有目妄见、耳妄闻。若肝气郁结，郁久化火，肝胆热盛，肝魂被扰，火性上炎，可见头痛、眩晕、耳暴鸣、脑鸣、面红目赤、心烦易怒、大便干燥，甚者不能自制、兴奋话多、偶尔大笑、烦躁易怒、躁扰不宁、呼号怒骂、狂越不寐、打人毁物、不避亲疏、登高而歌，可伴有烦渴、喜冷饮、大便数日不解、小便黄赤。

（3）脾意失常。脾主运化，运化水谷精微；主升清，将脾胃受纳水谷精微、津液上输于心肺，充养五脏心神及四肢百骸。脾失健运，湿浊内生，湿困脾阳，脾意失节，可见思维呆钝、思维涣散、多思善虑、精神不集中、肢体倦怠、纳呆乏力等。

（4）肺魄失常。肺主气、司呼吸，主宣发肃降，通调水道，朝百脉主治节，为相傅之官。其在体合皮，其华在毛，开窍于鼻，在液为涕，在志为悲为忧而藏魄。肺气逆乱，魄失所主，而发诸症。可见哭笑不休，骂詈歌唱，不避亲疏；或担忧恐惧，不

学习笔记

能自主；或自觉身有异物，如虫行状；或闻及尸腐之气，此皆妄闻，实非如此。

（5）肾志失常。肾为先天之本，主藏精，主生长、发育、生殖，主水液代谢，主纳气而协调呼吸，主骨生髓充脑；齿为骨之余，其华在发，开窍于耳及二阴，在液为涎，在志为惊为恐而藏志。肾的病机是精、气、阴、阳不足而致肾脏功能减弱。《体仁汇编》曰："肾受精气，故神生焉。《传》曰聚精会神者，此也。"肾气旺盛，肾精充足，髓海得荣；及之，精虚气弱，髓海空虚，而出现健忘、神情涣散、脑中空虚、喜静少动、倦怠懒言、行为退缩、生活懒散、思维迟钝、形体蜷缩、自言自语、哭笑失常、闭门独处，甚则不识亲人，脱发，形体消瘦，舌质红，苔少或无，脉沉溺而无力，尺脉有甚。

3.气机失常

气是推动人体生命活动的源泉和动力。《难经·八难》曰："气者，人之根本也。"神志病多发于气机失常，不循常道。《素问·举痛论》有"百病生于气也，怒则气上，喜则气缓，悲则气消，恐则气下……惊则气乱……思则气结"的气机性病理总结。可见情志过极，必然损伤脏体和脏神，出现神志症状。不同脏神功能失调，会出现不同的神志症状，症状虽异，病理则一，乃气机之乱也。

4.痰浊内生

津液的生成、输布及排泄障碍可生痰生饮。痰之为病，可随气升降，无处不到，变化多样。《证治要诀》曰："有病癫人……盖痰迷为癫，气结为痰故也。"《临证指南医案·癫痫》曰："癫由积忧积郁，病在心、脾、胞络，三阴蔽而不宣，故气郁则痰迷，神志为之混淆。"痰气郁结，上扰清窍，蒙蔽心神，以致神识呆痴、双目呆滞、语无伦次、喃喃自语；痰火扰心，心神不宁，而现面赤气粗、失眠多梦、心烦口渴，甚则胡言乱语、冲动伤人。

5.火邪内伤

《素问·至真要大论》曰："诸躁狂越，皆属于火。"明确地指出躁动、狂越的神志症状其病理皆因火邪所致。火邪可产生于六淫、饮食不节、七情内伤。《素问玄机原病式·六气为

学习笔记

病·热类》曰："火为阳，故外清明而内浊昧。其主动乱，故心火热甚则肾水衰，而志不精一，虚妄见闻，而自为问答，则神志失常，如见鬼神也。"火热之邪致神志疾病十分多见。实热、虚热、郁火、瘀热、痰火、五脏之火，火证可见于绝大多数的神志疾病。

6.瘀血阻滞

瘀血，指经脉中的停滞之血，亦包括离经之血。经脉阻滞，新血不生，人之血虚，脏腑组织失于清养，如心失所养可见失眠、惊悸、卑惵之疾。《医林改错》曰："癫狂一证……乃气血凝滞，脑气与脏腑气不接，如同做梦一样。"指出瘀血凝滞，脑神失养，灵机失用，导致神志异常，行为失控。

四、西医病因及发病机制

(一)遗传学因素

1.家系研究

家系研究是对精神障碍患者的家族成员进行调查，确定患者亲属患同样疾病的风险。研究发现，大多精神障碍在家族中具有聚集性，精神障碍患者亲属中的患病率或者发病率大于普通人群的亲属。有研究显示，精神分裂症患者一级亲属的患病风险为一般人群的10倍左右；在二级亲属中，患病风险为一般人群的3倍左右；若父母双亲均患病，其子女患病危险率可高达48%。双生子研究和寄养子研究的结果均提示患病父母的亲生子女即使寄养在基本正常的家庭中也具有较高的精神分裂症或情感障碍发生率，从而间接说明遗传因素在发病中所起的作用明显。

2.细胞遗传学研究

细胞遗传学研究的目的是确定染色体异常与精神障碍之间的关系。近年来，已有报道与精神分裂症相关的遗传标记包括第6、13和22号染色体；与情感障碍，尤其双相情感障碍相关的遗传标记包括第5、11号和X染色体。

3.分子遗传学研究

分子遗传学研究的目的是鉴定解释精神障碍表现型遗传的易感基因。迄今为止，与精神分裂症高度连锁的染色体

学习笔记

区域获得众多文献的报道。有关精神障碍候选基因的研究，主要关注经典神经递质相关受体、限速酶及转运体等，例如多巴胺受体、多巴胺转运体、5-羟色胺受体、5-羟色胺转运体、离子型谷氨酸受体、红藻氨酸盐受体、代谢型谷氨酸受体等。

（二）神经内分泌研究

目前被广泛接受的学说为单胺类递质学说，神经内分泌研究也成为相关研究的主要方向。近年来大量研究表明，情感障碍的发生与神经内分泌功能有着密切的联系，主要涉及下丘脑-垂体-肾上腺轴（HPA）、下丘脑-垂体-甲状腺轴（HPT）、下丘脑-垂体-生长激素轴（HPGH）。研究发现抑郁发作患者HPA活性增高，具体表现在地塞米松抑制试验（DST）抑制和血浆皮质醇水平增高两个方面，据统计18%~25%抑郁发作患者有不同程度的甲状腺功能减退，9%~20%抑郁发作患者抗甲状腺抗体水平增高。抑郁发作患者可能存在生长激素分泌功能失调，表现为夜间生长激素分泌减少，日间生长激素分泌增加。此外研究发现，精神障碍可能与神经生化异常存在密切关联。例如精神分裂症的阳性症状可能与中脑边缘系统多巴胺（DA）功能过高有关，而阴性症状及认知损害可能与前额叶DA功能不足有关。5-HT也参与了精神分裂症的发病过程，它与许多非典型抗精神病药物的临床效应有关。氨基酸类假说认为精神分裂症是由于皮质下多巴胺功能系统和谷氨酸功能系统不平衡所致；大量证据表明双相障碍抑郁相和躁狂相都有5-HT的功能不足，当存在持续的5-HT功能异常时双相障碍患者的发作相取决于去甲肾上腺素（NE）紊乱的方向（升高或降低），例如NE过多被认为导致躁狂、NE减少导致抑郁；中枢乙酰胆碱参与大脑学习和记忆功能，阿尔茨海默病乙酰胆碱神经元发生退行病变，乙酰胆碱功能不足导致认知损害；强迫症可能与5-HT和DA功能失调密切相关。

（三）神经解剖因素

结构性脑显像技术用于确定特定精神障碍是否存在脑结构改变，在许多功能性精神障碍患者中也确实发现了脑结构性改变。研究表明,精神分裂症患者存在着整个大脑、灰质体积的缩小及脑室的增大,具体的大脑结构异常主要包括海马、杏仁核、颞叶顶回、前额叶皮质、丘脑及扣带回和胼胝体,早期发作的患者改变更为明显。抑郁症患者海马体积变小,海马萎缩的程度与疾病的慢性化和治疗缺失时间有关。荟萃分析表明,精神分裂症患者的前额叶背外侧皮质(DLPFC)脑代谢和脑血流活动水平下降,扣带回区域活动水平增加,不过也有研究者得出相反的结论。与健康人群对照相比,抑郁症患者的局部脑血流在前额叶腹内侧皮质(VMPFC)和眶额叶皮质外侧(LOPFC)存在活动过度,而在DLPFC区域表现为活动下降。

学习笔记

(四)社会因素

1.社会文化背景

人们的政治观点、宗教信仰、知识水平、道德素养、文明程度都对精神障碍产生重要的影响。精神障碍的症状内容往往与人们所处社会文化密切相关。恐缩症(Koro)的流行是中国、印度和东南亚居民的特有现象,还有一些精神障碍如马来西亚的"杀人狂"等也都与社会文化背景有关。分离障碍、恍惚状态和附体体验大多发生在文化落后、文明程度低且闭塞的地区。阿尔茨海默(Alzheimer)病在低文化群体中患病率明显高于高文化群体。精神分裂症的患病率城市明显高于农村,而精神发育迟滞和癫痫则农村较城市的患病率高。跨国协作组研究发现,在非西方文化中,抑郁状态的临床表现中躯体化症状表现更为突出。

2.社会变迁发展

城市化、工业化、移民等都会对精神障碍的发病产生重大影响。在20世纪50年代初常可见到的麻痹性痴呆,到60年代逐渐消失。分离(转换)障碍、紧张型精神分裂症也少见了。到80年代末酒精滥用或慢性酒精中毒的病例上升很快。人均寿命延长,老年痴呆和老年抑郁的患病率增加了。城市移民问题是较为严重的社会问题,有学者于1980年对西印度移民移居英国的曼彻斯特后,发生精神分裂症和其他类型的精神病的首次住院率进行调查,结果高于当地居民的2倍。

学习笔记

3.社会支持因素

社会支持是指人际关系对应激的有害影响所起的保护作用。人际关系不良可诱发焦虑症、恐惧症、抑郁症等多种精神障碍,对精神障碍的预后和转归具有重要影响。我国传统的家族观念和家庭结构被普遍认为具有良好的社会支持作用而有利于促进身心健康,能够提供社会支持者除了配偶、父母、子女、兄弟姐妹等家庭成员外,还有经常来往的亲戚、朋友及各种社会关系网络。社会支持有各种不同的表现,如对当事人表达积极的关注,对他的看法表示同意,对他的情感表示理解和同情,鼓励他宣泄内心的郁闷,提供有益的劝告或信息等。有研究显示没有知心朋友的妇女处于应激情况下有40%的人发生抑郁,而有知心朋友的妇女同样情况下只有4%的人发生抑郁。

(五)个体心理因素

1.心理素质

人格是个体心理素质的体现,特别是气质常反映个体的先天素质。如果心理素质不良或者为易感性的,遇到心理应激事件时,容易出现精神障碍。相反,如果心理素质好且稳定,在同样强度的心理应激事件下,可能有较高的耐受能力,不轻易出现精神障碍。童年遭受躯体和性虐待者,成年以后容易患抑郁症和分离障碍等。童年期受到过分保护,其应对机制往往不健全,处于应激状态时容易产生应激障碍。这两种情况表明童年早期受到不利环境的影响,可形成对某些精神障碍的易感素质。近来的研究还表明,既往精神障碍史对以后发病也构成一种易感因素。

2.心理应激

心理应激是指某种事件或处境对个人心理产生的压力或不利影响。引起心理应激的生活事件必须具备以下两个条件:①对接受者有重要的利害关系,关系越密切,应激越激烈。②达到足以激发喜、怒、忧、惊、恐等剧烈情绪反应的强度或频度。应激生活事件多种多样,大致分为三类:①急性一过性应激源,如突发的自然灾害、事故、创伤性经历。②应激性生活事件,如居丧、退休、离婚、监禁、移民、经济状况恶化等。

③持续性及间歇性应激源，如角色过多而紧张、工作超负荷或负荷不足、家庭关系不和、社会隔离等。

学习笔记

五、中西医汇通提示

精神障碍导致的疾病如抑郁症、焦虑症、精神分裂症等发病机制中被普遍接受的是神经递质失衡学说。在神经递质分泌不足时，机体会出现一系列不良反应。如5-HT分泌不足时表现为抑郁情绪、焦虑、惊恐发作、恐怖症、强迫症、贪食症等。DA缺乏时则会出现运动迟滞、动机不足、情感低落、认知损害等状态。NE水平偏低则会导致注意障碍、工作记忆障碍、疲乏、精神运动迟滞等。甲状腺激素能调节脑中5-HT能神经递质系统，机体下丘脑-垂体-甲状腺轴(HPT)调节紊乱时，甲状腺激素分泌过少，则会出现记忆减退、反应迟钝、情绪低落，进而产生抑郁状态。HPG轴分泌的激素包括下丘脑分泌的促性腺激素释放激素(GnRH)、黄体生成素(LH)、卵泡刺激素(FSH)以及性腺分泌的雌二醇、睾酮等。雌二醇(E2)可以调节多种神经递质系统，如增加5-羟色胺(5-HT)突触后膜的活性和去甲肾上腺素(NE)的再摄取。以往研究发现，抑郁症患者HPA轴功能亢进是状态依赖的。20%~80%的抑郁个体表现出某种形式的HPA轴功能紊乱。患者皮质醇浓度增加，血浆促肾上腺皮质激素(ACTH)水平显著升高，血浆皮质醇水平也显著升高。

神经递质失衡学说与中医五脏理论关系较为密切，基于中医学理论，脾、肾功能正常是人体生命活动之根本保障。肾为先天之本，脾为后天之本，脾、肾两脏功能正常是人体生命活动之根本保障。先天与后天相互资生，脾之阳气必须借助肾阳的温煦，始能健运；肾中精气，又赖脾运化的水谷精微充养。若肾精不足则脑髓不足；若脾失健运，气血化生乏源，则可造成脑髓失养。精血同源为先、后天理论的核心。脾、肾虚型小鼠模型的中枢神经递质5-HT、DA、NE等与抑郁症有关的指标均出现表达下降，并伴有免疫指标的改变，说明了抑郁症的发病和脾、肾密切相关。因此，精、气、髓是与脑相关的三个重要环节。中医学所指的“脑髓”的现代生物学基础是脑

学习笔记

内神经元、神经营养因子及神经递质。髓海不足则会出现脑内神经营养因子减少、神经元大量萎缩和丢失，以及5-HT、DA、NE等神经递质的生成或代谢紊乱。肾虚是导致髓海不足的重要原因，通过补肾填髓可以防治脑神经元衰老、凋亡，纠正中枢神经递质的紊乱，从而发挥抗抑郁的作用。脾为气血化生之源，是肾精的重要来源，通过健脾益气可改善记忆、行为、情绪和提高免疫功能，起到抗抑郁的作用。

（刘　立）

学习笔记

第二章 外 科

第一节 骨 折

一、概念

骨折(fracture),中医病名骨折病,主要是骨质出现断裂,骨的完整性和连续性的中断。别名骨碎、骨断。西医根据骨折愈合后的稳定程度,可分为稳定性骨折和不稳定性骨折。常为一个部位骨折,少数为多发性骨折。经及时恰当处理,多数病人能够恢复原来的功能,少数病人可遗留有不同程度的后遗症。

二、中医认识沿革

骨折是很常见的疾病之一。对其诊疗的发展,自先秦时代开始萌芽,经过秦汉时代奠定理论基础。三国两晋至隋唐五代时期,战乱频仍,伤科疾患多发,促进骨伤科诊疗技术的进步。随着唐代第一本骨伤科专著《理伤续断方》的成书,标志着骨折诊疗的完善与集成。在明清时期,随着对骨折诊疗技术的系统总结,表明骨折诊疗技术发展的兴盛繁荣。

(一)《礼记·月令·孟秋》中的骨折

在《礼记·月令·孟秋》中载有"命理瞻伤,察创,视折,审断。决狱讼,必端平"。蔡邕注曰:"皮曰伤,肉曰创,骨曰折,骨肉皆绝曰断。" 说明当时把骨折损伤分为四种不同类型予以诊治,同时也标志着中医骨伤科开始萌芽。

(二)马王堆汉墓出土医书中的骨折

《足臂十一脉灸经》载有"折骨绝筋"(即闭合性骨折);《阴阳脉死候》载有"折骨裂肤"(即开放性骨折);《五十二病方》载有52种病,其中涉及骨伤者众多,同时还有创伤骨折后严重的并发症破伤风——"伤痉"的最早记载:"痉者,伤,风

学习笔记

入伤，身信(伸)而不能诎(屈)。”

(三)《黄帝内经》中的骨折

《黄帝内经》作为我国最早的一部医学典籍，比较全面、系统地阐述了人体的解剖、生理、病理、病机、诊断、治疗等基础理论，其中《灵枢·骨度》对人体头颅、躯干、四肢各部骨骼的长短、大小、广狭，标记出测量的尺寸。《内经》对人体的骨、脉、筋、肉及气血的生理功能都有精辟的论述，《内经》阐发的肝主筋、肾主骨、肺主皮毛、脾主肌肉、心主血脉及气伤痛、形伤肿等为骨折治疗奠定了基础理论，并一直指导着骨折的临床治疗实践。

(四)《伤寒杂病论》中的骨折治疗

东汉末年杰出医家张仲景著《伤寒杂病论》，创立了理、法、方、药结合的辨证论治体系。书中记载的攻下逐瘀方药，如大承气汤、大黄牡丹汤、桃仁承气汤、大黄䗪虫丸和下瘀血汤等，在骨折治疗中至今仍被医家所推崇。

(五)《肘后救卒方》中的骨折

晋代葛洪著《肘后救卒方》中首次记录用竹片夹板固定骨折：“疗腕折，四肢骨破碎，及筋伤蹉跌方：烂捣生地黄，熬之，以裹折伤处，以竹片夹裹之。”论述了开放性创伤早期处理的重要性。

(六)《诸病源候论》中的骨折治疗

隋代巢元方等著《诸病源候论》，是我国第一部中医病理专著，《金疮病诸候》精辟论述了金疮化脓感染的病因病理，提出清创要早、要彻底、要正确地分层缝合、要正确包扎，为后世清创手术奠定了理论基础，在治疗开放性骨折、清除异物、结扎血管止血、分层缝合等方面都达到了较高水平。

(七)《仙授理伤续断秘方》中的骨折治疗

蔺道人著《仙授理伤续断秘方》分述骨折、脱位、内伤三大类证型，总结了一套诊疗骨折、脱位的手法，如相度损处、拔伸、用力收入骨、捺正等，提出了正确复位、夹板固定、内外用药和功能锻炼的治疗大法。还介绍用杉树皮夹板固定治疗骨折的方法：“凡用杉皮，浸约如指大片，疏排令周匝，用小绳三度紧缚。”

(八)《永类钤方》中的骨折

元代李仲南《永类钤方》中“风损伤折”卷是中医伤科专篇,首创过伸牵引加手法复位治疗脊柱屈曲型骨折。其中前臂骨折用四块夹板固定治疗的方法,是《仙授理伤续断秘方》的发展,与今人所用大体相同。此外,还创制了手术缝合针,名“曲针”,引丝线或桑白皮线,由内向外逐层缝合。

(九)《世医得效方》中的骨折

危亦林《世医得效方》对骨折、脱位的整复和固定技术有所创新,在世界上最早应用“悬吊复位法”治疗脊柱骨折,书中载:“凡挫脊骨,不可用手整顿,须用软绳从脚吊起,坠下身直,其骨使自归窠。未直,则未归窠,须要坠下,待其骨直归窠,然后用大桑皮一片,放在背皮上,杉树皮两三片,安在桑皮上,用软物缠,夹定,莫令屈。用药治之。”将四肢骨折和脱位归纳为“六出臼,四折骨”,即肩、肘、腕、髋、膝、踝六大关节脱位,肱骨、前臂骨、股骨、胫腓骨四大长骨干骨折。对开放性骨折,主张扩创复位加外固定。麻醉方面创制内服麻药“草乌散”(又名麻药方),对其组成、功用、剂量及注意事项都有详细记载。

(十)《医宗金鉴·正骨心法要旨》中的骨折

清代吴谦等人编辑的《医宗金鉴·正骨心法要旨》较系统地总结了清代以前的伤科经验,强调手法整复前要熟悉人体骨度解剖,整复手法要轻巧稳准,即“素知其体相,识其部位,一旦临证,机触于外,巧生于内,手随心转,法从手出”,将正骨手法归纳为摸、接、端、提、推、拿、按、摩八法,并介绍腰腿痛等疾患的手法治疗,以及应用攀索叠砖法、腰部垫枕法整复腰椎骨折脱位等。固定方面,主张“爰因身体上下正侧之象,制器以正之,用辅手法之所不逮,以冀分者复合,攲者复正,高者就其平,陷者升其位”,并改进了多种固定器具。

三、中医病因病机

骨折是指损伤后骨和(或)软骨结构发生断裂,骨的完整性或连续性中断。骨折发生后往往出现肿胀、疼痛、功能活动

学习笔记

学习笔记

障碍,并可因骨折断端位置的改变而有畸形、骨擦音、异常活动,或因关节脱位,骨的位置不正常,可使附着之筋紧张而出现弹性固定的情况。但骨折不会是单纯性的孤立。骨折能伤筋,筋伤亦能骨折,筋骨的损伤必然导致气血伤于内,因脉络受损、血瘀气滞,为肿为痛。

(一)骨折的病因

骨折的病因当归纳为外因和内因。外因主要是外力损伤,按不同暴力性质又分为直接暴力、间接暴力、筋肉牵拉和持续劳损四种方式;其次还有为外感邪毒引起的某些骨病(如骨髓炎、骨结核等)。内因主要和年龄、体质、局部解剖结构、职业以及病理因素(如脆骨病、内分泌紊乱所致骨病、骨肿瘤等)有关。

1.外因

外因包括外力因素与邪毒感染。外力作用可导致骨折,通过分析各种形式的外力,其性质均可归纳为:直接暴力、间接暴力、肌肉收缩力和持续劳损力。

(1)直接暴力所致的损伤发生在外力直接作用的部位,可由跌仆、坠堕、撞击、压砸、穿凿、挤压、击杀等引起。

(2)间接暴力所致的骨折多发生在应力集中的部位、其骨折线形态多为斜形、螺旋形压缩性和撕脱性骨折;依据间接暴力的不同性质又可分为传达暴力、扭转暴力、杠杆暴力三种。

(3)肌肉收缩力在损伤中由于机体的防御反应或在劳作时用力过猛,均可致急剧而不协调的肌肉强烈收缩,或韧带受外力的被动牵拉,造成筋腱断裂或肌腱韧带附着处骨折。

(4)持续劳损力由于劳作过度或操作姿势不正确,易形成筋肉、骨关节积累性劳损而使组织变性,甚至断裂。邪毒感染人体受伤后,常有皮肉破损,严重者筋骨断裂,形成开放性骨折,则邪毒可从伤口侵入,引起邪毒感染。

2.内因

内因包括年龄、体质、局部解剖结构、职业以及病理因素。

学习笔记

(1)不同的年龄,骨折的发生率及损伤的性质、部位各不相同。

(2)体质的强弱、盛衰与骨折的发生有明显的关系。素体虚弱者,因气血不足,肝肾亏损,筋骨失养,一般外力即可造成骨折;而体质壮实、气血旺盛者在相同外力下很少造成骨折,即使形成骨折,其程度亦较轻。

(3)在外力作用下,机体局部的解剖结构与伤病的形成密切相关。如传达暴力作用于某一骨时,通常是在其解剖结构的薄弱处发生骨折。如松质骨与密质骨交界处和形态变化部位均易产生应力集中,为力学上的薄弱点,例如肱骨外科颈、桡骨远端、肱骨髁上、锁骨中外1/3交界处、胫骨中下1/3交界处等。

(4)骨折的发生与职业性质也有一定的关系,如运动员进行激烈的对抗活动、体力劳动者在劳动时保护不符合要求等,均易发生。

(5)骨折的形成还与诸多病理因素有关,如内分泌代谢障碍中甲状旁腺功能亢进等,骨病中骨肿瘤、骨结核、骨髓炎、骨囊肿等,某些先天性疾患如脆骨症等均会影响骨组织结构,削弱骨组织的强度和刚度,使组织在轻微外力作用下即发生病理性骨折。

(二)骨折损伤的病机

人体是由脏腑、经络、皮肉、筋骨、气血与津液等共同组成的一个整体。损伤导致骨折的发生和发展与气血筋骨、脏腑经络等都有密切的关系。骨折损伤疾患多由于皮肉筋骨损伤而引起气血瘀阻,经络阻塞,或津血亏损,或瘀血邪毒由表入里,而导致脏腑不和;亦可由于脏腑不和由里达表引起经络、气血、津液病变,导致皮肉筋骨病损。

1.皮肉筋骨病机

损骨能伤筋,伤筋亦能损骨,筋骨的损伤必然导致气血伤于内,因脉络受损,血瘀气滞,为肿为痛。伤病的发生,或破其皮肉,是犹壁之有穴、墙之有窦,无异门户洞开,易使外邪侵入;或气血瘀滞逆于肉理,则因营气不从,郁而化热,犹如

学习笔记

闭门留邪，以致瘀热为毒；亦可由皮肉失养，导致肢体萎弱或功能障碍。而在临床上，凡扭伤、挫伤后，可致筋肉损伤，局部肿痛、青紫，关节活动不利。即使在“伤骨”的病证中，如骨折时，由于筋附着于骨的表面，筋亦往往首先受伤；关节脱位时，关节四周筋膜多有破损。骨折损伤在伤科疾患中所见的“伤骨”病证，包括骨折、脱位，多因间接暴力或直接暴力所引起。凡伤后出现肿胀、疼痛，活动功能障碍，并可因骨折断端位置的改变而有畸形、骨擦音、异常活动，或因关节脱位，骨的位置不正常，可使附着之筋紧张而出现弹性固定的情况。

2.气血精津病机

气血与骨折损伤的关系极为密切，当人体受到外力损伤后，常可气血运行逆乱而产生一系列的病理变化。人体一切伤病的发生、发展无不与气血有关，气血调和能使阳气温煦，阴精滋养，若气血失和，便会百病丛生。《灵枢·营卫生会》说：“夺血者无汗，夺汗者无血。”血液的盈亏与津液的盛衰相互影响。如在骨折大出血之后，可出现口干烦渴、皮肤干燥和尿少等津液不足的证候，因此《伤寒论》中有“衄家不可发汗”和“亡血家不可发汗”之戒。骨折而致血瘀时，由于积瘀生热，热邪灼伤津液，可使津液出现一时性消耗过多，而使滋润作用不能很好发挥，故也会出现口渴、咽燥、大便干结、小便短少、舌苔黄而干糙等症。

3.脏腑经络病机

“肾主骨”、“肝主筋”的理论广泛地运用在治疗上。骨折损伤与肝、肾的关系十分密切。《素问·阴阳应象大论》说“肾生骨髓”、“在体为骨”。都是说肾主骨生髓，骨是支持人体的支架。因为肾藏精，精生髓，髓养骨，所以骨的生长、发育、修复，均需依肾脏精气的滋养和推动。又如骨折必内动于肾，因肾生精髓，骨折后如肾生养精髓不足，则无以养骨，故在治疗时，必须用补肾续骨之法，多采用入肾经的药物。“肝主筋”就是认为全身筋肉的运动与肝有密切关系。运动属于筋，而筋又属于肝，肝血充盈才能使肢体的筋得到充分的濡养，以维持正常的活动。肝脏具有贮藏血液和调节血量的功能。肝藏

学习笔记

血主筋，肝血充盈，筋得所养，肝血不足，筋的功能就会发生异常。同时在《灵枢·本神》说："脾气虚则四肢不用。"全身的肌肉营养，依赖脾胃的健运。人体如营养充足则肌肉壮实，四肢活动有力，骨折损伤后容易痊愈。又因肺主气，心主血。心肺调和则气血循环输布得以正常，才能发挥煦濡的作用，骨折损伤才能得到痊愈。《灵枢·本脏》说："经脉者，所以行血气而营阴阳，濡筋骨，利关节者也。"指出经络有运行气血、营运阴阳、濡养筋骨、滑利关节的作用。也可以说人体的生命活动、骨折后的变化和治疗作用，都是通过经络来实现的。

四、西医病因及发病机制

骨折即骨的完整性和连续性中断。骨折可由创伤和骨骼疾病所致，后者如骨髓炎、骨肿瘤所致骨质破坏，受轻微外力即发生的骨折，称为病理性骨折。

（一）骨折成因

1.直接暴力：暴力直接作用使受伤部位发生骨折，常伴有不同程度的软组织损伤。如小腿受到撞击，于撞击处发生胫腓骨骨干骨折。

2.间接暴力：暴力通过传导、杠杆、旋转和肌收缩使肢体受力部位的远处发生骨折。如跌倒时以手掌撑地，依其上肢与地面角度的不同，暴力向上传导，可致桡骨远端骨折或肱骨髁上骨折。骤然跪倒时，股四头肌猛烈收缩，可致髌骨骨折。

3.疲劳性骨折（fatigue fracture）：长期、反复、轻微的直接或间接外力可致使肢体某一特定部位骨折，远距离行军易致第2、3跖骨及腓骨下1/3骨干骨折，称为疲劳性骨折，也可称为应力性骨折。

（二）骨折的分类

1.根据骨折处皮肤、筋膜或骨膜的完整性分类。

（1）闭合性骨折（closed fracture）：骨折处皮肤及筋膜或骨膜完整，骨折端不与外界相通。

（2）开放性骨折（open fracture）：骨折处皮肤及筋膜或骨膜破裂，骨折端与外界相通。

学习笔记

2.根据骨折的程度和形态分类。

(1)不完全骨折(incomplete fracture):骨的完整性和连续性部分中断,按其形态又可分为:①裂缝骨折:骨质出现裂隙,无移位,多见于颅骨、肩胛骨等。②青枝骨折:多见于儿童,骨质和骨膜部分断裂,可有成角畸形。有时成角畸形不明显,仅表现为骨皮质劈裂,与青嫩树枝被折断时相似而得名。

(2)完全骨折(complete fracture):骨的完整性和连续性全部中断,按骨折线的方向及其形态分为:①横形骨折:骨折线与骨干纵轴接近垂直。②斜形骨折:骨折线与骨干纵轴呈一定角度。③螺旋形骨折:骨折线呈螺旋状。④粉碎性骨折:骨质碎裂成3块以上。骨折线呈T形或Y形者又称为T形或Y形骨折。⑤嵌插骨折:骨折块相互嵌插,多见于干骺端骨折,即骨干的密质骨嵌插入骺端的松质骨内。⑥压缩性骨折:骨质因压缩而变形,多见于松质骨,如脊椎骨和跟骨。⑦骨骺损伤:经过骨骺的骨折,骨骺的断面可带有数量不等的骨组织。

3.根据骨折端稳定程度分类。

(1)稳定性骨折(stable fracture):在生理外力作用下,骨折端不易发生移位的骨折,如裂缝骨折、青枝骨折、横形骨折、压缩性骨折、嵌插骨折等。

(2)不稳定性骨折(unstable fracture):在生理外力作用下,骨折端易发生移位的骨折,如斜形骨折、螺旋形骨折、粉碎性骨折等。

这些不同的分类将在临床对骨折的治疗中起到指导作用。

五、中西医汇通提示

(一)“肾主骨”与骨骼成长、重建过程中肾脏的功能活动之“汇通”

祖国医学“肾主骨生髓”的理论,最早见于《内经》。随着现代分子生物学、解剖学、生理病理学等的深入研究,现代医学也发现肾脏与骨之间同样存在千丝万缕的联系。首先,肾脏与骨在发生学上是同源器官,皆发生于胚胎外胚层,两者之间必然存在共性和相关性。并且骨骼的发育及重建过程与

学习笔记

内分泌、激素调节和钙磷代谢以及微量元素发挥一定作用有关，而这些物质恰与肾脏的功能活动密切相关。肾脏在维持钙磷乘积相对稳定和促进钙化方面有重要作用，肾排泄钙磷、肾小球滤过钙磷、肾小管对钙磷的重吸收、肾脏分泌钙调蛋白（CaM）和骨钙蛋白（BGP）等方面都与骨代谢有密切关系。肾脏通过羟化酶能将维生素D转化为有活性的1,25-$(OH)_2D_3$。1,25-$(OH)_2D_3$作为一种肾源性骨代谢调节激素，与骨基质矿化有关，能促进肠道对钙、磷的吸收，提高血钙和血磷的水平，利于钙化和骨盐沉着。肾是生成促红细胞生长因子（EPO）的重要场所，内源性EPO的90%由肾远曲小管肾脏皮质、髓质小管周围的毛细血管内皮细胞产生。EPO可促进原始红细胞的增生分化成熟，促进骨髓内网织红细胞的释放，促进骨髓对铁的吸收，有利于红细胞的生成，为骨骼的生长发育提供了必要的物质条件。综上所述，现代医学关于肾与骨的研究，不仅证实了中医肾主骨理论的科学性，也对肾主骨的物质基础作了有益的探讨。同时，结合中医肾主骨理论为从肾论治骨折骨病提供了理论基础。

（二）中医正骨手法与现代骨科复位之“汇通”

中医积累了丰富经验，清·吴谦《医宗金鉴·正骨心法要旨》提出的“正骨八法”——摸、接、端、提、按、摩、推、拿，仍为今人所遵循。西医利用现代科学技术，在麻醉剂及X线的帮助下对骨折整复术提出严格要求。中西医结合方法整复骨折，以现代解剖学为基础，正确地认识骨折后肢体的生理、病理规律，吸取中、西医的原有经验，针对每个不同部位类型的骨折，将应用的不同的整复手法，总结为8个基本整复手法，可以灵活运用于各种骨折：①手摸心会；②拔伸牵引；③旋转屈伸；④端提挤按；⑤摇摆触碰；⑥夹挤分骨；⑦折顶回旋；⑧按摩推拿。并对每一种整复手法的操作都进行精准说明。1966年，则将此8种“骨折整复手法”详尽地编写进《中西医结合治疗骨折》一书。此后，“采用X线诊断、麻醉下复位以及解剖、生理、病理、生物力学等现代科学成就，经过实践总结出新的整骨十大手法：手摸心会、拔伸牵引、旋转回绕、屈伸收

学习笔记

展、端挤提按、摇摆触碰、按摩推拿、成角折顶、夹挤分骨、对扣捏合。"我国高等医药院校教材关于"正骨手法"论述亦多建立在该十法基础上，如石印玉主编《中西医结合骨伤科学》讲述的"常用正骨手法"即为：①手摸心会；②拔伸牵引；③绕轴旋转；④屈伸收展；⑤成角折顶；⑥反向回旋；⑦端挤提按；⑧夹挤分骨；⑨摇摆纵压；⑩顺骨捋筋。

（三）小夹板固定与骨折断端微动之"汇通"

公元4世纪，葛洪在他的《肘后救卒方中》首次推荐使用竹板固定治疗骨折，从而开拓了中国骨科用小夹板外固定治疗骨折的历史。骨折治疗是以断端恢复其原先正常的连续为目的，因此对于断端的固定是所有骨折疗法的首务。Sarmiento等综合观察研究，通过大鼠实验研究提出与制动和非负重条件相比，功能负重能够使骨痂更快地获得足够的力学功能。而后许多研究者通过实验研究和临床观察提出骨折端的相对轴向的活动能够促进骨折愈合，并对断端活动进行了定量的观测。骨折断端微动的中医理论与实验研究和"使骨缝无参差走作之患"，反映了中国古代伤科医家对于骨折固定的要求，即要达到断端局部无畸形、无异常活动的稳定状态。应该说，这个稳定状态是所有骨折固定术所追求的共同目标。事实上，无论是石膏固定还是夹板固定，在骨折愈合期间，断端总是存在一定程度的活动。Lippert等使用X线摄影测量石膏固定后胫骨骨折患者行走时骨折端的活动，发现其存在轴向和成角活动，其中轴向位移平均为3~5mm。研究表明，夹板外固定能够给骨折断端一个相对固定的力学环境，在保证骨折部稳定的前提下，允许骨折端有纵轴上的活动，而这种活动对于骨折愈合是有利的。中医伤科治疗骨折所采用的夹板绑缚法，就是在顾及伤肢功能活动和气血循环的同时，也成就了骨折断端微动的良性刺激。按照现代的研究观点来看，就是在相对固定的情况下给骨折断端产生微动留下了余地。中医伤科在长期临床实践中形成的夹板外固定与断端微动理论不谋而合。

学习笔记

（四）活血行气中药与骨折后血液流变学变化之“汇通”

骨折后的瘀血程度可以用血液流变学指标来反映。研究表明创伤骨折后血液流变学变化特点一般为：红细胞压积降低，纤维蛋白原升高，血沉加快，全血、血浆黏度升高，持续时间久。骨折所致红细胞、白细胞、血小板等血液细胞成分的功能改变和机体凝血、抗凝血系统平衡失调，以及血液、血管壁纤溶活性的变化对骨折创伤后深静脉血栓的形成具有综合的作用。研究结论认为：活血散瘀止痛药，如丹参，主要表现出对红细胞聚集性的改善和提高红细胞变形性，降低血液黏度、血浆黏度、纤维蛋白原，从而达到活血祛瘀止痛的作用；而行气止痛药，如川芎嗪，是通过有效地改善红细胞流变性，降低血小板聚集性和黏附性，降低纤维蛋白原来达到行气活血、祛瘀止痛的作用。两者在骨折治疗中，在中医活血祛瘀、行气止痛理论的指导下进行治疗，显著改善了血液流变学相关指标。

（五）股骨颈骨折中复位手法与3D打印导航技术之“汇通”

中医手法复位在骨折治疗中往往起到事半功倍的作用，通过运用平乐正骨手法对股骨颈骨折端的准确复位，配合“倒等腰三角形”空心钉固定可有效降低股骨颈骨折的股骨头坏死发生率和坏死后的塌陷率。研究表明平乐正骨手法的运用避免了术中使用牵引床长时间牵引导致的对骨折愈合产生的不良影响。同时复位后，个性化3D打印导航的使用能够准确快速地将空心钉成平行倒等腰三角形打入股骨颈内，减少可能由于多次穿针对患者股骨头造成的创伤，降低对手术医师水平的要求，减少由于X线造成的职业损害。在股骨颈骨折的治疗中，中医手法复位与现代3D打印导航技术完美对接，这种传统与现代的结合为提高手术的成功率及效率带来了可能。

（曾昭洋）

学习笔记

第二节 针刺麻醉

一、概念

针刺麻醉(acupuncture anesthesia),简称针麻,是指利用传统针刺镇痛方法完全或部分替代药物麻醉进行外科手术的方法。根据经络理论,按手术要求循经取穴,辨证运用针刺手法。基于针刺穴位能够镇痛和调节人体生理生化、免疫等功能的原理,在术中麻醉药物常规使用下,选择特定的穴位并予以针刺刺激,特异性地对某一系统进行更突出的调整。通过提高痛阈,同时增强机体对麻醉药的反应性,从而显著减少麻醉药的用量,消除麻醉药对生理功能,特别是免疫系统的抑制,最终发挥"增效减毒"的效果。其优点是使用安全、生理干扰小、术后恢复快、并发症少等。

二、中医认识沿革

我国的针灸疗法已有几千年的悠久历史,它包含了我国劳动人民同疾病作斗争的丰富经验,并已形成较为完整的理论体系,是中国医药学伟大宝库中的重要组成部分。针刺麻醉就是在针灸治疗的基础上发展起来的。

中医学认为,人体是由脏腑、经络、皮毛、肌肉、筋骨、五官七窍,以及精髓、气血、津液等所共同组成的整体。脏腑是指人体内部的各种脏器及其功能活动;经络是气血运行的通道及周身各部的联系系统;穴位则是脏腑和经络的气血输注于体表的部位。根据这些论述,在针刺麻醉手术过程中,通过穴位对针刺刺激的感受和经络的传输作用,使因手术而失调的脏腑经络功能得以调整、气血得以调和,从而使手术得以顺利进行。

历史沿革:针刺麻醉问世于20世纪50年代,兴起于60年代,盛行于70年代。50年代初,首先应用于部分五官科手术及术后止痛,直至50年代末期在全国半数左右省市开展的针刺麻醉手术,涉及临床各科达90余种(中、小型手术)。1960年我国针刺麻醉首次成功地应用于肺切除术,1965年国家科委正

学习笔记

式颁发了关于《针刺经络穴位麻醉应用于胸腔(肺)手术的临床研究成果报告》，至此针刺麻醉下肺切除成为我国针刺麻醉史上第一个国家级成果。1966年由国家科委和卫生部联合召开的针刺麻醉研究工作座谈会决定将针刺麻醉的研究正式列入国家重点科研项目，从此针刺麻醉逐渐形成为一门独立的学科，并在全国范围内开展起来。

1979年，全国针灸针麻学术讨论会在北京召开，对20世纪50年代以来针麻镇痛的临床应用范围和机制研究作了总结，标志着针麻研究进入了一个新的发展阶段。1975~1979年，针刺麻醉手术总例数跃增至200万例，手术种类多集中于20种左右，并对主要手术进行了全国性大样本重复。

1980年在全国针麻工作座谈会上，提出针麻三关：镇痛不全、肌肉紧张及内脏牵拉反应。在此情况下则提出针刺合并小剂量药物麻醉，既保持针麻的特点，又发挥麻醉药物的作用，即“针药复合麻醉”。1986年中国针灸学会针刺麻醉研究会成立大会暨学术讨论会在上海召开，会上肯定了针刺穴位的镇痛作用，并分析了穴位的特异性及其物质基础，尤其是对针麻机制的研究有了重大突破，进一步推动针刺麻醉的应用与研究。

随着医学科学的发展，快速康复外科(ERAS)的提出及应用，临床麻醉已不再局限于术中镇痛，而是向着整个围术期安全及术后转归、长期改善的目标转变。因而，针刺麻醉的意义正从“麻醉”的角色向调节机体异常应激反应和调节免疫抑制等方面悄然转变，更多地表现在保证整个围术期安全及术后的长期改善，故“针刺麻醉”正向“针药复合麻醉”进行转变，其是中西医结合的一个典范。

三、中医病因病机

根据中医学的论述，疼痛的病机形成虽可缘于多种原因，但若根据治则、治法予以概括，不外乎与“气”和“神”相关。“气”或“气机”在这里指经络脏腑的气血；神则是整个人体生命活动，包括脏腑、精、气、血的生理、病理活动的外在表现的概括，习惯上称作“神气”。中医对疼痛产生的认识，《素

学习笔记

问·举痛论》总结了各种不同痛症，其不外乎“气滞血瘀”、“不通则痛”。在创伤的情况下，经络脏腑的气机受到外伤或手术刺激的直接伤害，责之于气血运行失常而致痛，《儒门事亲》亦有云“诸痛，皆因于气”。然而，一切疼痛又必须在“神”的参与下才能产生，且心藏神，主神明，故《素问·至真要大论》指出“诸痛痒疮，皆属于心”，《素问·灵兰秘典论》指出“主明则下安……主不明则十二官危”，《素问·移精变气论》云“得神者昌，失神者亡”等相关论述，实际上也概括了中枢神经系统的功能。

针刺穴位的镇痛效应，则是通过“调气”和“治神”作用而实现的。调气，一方面在于调节经络脏腑气血的偏胜，使其从“有余”、“不足”的不协调状况中纠正过来，另一方面则在于调节气血运行，使之发挥正常营卫作用。总之，调气即“通其经脉，调其血气”。治神，一方面是“令气易行”，另一方面则是“以移其神”，即调动心的主宰作用，进而影响其他脏腑和经络功能。所谓“用针之类，在于调气”，“凡刺之真，必先治神”。由此可见，古代医家已经将疼痛与镇痛的机理和神经系统联系起来，这与当前关于针刺镇痛研究从神经科学角度的论述是相呼应的。

四、西医病因及发病机制

1984年韩济生院士提出“针刺镇痛的机理在于针刺激活了机体原有的痛觉调制系统，在中枢各级水平控制伤害信息的感受和传递”，并设计了与针刺镇痛有关的神经通路和神经介质图，揭示出针刺镇痛机制的基本轮廓。新近的研究结果证实并充实了针刺镇痛原理的假说，认为针刺调动了机体内源性镇痛机制，产生了从外周到中枢神经系统各级水平的针刺信息对抗伤害性信息感受和传递的一个复杂整合调控过程。

针刺镇痛作为一个综合性的过程，其涉及多通路、多水平，针刺镇痛机制与神经-体液因素有关，其通过促进内源性阿片肽释放（内啡肽、脑啡肽、强啡肽）及上调炎症反应中的局部内啡肽和周围阿片受体，同时抑制内源性致痛物质的产

学习笔记

生，进而达到镇痛效果。研究证实，在针刺镇痛过程中，针刺刺激兴奋了穴位深部的感受器，产生针刺神经冲动，后者沿着外周神经中的Ⅱ、Ⅲ类纤维传入中枢神经系统。在中枢神经系统的各级水平，针刺冲动一方面进入痛感受系统的各个部位，如脊髓背角、延髓巨细胞核、中脑网状结构、丘脑束旁核和中央外侧核等，同来自同源部位的痛冲动发生相互作用；另一方面进入脑内镇痛系统的各个部位，发挥加强镇痛抑或减弱镇痛的作用。这些部位之间及其与痛感受系统各部位之间，构成复杂的神经回路。

故通过针刺治疗可以提高疼痛感受阈值和耐受阈值，抑制体表痛，减轻甚至消除深部痛和牵涉痛，缓解急性疼痛、慢性疼痛，同时能减轻疼痛的情绪反应，改善患者的生活质量，从而在围术期发挥重要作用。

五、中西医汇通提示

随着针麻开颅手术、针麻心脏手术、针麻甲状腺切除和针麻肺叶切除、针麻腹部手术临床操作规范的形成，证实针麻具有优越性，其对机体重要脏器具有保护及免疫调节作用。作为中西医结合医学的典范，针刺麻醉也屡次获得由科技部启动的国家重点基础研究发展计划项目(973项目)的支持。

大量研究结果证实，针药复合麻醉相对于传统麻醉，具有以下优势：①术前使用可减轻患者焦虑程度；②有一定镇痛作用，可以减少吸入麻醉药的用量；③减少术后镇痛药的用量；④减少术后恶心呕吐的发生率；⑤由于减少麻醉药的使用，手术中循环、呼吸功能稳定，术后苏醒时间缩短，并发症减少，住院时间缩短；⑥对机体脏器有一定保护作用，其中针麻镇痛作用是针麻手术得以完成的重要因素之一，且仅为减轻疼痛而非使之消失；⑦针刺和针药复合麻醉，具有机体免疫调节作用。针刺可能通过调控中枢小胶质细胞的功能及细胞因子的表达改善手术创伤引起的免疫机制。

针麻调控中枢神经系统从而发挥镇痛作用。脑内存在针刺镇痛的多个脑区参与的镇痛回路、皮层环路作为整体参与

学习笔记

以中脑导水管周围灰质(PAG)为核心的下行抑制作用,针刺在调节急性痛时，脑内的镇痛回路尤其是前扣带回皮质(ACC)起到了重要作用。不同频率电针刺激既有共同的效应基因和中枢神经效应区域,又存在与频率密切相关的特异性调节基因和中枢神经区域,电针刺激则可以引起局部脑血流量和功能连接度的变化。总而言之,基于基础实验的逐步完善,针麻在围术期作用的神秘面纱正在被揭开。随着越来越多国家对祖国医学的认可,中医药将会成为今后围术期改善预后的重要组成部分。

（白俊娜）

学习笔记

第三章　妇产科

第一节　月经过多

一、概念

月经过多(menorrhagia)是指连续数个月经期出血量多，超过80ml，但月经间隔时间及出血时间皆规则，无经间出血、性交后出血或经血的突然增加。常见于经产妇、人工流产后、投放节育器后或结扎术后、子宫肌瘤、子宫腺肌病或子宫内膜异位症。西医学排卵障碍性异常子宫出血所引起的月经过多也可包括在内。

中医妇科学中称为“经水过多”或“月水过多”。

二、中医认识沿革

最早在《金匮要略·妇人杂病脉证并治》温经汤方下即有“月水来过多”的记载。汉以后至金元以前的医籍，多将经量的乍多乍少，周期的或先或后，统称为“月水不调”。

刘河间在《素问病机气宜保命集·妇人胎产论》中首先提出“经水过多”的病名，并对本病病机以阳盛实热立论，治法重在清热凉血，并辅以养血调经，其曰：“治妇人经水过多，别无余证。四物内加黄芩、白术各一两。”

《丹溪心法·妇人》将本病的病机分为血热、痰多、血虚，并列有相应的治疗药物，还有治妇人气弱不足摄血、月经来时多的验案。

《证治准绳·女科》认为“经水过多为虚热，为气虚不能摄血”。

《医宗金鉴·妇科心法要诀》依据经血的色、质、气、味以及带下的特点，以辨虚实寒热：“经水过多，清稀浅红，乃气虚不能摄血也。若稠黏深红，则为热盛有余。或经之前后兼赤白

学习笔记

带，而时下臭秽，乃湿热腐化也。若形清腥秽，乃湿瘀寒虚所化也。”

《傅青主女科·调经》认为本病是血虚而不归经所致。

《妇科玉尺·月经》提出“热血凝结”及“离经蓄血”可致经量过多，其特征是经血有块而腹痛，并认为体质不同，经水过多的病机不同，肥人多虚寒，而瘦人多火旺，治法一是温经固涩，一为滋阴清热。

三、中医病因病机

月经过多的主要病机是冲任不固，经血失于制约。

（一）气虚不摄

素体虚弱，或饮食失节，或过劳久思，或大病久病，损伤脾气，使中气不足，冲任不固，血失统摄，以致经行量多。久之可使气血俱虚，又可导致心脾两虚，或脾损及肾，致脾肾两虚。

（二）血热妄行

素体阳盛，或肝郁化火，或过食辛燥动血之品，或外感热邪，热扰冲任，迫血妄行，因而经量增多。

（三）血瘀阻络

素多抑郁，气滞而致血瘀，或经期产后余血未尽，感受外邪或不禁房事，瘀血内停，瘀阻冲任，血不归经，以致经行量多。

四、西医病因及发病机制

月经过多的病因主要是由卵巢神经内分泌功能失调以及器质病变或药物等引起的，其病理机制主要与内膜纤溶系统功能亢进、子宫内膜的前列腺素水平异常相关。

（一）内膜纤溶系统功能亢进

子宫肌层及内膜含有大量的组织型纤溶酶原激活物，研究显示正常妇女子宫内膜组织型纤溶酶原激活物活性从晚泌期起始升高，到下个月经周期第二天达峰值，月经量多者内膜组织型纤溶酶原激活物活性在中泌期起即升高，晚泌期及下个月经周期第二天，经期内膜及经血组织型纤溶酶原激活物及I型纤溶酶原激活抑制物活性显著高于正常，周期第二天经期，内膜组织型纤溶酶原激活物活性与月经失血量有强的正相关，可能由于内膜组织型纤溶酶原激活物活性过高，使纤溶系统功能亢进，引起止血的血栓不稳定或再通，细胞外基质胶原及黏附蛋白降解加剧，内膜剥脱广泛持久，导致月经量过多。

(二)子宫内膜不同前列腺素之间比例失衡

已知不同前列腺素(prostaglandin, PG)对血管舒缩及血小板功能有相反的作用，前列环素(PGI2)能扩张血管，抑制血小板聚集；血栓素A(TXA2)却使血管收缩，促进血小板聚集，PGE2及PGF2皆能促进血小板活性，但前者使血管扩张，后者使血管收缩，有研究显示：月经量多患者子宫内膜生成PGE2/PGF2α量的比值增高，PGI2及TXA2的各自代谢产物6-酮-PG与TXB_2比值也升高，此两对PG产生量的失衡，导致血管扩张，血小板聚集功能受抑制的倾向，而引起月经量的增多。

(三)其他发病机制

卵泡期子宫内膜血管内皮生长因子(VEGF)、一氧化氮(NO)表达增加使血流增加，子宫内膜内皮素(ET)释放，bFGF受体减少，白细胞浸润增多，内膜出血相关因子基因表达过强等等。

五、中西医汇通提示

1.本病的中医不外乎火热熏灼、迫血妄行，气虚不摄、血溢脉外及瘀血阻络、新血不生三个方面。其中，火热熏灼、迫血妄行则与西医所谓的内膜组织型纤溶酶原激活物活性过高，使纤溶系统功能亢进，引起止血的血栓不稳定或再通，细胞外基质胶原及黏附蛋白降解加剧，内膜剥脱广泛持久，导致月经量过多等机制相仿；气虚不摄、血溢脉外的根源可能是子宫内膜不同PG之间比例失衡，血管收缩因素不足而扩张因素有余，从而导致月经过多；而瘀血阻络、新血不生的西医病理基础可能与前列腺素的作用有关，同时也涉及了血黏

学习笔记

学习笔记

度、微循环和血管壁张力活动等。

2.卵泡期子宫血管舒张-收缩因子即内皮素(ET)-一氧化氮(NO)的失调可能也是冲任不固、气虚统摄无权的微观指征之一。有实验证明,雌性大鼠在泻下加劳倦复合因素造成脾气虚状态下,子宫ET、NO及卵巢、子宫重量均有明显有意义变化,益气止血复方对各指标均有一定调节作用。所以认为,脾气虚是脾不统血证发生的基础,为补气摄血固冲法能够减少子宫异常出血提供了依据。

(王新斌)

第二节 痛 经

一、概述

痛经(dysmenorrhea)是指妇女经期或行经前后出现小腹疼痛或痛引腰骶,甚至剧痛晕厥者。

临床特点:伴月经周期发作;以小腹为主,可放射至腰骶部、肛门、阴道、股内侧;呈阵发性发作,无腹肌紧张、无反跳痛;疼痛程度不等,严重者可致晕厥;随经血通畅或经净而缓解。

原发性痛经(primary dysmenorrhea)是指生殖器官无器质性病变者,以青少年女性多见;继发性痛经是由于盆腔器质性疾病如子宫内膜异位症、子宫腺肌症、盆腔炎或宫颈狭窄等引起者,常见于育龄期妇女。

痛经在中医学中称“经行腹痛”。

二、中医认识沿革

《金匮要略·妇人杂病脉症并治》最早记载本症:“带下经水不利,少腹满痛,经一月再见者,土瓜根散主之。”土瓜根散原方由“土瓜根三两、芍药三两、桂枝三两、䗪虫三两”组成,认为寒凝血瘀是痛经的主要病机,治当以桂枝、芍药温通血

学习笔记

脉、调和营卫，土瓜根和䗪虫则起到逐瘀通经的作用。

《诸病源候论·妇人杂病诸候·月水来腹痛候》中则谓“月水来腹痛候”，首次提出月经来潮出现腹痛的表现。《诸病源候论》中还记载：“妇人月水来腹痛者，由劳伤血气，致令体虚，受风冷之气，客于胞络，损冲任之脉，手太阳、少阴之经……其经血虚，受风冷，故月水将下之际，血气动于风冷，风冷与血气相击，故令痛也。”认为痛经的病因以寒凝血瘀为主。

《景岳全书·妇人规》中提到：“经行腹痛，证有虚实。实者或因寒滞，或因血滞，或因气滞，或因热滞。虚者有因血虚，有因气虚。然实痛者，多痛于未行之前，经通而痛自减。虚痛者，于既行之后，血去而痛未止，或血去而痛益甚。大都可按可揉者为虚，拒按拒揉者为实。”

《太平圣惠方》中记载：“治妇人月水每来，脐下疞痛，如锥刀所刺，及腰背疼痛，当归丸方。”其描述了单纯性痛经的临床症状及治疗用方当归丸方。陈自明所著《妇人大全良方》中记载：“妇人月经来腹痛者，由劳伤气血，致令体虚，风冷之气客于胞络，损于冲任之脉，手太阳、少阴之经……宜温经汤及桂枝桃仁汤、万病丸。”若忧思气郁而血滞，用桂枝桃仁汤、地黄通经丸。提出了用于治疗寒客胞络为主要病因痛经的经典方——温经汤。张从正的《儒门事亲》中记载：“月经欲来前后，腹中痛”，并指出用当归散治疗。

《傅青主女科》对痛经的论述颇多，将其分为四种类型，其一“经水忽来忽断时疼时止”，是因肝气不疏、风寒侵袭所致；其二“经水未来腹先疼”，是因肝郁火旺所致；其三“行经后少腹疼痛”，是因肾虚肝郁所为；其四“经水将来脐下先疼痛”，是为下元寒湿侵袭，脾肾虚寒之证。同时在痛经的治疗方面主张肝肾同治，重视调肝，遣方用药独到，效果突出，为后世医家所遵循。

三、中医病因病机

痛经病位在胞宫、冲任，与肝肾密切相关。病因主要是因

学习笔记

为情志失调，饮食不节，外感寒邪，以致脏腑功能受损，胞宫气血运行不畅。实者多由气滞血瘀、寒湿凝滞、湿热蕴结，以致气血不畅、冲任阻滞，“不通则痛”；虚者为气血虚弱或肝肾不足等使冲任胞宫失于濡养，“不荣则痛”。临床上也有属虚实夹杂者，经期血液外流，精血不足又兼气血瘀滞，是常见的痛经病机。《圣济总录》中阐述：“室女月水来腹痛者，以天癸乍至，荣卫未和，心神不宁，间为寒气所客，其血与气两不流利，致令月水结搏于脐腹间，疞刺疼痛。”说明有类痛经的发生是由于荣卫不调，复为寒气所加，导致气血不通则痛而引起。

四、西医病因及发病机制

（一）内分泌代谢因素

痛经的发生主要与月经血液中的前列腺素（PGs）有关。PGs在磷脂酶A2的作用下，转化成PGD2、PGE2、PGF2α等不同产物，其中与原发性痛经关系密切的是PGF2α和PGE2，PGs主要存在于经血、卵巢和子宫内膜等女性生殖系统中，在月经期间，由于溶酶体酶溶解子宫内膜细胞，使得PGs大量释放，使其进入血液中，并与相应受体结合，激活PKC信号通路引起子宫平滑肌痉挛收缩，导致子宫血流减少，从而加剧子宫平滑肌的收缩，最终导致子宫缺血和缺氧，引起痛经。过多的PGs若进入血液循环，则会引起胃肠道、血管平滑肌、泌尿道收缩，从而使患者产生恶心、呕吐、头晕、腹痛、晕厥等症状。还有雌激素、孕激素、血管加压素、催产素等均可引起痛经。

（二）机械因素

子宫过度屈曲会导致月经血液循环不良，导致月经血潴留，造成严重的痛经。后位子宫比前位子宫者更容易疲劳和抑郁，且子宫颈过度狭窄也会使月经血液流行不通畅，从而刺激平滑肌过度收缩引起痛经。子宫张力增加和痉挛性收缩也是造成痛经的重要原因。

（三）社会、心理因素

原发性痛经的产生与患者的遗传、情绪、生活习惯等多种因素有关。有研究发现母亲有痛经史，经期凉水洗漱、恣意

学习笔记

服食生冷,不良心理因素,初潮年龄小,身体质量指数过低等,都是形成痛经的危险因素。

五、中西医汇通提示

(一)准确诊断

西医学关于原发性痛经还是继发性痛经的诊断对进行准确的中医辨证有重要的借鉴意义。原发性痛经即月经初潮后不久便发生，盆腔检查生殖器官无明显的器质性病变者；继发性痛经生殖器官多有明显的器质性改变，如盆腔炎、子宫内膜异位症、子宫腺肌症,子宫肌瘤等均可引起痛经,多见于已婚生育过的妇女。

(二)病因不同,辨证不同

原发性痛经者其病机往往与先天禀赋有关,或禀母亲气滞血瘀之质,或赋母亲肝肾不足之体。在此基础上,若饮食不节,经期恣食生冷,或因过度的不良情绪刺激,就会形成气滞血瘀、阴寒互结于胞宫而引起痛经。如果没有后天调摄失养,则一般以肝肾亏虚者多见,与机体的激素水平、体质指数等有一定的关系。

继发性痛经的形成因素比较复杂,其中最重要的不外乎有两个方面。一是生殖道的感染。中医辨证则以下焦湿热证多见,但也有相当一部分患者表现为寒湿阻滞者,可能与患者所感染的细菌种类和机体的免疫功能状态有关。二是各种原因导致的瘀血。其中最常见的原因是不规范的性行为使经血倒流经输卵管伞端而积于盆腔形成瘀血,这就是子宫内膜异位症的根源,也是继发性痛经的病因及发病机制,更是中医之所以运用活血化瘀法治疗痛经的病理基础。

(三)审证求因

中医在临床上常常通过辨别疼痛的性质和疼痛的时间来审证求因辨别痛经的病因病机,也有助于预防调摄。若表现为刺痛、胀痛,并且血块排出后疼痛减轻,多考虑气滞血瘀,首先要注意情志上的调理,尽量做到情绪愉悦、心情舒畅、睡眠充足、保持气血通畅,这样会减轻疼痛发作。月经前

学习笔记

1~2d可自行腹部按摩、热敷,促进气血畅行,从而控制或减轻疼痛。药物可服用元胡止痛片、柴胡疏肝散、当归片等。若表现为绞痛、冷痛,而且热敷小腹后疼痛减轻,多考虑寒凝血瘀,则一定要注意经前、经期的保暖,更不能淋雨涉水,也不能吃生冷瓜果以及冰水冷饮,避免寒凝加重,疼痛更甚。疼痛发作时可予热敷小腹部,或用艾条灸气海、关元等穴位以缓解疼痛。中成药可服艾附暖宫丸,食疗温补方,于月经来潮当天温服,日服2次,连服3d。以温经祛寒、行血止痛。若痛在月经后期或月经净后,出现隐痛、坠痛,疼痛喜揉喜按者,多考虑气血虚弱,在平时就应该进行调治,即一方面要加强营养,可常服山药、大枣、桂圆等食物;另一方面要注意身体锻炼,可通过气功、太极拳等运动增强体质,劳逸结合。在月经期、月经后疼痛出现时进行局部热敷,以温暖子宫、调畅气血、缓解疼痛。成药可服用八珍益母丸补益气血、调经止痛。

(赵粉琴)

第三节 生殖道炎症

一、概念

生殖道炎症(genital tract inflammation)是指生殖道受到致病微生物感染的总称,包括外阴类、阴道炎、宫颈炎、盆腔炎性疾病等。

中医妇科学中归属于“阴痒”、“阴疮”、“阴痛”、“癥瘕”、“热入血室”、“带下”等范畴。

二、中医认识沿革

《肘后备急方·治卒阴肿痛颓卵方》首载了治疗“阴痒汁出”、“阴痒生疮”的方药。隋·巢元方详细论述了阴痒的病因病机,内为脏气虚,外为风邪虫食所为,如《诸病源候论·妇人杂病诸候》曰:“妇人阴痒,是虫蚀所为。”明·薛己总结妇人阴

学习笔记

痒属肝经所化，有肝脾郁怒、肝脾气虚，分别以龙胆泻肝汤、逍遥散、归脾汤、小柴胡汤等加减治疗，外以桃仁膏、雄黄等杀虫。明·张三锡在《医学准绳六要·治法汇》中主张"阴中痒：亦是肝家湿热，泻肝汤妙"，同时又指出"瘦人燥痒，属阴虚"，为后人从阴虚血燥生风治疗阴痒提供了依据。

"阴疮"多见于西医所谓的外阴溃疡、前庭大腺脓肿。《神农本草经》多次述及"阴蚀"。张仲景在《金匮要略·妇人杂病脉证并治》论述了妇人"少阴脉滑而数者，阴中即生疮"，并以"狼牙汤洗之"。宋代陈言在《三因极一病证方论·𧏾疮证治》中论述阴疮的证候及病机："或痛或痒，如虫行状，淋露脓汁，阴蚀几尽，皆由心神烦郁，胃气虚弱，致气血留滞。"张介宾《景岳全书·妇人规》总结："妇人阴中生疮，多由湿热下注，或七情郁火，或纵情敷药，中于热毒。"为后世治病求本、辨证治疗阴疮奠定了基础。

阴道炎、宫颈炎依据临床特点属中医的"带下"、"阴痒"范畴。《校注妇人良方》认为"人有带脉横于腰间，如束带之状，病生于此，故名为带"。《沈氏女科辑要笺疏》具体描述为"如其太多，或五色稠杂，或五臭间作，斯为病候"。《傅青主女科·带下》认为"带下俱是湿症"。

至于盆腔炎之名，根据其临床特点，可散见于"热入血室"、"带下病"、"妇人腹痛"、"癥瘕"、"不孕"等病证中。《金匮要略·妇人杂病脉证并治》云："妇人中风，七八日续来寒热，发作有时，经水适断，此为热入血室，其血必结，故使如疟状，发作有时。"此症状的描述，似是有关盆腔炎临床症状的最早记载。其后《景岳全书·妇人规》曰"瘀血留滞作癥，惟妇人有之。其证则或由经期，或由产后，凡内伤生冷，或外受风寒，或恚怒伤肝，气逆而血留……总由血动之时，余血未净，而一有所逆，则留滞日积而渐以成癥矣"。

三、中医病因病机

（一）湿热下注

《傅青主女科·带下》认为"带下俱是湿症"。久居阴湿之

学习笔记

地,或经行产后,胞脉空虚,摄生不洁,湿热内犯;或病虫湿热直接内侵;或肝郁化热,肝气乘脾;或脾虚生湿,湿蕴而化热,湿热流注下焦,损伤任带二脉。

(二)肝经湿热

情志伤肝,肝气郁结,积郁化热,肝郁克脾,脾虚湿盛,湿热互结,流注下焦,日久生虫,虫毒侵蚀外阴肌肤,则痒痛不宁。

(三)肝肾阴虚

素体肝肾不足,或产育频多,或房室过度,沥枯虚人,或年老体弱,肾气渐泛,天癸竭,阴精耗伤,肝肾阴血亏损,阴虚生风化燥,阴部皮肤失养而瘙痒不宁。

(四)脾虚湿盛

素体脾虚,或饮食所伤,或劳倦过度,或忧思气结,损伤脾气,脾虚运化失司,水谷之精微不能上输以化血,反聚而成湿,流注下焦,伤及任带而为带下过多。

(五)热毒蕴结

摄生不慎,或阴部手术消毒不严,或经期、产后胞脉空虚,忽视卫生,热毒乘虚直犯阴器、子宫。或因热甚化火成毒,或湿热遏久成毒,热毒损伤任带,或滞于冲任,致高热腹痛不宁。

(六)湿热瘀结

经行产后,余血未净,湿热内侵,与余血相搏,冲任脉络阻滞,瘀结不畅,湿瘀内结,滞于少腹,则腹痛带下日久,缠绵难愈。

生殖道炎症中医的病机则为湿热流注下焦,伤及任带二脉。

四、西医病因及发病机制

(一)外阴炎、阴道炎

外阴及阴道炎症是妇科最常见疾病, 各年龄组均可发病。外阴、阴道与尿道、肛门毗邻局部潮湿,易受污染;生育年龄妇女性活动较频繁,且外阴阴道是分娩、宫腔操作的必经

学习笔记

之道，容易受到损伤及外界病原体的感染；绝经后妇女及婴幼儿雌激素水平低，局部抵抗力下降，也易发生感染。外阴及阴道炎可单独存在，也可两者同时存在。

1.外阴与尿道、肛门、阴道邻近，经常受到经血、阴道分泌物、尿液、粪便刺激，若不注意皮肤清洁易引起外阴炎。此外，穿紧身化纤内裤、经期使用卫生巾导致局部通透性差，局部潮湿，均可引起外阴炎。

2.滴虫性阴道炎由阴道毛滴虫所引起。月经前后，隐藏在腺体及阴道皱褶中的滴虫繁殖引起炎症。它能消耗或吞噬阴道细胞内的糖原，阻碍乳酸的生成。滴虫常寄生在阴道、尿道及尿道旁腺、男性包皮褶、前列腺中。其传染途径有：①经性交直接传播；②经公共浴池、浴盆、浴巾、游泳池、坐式便器、衣物等间接传播；③医源性传播，通过污染的器械及敷料传播。

3.外阴阴道假丝酵母菌80%~90%为白色假丝酵母菌，适宜在pH 4.0~4.7的环境中生长，10%~20%非孕妇女及30%的孕妇阴道中有此菌寄生，但并不引起症状。当机体抵抗力降低，阴道内糖原增多，酸性增强时，即可迅速繁殖而引起炎症。传染途径有：①内源性传染，为主要传播途径；②直接传染，少部分患者通过性交直接传染；③间接传染，因接触感染的衣物而传染。

4.细菌性阴道病为阴道内正常菌群失调所致的一种混合感染，但临床及病理特征无炎症改变。因阴道内乳酸杆菌减少而使其他细菌大量繁殖，主要有加德纳菌、动弯杆菌及其他厌氧菌，部分患者合并支原体感染。

5.萎缩性阴道炎是常见于自然绝经及卵巢去势后妇女，或产后闭经及用药物假绝经治疗的妇女。因卵巢功能衰退，雌激素水平降低，阴道壁萎缩，黏膜变薄，上皮细胞内糖原含量减少，阴道内pH增高，嗜酸性的乳酸杆菌减少，局部抵抗力降低，其他致病菌容易入侵繁殖而引起炎症。

6.婴幼儿阴道炎是由于幼女的卵巢功能尚不健全，缺乏雌激素，阴道自然防御功能尚未形成，容易遭受细菌、微生物

学习笔记

的感染所致。

外阴炎、阴道炎的病原体大致相同，常见的是滴虫、霉菌，近年来淋菌性阴道炎呈上升势头，人乳头状瘤病毒也成为外阴、阴道炎的重要致病原，在特异性和非特异性的阴道炎中，90%的阴道分泌物中可找到嗜血杆菌(加特纳氏菌)。

(二)宫颈炎

1.急性宫颈炎

急性宫颈炎最常见病原体为淋病奈瑟菌、沙眼衣原体，二者均感染宫颈管柱状上皮，沿黏膜面扩散引起浅层感染。此外，淋病奈瑟菌还常侵袭尿道移行上皮、尿道旁腺及前庭大腺。急性宫颈炎，肉眼见宫颈红肿，宫颈管黏膜充血、水肿。光镜下见血管充血，宫颈黏膜及黏膜下组织、腺体周围大量嗜中性粒细胞浸润，腺腔内可见脓性分泌物。

2.慢性宫颈炎

慢性宫颈炎的病原体主要为葡萄球菌、链球菌、大肠埃希菌及厌氧菌。于分娩、流产或手术损伤宫颈后，病原体侵入宫颈黏膜内引起炎症，如急性期未彻底治愈则形成慢性炎症，也可直接引起慢性宫颈炎。目前沙眼衣原体及淋病奈瑟菌感染引起的慢性宫颈炎日益增多。此外，单纯疱疹病毒也可能与慢性宫颈炎有关。慢性宫颈炎局部病理改变可分成5种类型：①宫颈柱状上皮异位；②宫颈息肉；③宫颈腺囊肿(又称潴留囊肿或纳氏囊肿)；④宫颈管黏膜炎；⑤宫颈肥大。

(三)盆腔炎性疾病

1.急性盆腔炎的主要病原体有链球菌、葡萄球菌、大肠埃希菌、厌氧菌、结核杆菌脆弱类杆菌、消化链球菌与消化球菌以及性传播疾病的病原体。感染途径为不洁性交、各种宫腔手术、宫内节育器、经期产褥感染等，由血液、淋巴或沿生殖器黏膜上行蔓延，或直接蔓延导致本病发生。盆腔生殖器官中，子宫输卵管内腔相通，一旦发生炎症渗出，极易累及卵巢、盆腔腹膜及周围结缔组织，影响到邻近器官。

2.慢性盆腔炎常为急性盆腔炎未能彻底治疗，或患者体质较差病程迁延所致，但亦可无急性盆腔炎病史，如沙眼衣原体感染所致输卵管炎。慢性盆腔炎病情较顽固，当机体抵抗力较差时有急性发作。部分慢性盆腔炎为急性盆腔炎遗留的病理改变，并无病原体。

学习笔记

五、中西医汇通提示

1.按照《素问·通评虚实论》中“邪气盛则实，精气夺则虚”的辨证标准，生殖道炎症普遍存在病原微生物感染便是“邪气盛”的有力证据，但是机体之所以被病原微生物所感染，一是因为病原微生物的致病力绝对地超过了机体的抵抗力，二是机体的抵抗力下降使病原微生物的致病力相对增强，古人所谓“肾虚而膀胱有热”正就是这种情况。前者即为实证，而后者则属虚实夹杂。关于后者，中医极为重视，并且在治法上体现为扶正祛邪的灵动之法；西医在发病机制的认识有所体现，但治疗方面方法较为单一。

2.生殖道炎症的发病机制为湿热流注下焦，伤及任带二脉，或为正虚邪实。任带二脉起源于胞宫，网络内外生殖器官，可见任带二脉的损伤是生殖道炎症发生发展的关键所在，而任带二脉及其胞宫又皆归源于肾。

3.湿热证与感染有着相似的内涵，但湿热还包涵了因感染而引起的机体免疫变态反应，由于变态反应的继续进行(湿热稽留)使得机体的免疫力下降，因而使机体反复感染，感染又诱发了变态反应，它们相互为患，最终形成缠绵难愈的结果。

4.湿热证是生殖道炎症最常见的病机，然而临床上尚有属寒湿证者，其形成因素复杂，有过度、长期使用抗生素或清热利湿之剂者，有属生来阳气不足，痰湿壅盛，西医所谓免疫功能低下者等等。应建议用中医辨证治疗，如用西医抗菌治疗，则有雪上加霜之虞。

5.“久病入络”是中医认识慢性病机制的一大法宝，相似于西医的病理性增生、瘢痕形成、微循环障碍等病理改变，对缠绵不愈的生殖道炎症患者，这种状态极为普遍，活血化瘀之法会增强清热利湿或温经散寒的临床疗效，而西医对此常

学习笔记

常认识不足。

（王新斌）

第四节 多囊卵巢综合征

一、概念

多囊卵巢综合征(polycystic ovarian syndrome,PCOS)是指以月经异常、生殖障碍、内分泌失调为特征,临床表现为月经不调、不孕、多毛、肥胖等的综合征。

中医妇科学中属"月经后期"、"月经过少"、"闭经"、"不孕"、"癥瘕"的范畴。

二、中医认识沿革

宋·王隐君《养生主论》曰:"妇人经闭带下,小儿惊风搐掣;甚或无端见鬼,似祟非祟,悉属痰候。"

《坤元是保》说:"妇人肥胖,经事或二三月一行者,痰盛而躯脂闭塞经脉也。"经脉为痰湿所阻,故月经后期而至。

丹溪首倡痰湿不孕,《丹溪心法》云:"肥盛妇人,禀受甚厚,恣于酒食之人,经水不调,不能成胎,谓之躯脂满溢,闭塞子宫。宜行湿燥痰。"又云:"自气成积,自积成痰,痰挟瘀血,遂成窠囊。"

明代《万氏妇人科》"惟彼肥硕者,膏脂充满,玄室之户不开,挟痰者痰涎壅滞,血海之波不流,故有过期而经始行,或数月而经一行,及为浊、为带、为经闭、为无子之病。"

清·傅青主《傅青主女科·种子》载:"妇人有身体肥胖,痰涎甚多,不能受孕者。"亦云:"肥胖之妇,内肉必满,遮隔子宫,不能受精,此必然之势也。"

清·吴立本《女科切要》有:"肥白妇人,经闭而不通者,必是痰湿与脂膜壅塞之故也。"

《石室秘录》载:"肥人多痰,乃气虚也。虚则气不运行,故

学习笔记

痰生之。”

《张聿青医案》指出：“第体丰者多湿多痰。”痰湿壅阻，滞而不通。

《医宗金鉴·妇科心法要诀》曰：“女子不孕之故，由伤其任、冲也……或因体盛痰多，脂膜壅塞胞中而不孕。”

《圣济总录》曰：“妇人所以无子者，冲任不足，肾气虚寒也。”

三、中医病因病机

本病多为肾、肝、脾三脏功能失调，痰湿、瘀血等病理产物互为因果作用于机体，使肾-天癸-冲任-胞宫轴功能紊乱而致病，故为本虚标实多见。肾虚为本病的基本病机，肝郁、痰湿、瘀血为其主要病理因素。

（一）肾气亏虚

肾主生殖，肾为天癸之源、冲任之本、先天之本。中医理论认为，月经的产生是天癸、脏腑、气血、经络协调作用于子宫的生理现象。月经的基本物质是血，脏腑为气血生化之源，肾藏精，精能生血，血能化精，精血同源而互相资生，成为月经的基本物质。天癸是产生月经必不可少的物质，而肾气的盛衰主宰着天癸的至与竭，故《傅青主女科》曰“经水出诸肾”。肾之阴阳充盛，是女子孕育的根本。肾气盛，天癸至，冲任通畅，气血和调，月事以时下。肾虚不能化生精血为天癸，则冲不盛，任不通，诸经之血不能汇集冲任而下，血脉不盈则形成月经失调和不孕。同时，肾精亏虚也使卵子缺乏物质基础，难以发育成熟。肾虚还可进一步导致气血阴阳的失调。肾阳亏虚，命门火衰，不能温煦子宫；或者寒湿滞于冲任、胞宫，均不能摄精成孕。同时，肾阳虚不能温煦脾阳及蒸腾五脏精津，则聚集为水湿，日久成痰；或者不能温养血脉，血得寒则凝而致瘀。素体肾阴不足或后天耗伤肾阴，天癸乏源，冲任亏虚；或阴虚生内热，热扰冲任、胞宫，亦不能摄精成孕。

（二）肝气郁结

肝藏血，主疏泄，性喜条达恶抑郁，若素性忧郁或因七情

学习笔记

六欲纷扰，致使肝失条达，疏泄失常，气机郁结，则气滞血瘀，冲任不能相资，胞宫血海不宁，导致月经失调、不孕或痤疮、多毛等。肝失疏泄，气机失调，血脉不畅则发生闭经、月经迟发。气滞血瘀，则阴血下注胞宫无时或瘀阻冲任，血不归经，而发为“月经后期”、“闭经”、“崩漏”，冲任瘀阻，阻隔精卵，又成不孕。《临证指南医案》谓“女子以肝为先”，肝藏血，肾藏精，藏血与藏精的关系，实际上即是精和血之间存在的相互滋生和相互转化的关系，故精血同宗、肝肾同源。《张氏医通》曰：“气不耗，归精于肾而为精；精不泄，归精于肝而化清。”月经是精血藏与泄协调的结果，若肝之疏泄与肾之闭藏之间的关系失调，会导致女性月经失常。此外，肝为风木之脏，易横乘脾土，脾失健运，则不能运化水谷精微及水湿之邪，聚饮成痰，痰浊内生。痰湿壅塞胞脉胞宫，则不能摄精成孕；壅于肌肤则肥胖、多毛，故《重订严氏济生方》曰：“若三焦气塞，脉道壅闭，则水饮停聚，不能宣通，聚而成痰饮，为病多端。”

（三）脾虚痰湿

脾为后天之本，气血生化之源，主运化水谷精微。脾气健运，血循常道，血旺而经调。反之，“脾为生痰之源”，若素体脾虚，或饮食不节、嗜食膏粱厚味，或劳倦思虑过度，伤及脾脏，脾失健运，水精不能回布，反化为饮，聚湿生痰，气机不畅，冲任不通，生化功能不足，痰湿脂膜下注，蕴滞胞宫，则见经少、闭经、不孕等，或痰湿脂膜积聚，蕴结体内，浸渍四肢、肌肉，则形体肥胖、多毛。多囊卵巢综合征患者的一个临床表现就是肥胖，而肥胖的主要发病原因即为痰湿停聚，痰湿的产生与脾肾阳虚有关。

（四）瘀血内阻

女子以肾为本，以血为用，若肾气不足，则肾精不能化生为血，冲任不充，血脉不盈而致血虚；另一方面，肾气虚弱无力推动血行，血行迟滞而成瘀。还可因肾阳不足，阴寒内生，寒凝经脉，血脉不得温养凝滞而致瘀；或因肾阴亏损，津液不足，虚热内生，煎灼血津，血液稠滞而成瘀。瘀血阻滞，冲任不畅，血海不能如期溢满或血不得下，则见月经后期或月经停

学习笔记

闭；也可造成血不归经而妄行或瘀阻胞宫则可见崩漏或不孕。

四、西医病因及发病机制

多囊卵巢综合征是一种以高雄激素血症、排卵障碍以及卵巢多囊样改变为特征的病变，是妇科常见的内分泌疾病之一。多囊卵巢综合征发病呈多因性，临床表现呈多态性。内分泌变化特点：雄激素过多、雌酮过多、黄体生成素/卵泡雌激素（LH/FSH）比值增大、胰岛素过多。产生这些变化的可能机制涉及如下几种。

（一）下丘脑–垂体–卵巢轴调节功能异常

由于垂体对促性腺激素释放激素（GnRH）敏感性增加，分泌过量LH，刺激卵巢间质、卵泡膜细胞产生过量雄激素。卵巢内高雄激素抑制卵泡成熟，不能形成优势卵泡，但卵巢中的小卵泡仍能分泌相当于早卵泡期水平的雌二醇（E_2），加之雄烯二酮在外周组织芳香化酶作用下转化为雌酮（E_1），形成高雌酮血症。持续分泌的雌酮和一定水平雄二醇作用于下丘脑及垂体，对LH分泌呈正反馈，使LH分泌幅度及频率增加，呈持续高水平，无周期性，不形成月经中期LH峰，故无排卵发生。雌激素又对FSH分泌呈负反馈，使FSH水平相对降低，LH/FSH比例增大。高水平LH又促进卵巢分泌雄激素，低水平FSH持续刺激，使卵巢内小卵泡发育停止，无优势卵泡形成，从而形成雄激素过多、持续无排卵的恶性循环，导致卵巢多囊样改变。

（二）胰岛素抵抗和高胰岛素血症

外周组织对胰岛素的敏感性降低，胰岛素的生物学效能低于正常称为胰岛素抵抗（insulin resistance）。约50%患者存在不同程度的胰岛素抵抗及代偿性高胰岛素血症。过量胰岛素作用于垂体的胰岛素受体（insulin receptor），可增强LH释放并促进卵巢和肾上腺分泌雄激素，又通过抑制肝脏性激素结合球蛋白（sex hormone–binding globulin，SHBG）合成，使游离睾酮增加。

学习笔记

（三）肾上腺内分泌功能异常

50%患者存在脱氢表雄酮（DHEA）及脱氢表雄酮硫酸盐（DHEAS）升高，可能与肾上腺皮质网状带P450c17α酶活性增加、肾上腺细胞对促肾上腺皮质激素（ACTH）敏感性增加和功能亢进有关。脱氢表雄酮硫酸盐升高，提示过多雄激素来源于肾上腺。

多囊卵巢综合征在青春期和育龄期均可见发病，但青春期女性与育龄期女性在生理特点、心理状态等诸多方面有所不同，故多囊卵巢综合征在青春期女性和育龄期女性的病因病机可能有所差别，另外多囊卵巢综合征患者妊娠后流产率相对较高，也有其一定的病机特点。该病从青春期开始发病，至20~30岁呈现发病高峰，约占总数的85.3%。本病对女性的健康危害甚远，不仅仅局限于生殖系统的损害，其远期并发症已远远超出妇科范畴。多囊卵巢综合征的患者多具有高雄激素血症、慢性排卵障碍、血脂异常、肥胖和胰岛素抵抗等表现，其患心脑血管病、2型糖尿病、代谢综合征等远期并发症的发病风险远远高于普通人群，并且这些风险可延续到绝经后。

五、中西医汇通提示

1.沈自尹院士关于肾实质的研究结果表明，下丘脑-垂体-肾上腺及其靶腺内分泌轴的功能低下，是肾阳虚证的病理基础。借鉴这一认识则可以实现中西医在本病病因和发病机制上的部分互通。既然本病的下丘脑-垂体-肾上腺及其靶腺内分泌轴的紊乱以雄激素过多、雌酮过多、黄体生成素/卵泡雌激素（LH/FSH）比值增大、胰岛素过多等为特征，那么，以雄为阳、雌为阴的阴阳分割标准，则本病的病机初起为阴虚阳亢，继则阴损及阳，终为阴阳两虚。阳虚为将泛之水，是为痰湿之基础；阴虚为将燃之火，耗伤精血之原由。所以临床上既有多毛的现象，也多有肥胖之人罹患此病。因为肾精寓元阴、元阳，肾阳蒸化肾阴则产生肾气，所以阴阳两虚其实就是肾气不足，《素问·上古天真论》说："女子……肾气盛……而天癸至，任脉通，太冲脉盛，月事以时下，故有子"，既然肾

学习笔记

气亏虚了，自然就会“任脉虚，太冲脉衰少，天癸竭，地道不通，故形坏而无子也”。

2.本病临床所表现的诸多月经失调现象，除了与肾有密切关系外，肝的疏泄功能失常也是一个重要的病机。一方面，中医所谓的“女子以肝为先天”，就是强调其疏泄功能对月经的调节作用，从西医的角度上讲，即是指植物神经对内分泌的调节。另一方面，是肝藏血对肾精的驰援，此即所谓精血同源、肝肾同源、乙癸同源的理论。

3.痰湿的根源虽在阳虚，但脾失健运也属关键。胰岛素抵抗，糖代谢异常，中医的病位就在脾，病机是脾为胃行其津液的功能失常。可参见《糖尿病》一节的相关内容。

4.关于本病中普遍存在的血瘀证，中医可用阳虚寒瘀、阴虚热瘀、痰瘀互结等理论来推理，但如果借鉴西医的增生、囊肿等病理因素，则更容易理解“内结为血瘀”、“久病入络为血瘀”的内涵而实现中西医汇通。

（赵粉琴）

第五节　围绝经期综合征

一、概念

围绝经期综合征（perimenopausal syndrome，PMS）又称更年期综合征，指妇女绝经前后因性激素波动或减少所导致的一系列以自主神经系统功能紊乱为主，伴有精神心理失调的症状群。临床表现为潮热汗出、月经紊乱、五心烦热、头晕耳鸣、头痛头胀、心悸失眠、烦躁易怒、肌肉关节酸痛、皮肤发麻、骨质疏松、尿频尿急等症状。多发生于45~55岁，大多数妇女可出现轻重不等的症状，有人在绝经过渡期症状已开始出现，持续到绝经后2~3年，少数人可持续到绝经后5~10年症状才有所减轻或消失。人工绝经者往往在手术后2周即可出现围绝经期综合征，术后2个月达高峰，可持续2年之久。

学习笔记

古医籍中并无“围绝经期综合征”的名称，民间将其称为“换相”。1964年著名中医妇科专家卓雨农根据古籍的相关记载，结合临床实践，才提出“绝经前后诸证”这一病名，并列入全国高等医药院校教材《中医妇科学》中。

二、中医认识沿革

本病的临床症状表现散见于古籍对百合病、脏躁、崩漏、心悸、郁证、不寐、眩晕等的论述中。

《金匮要略》记载：“百合病者，百脉一宗，悉致其病也。意欲食复不能食，常默默欲卧不能卧，欲行不能行，饮食或有美时，或有不用闻食臭时，如寒无寒，如热无热，口苦，小便赤，诸药不能治，得药则剧吐利，如有神灵者，身形如和，其脉微数。”故可见百合病在脾胃和精神方面均有涉及；“脏躁”最早出现于《金匮要略·妇人杂病脉证并治》篇，依原文“喜悲伤欲哭，象如神灵所作”常将此作为妇人精神异常的一类疾病；百合病和脏躁均为精神异常疾病，但百合病之精神异常与饮食、情志有关系，脏躁主要与情志有关系。

《傅青主女科》对崩漏的描述：“妇人有年五十外或六七十岁忽然行经者，或下紫血块，或如红血淋，人或谓老妇行经，是还少之象，谁知是血崩之渐乎？夫妇人至七七之外，天癸已竭，又不服济阴补阳之药，如何能精满化经，一如少妇？然经不宜行而行者，乃肝不藏、脾不统之故也。非精过泄而动命门之火，即气郁甚而发龙雷之炎，二火交发，而血乃奔矣，有似行经而实非经也。此等之症，非大补肝脾之气与血，而血安能骤止？”《素问·上古天真论》云：“女子七岁，肾气盛……二七而天癸至，任脉通，太冲脉盛，月事以时下……七七，任脉虚，太冲脉衰少，天癸竭，地道不通，故形坏而无子也。”

三、中医病因病机

本病多由于年老体衰，肾气虚弱或受产育、精神情志等因素的影响，使阴阳失去平衡，引起心、肝、脾、肾等脏腑功能紊乱所致。肝肾阴虚，阳失潜藏，亢逆于上是本病的主要病机。

学习笔记

(一)肝肾阴亏

素体阴虚或失血耗液,房劳多产,致肾气虚衰,精血不足,肾精无力化血,肝血来源不足,水不涵木,导致肝肾阴虚。

(二)心肾不交

由于肝肾亏虚,肾水不足,不能上济于心,心火过旺不能下降于肾,出现心肾不交,神失所养而见此证。

(三)气滞血瘀

多因心胸狭窄,心情不畅,恼怒抑郁,导致肝气郁结或气机不调,气滞血瘀,进而出现肝血瘀结的各种病理现象。

(四)脾肾阳衰

素体阳虚或久病及肾或房劳过度,损伤肾阳,肾阳不足而不能温煦脾阳,则出现脾肾阳虚之证。

四、西医病因及发病机制

本病是指妇女绝经前后出现性激素波动或减少所致的一系列躯体及精神心理症状。最明显的变化是卵巢功能衰退,随后表现为下丘脑-垂体功能退化。

(一)卵巢的变化

绝经后妇女卵巢体积缩小,其重量仅为性成熟期妇女卵巢的1/3~1/2。卵巢门血管硬化,动脉分支减少。卵巢皮质变薄,原始卵泡几乎耗尽,遗留的少数卵泡对促性腺激素刺激又不敏感,以致卵泡成熟发生障碍,不再排卵。

(二)性激素分泌的变化

卵巢功能衰退最早征象是卵泡对卵泡刺激素(FSH)敏感性降低,FSH水平增高。绝经过渡早期雌激素水平波动很大,由于FSH升高对卵泡过度刺激造成雌激素分泌过多,只有在卵泡完全停止发育,雌激素水平才迅速下降。绝经后妇女循环中雌酮高于雌二醇。绝经过渡期卵巢仍有排卵,仍有孕酮分泌,但是分泌减少,绝经后无孕酮分泌。绝经后雄激素主要来源于卵巢间质细胞和肾上腺,总体雄激素水平下降,由于升高的LH对卵巢间质细胞刺激增加,是睾酮水平较绝经期增加。

学习笔记

（三）促性腺激素分泌的变化

绝经过渡期FSH水平升高，呈波动型，黄体生成素（LH）仍在正常范围，FSH/LH<1。绝经后雌激素水平降低，诱导下丘脑释放促性腺激素释放激素增加，刺激垂体释放FSH和LH增加，其中，FSH升高较LH更显著，FSH/LH>1。卵泡闭锁导致雌激素和抑制素水平下降以及FSH水平升高，是绝经的主要信号。

（四）促性腺激素释放激素分泌的变化

绝经后促性腺激素释放激素（GnRH）的分泌增加与FSH相平衡。

（五）抑制素分泌的变化

绝经期妇女血抑制素浓度下降，较雌二醇下降早且明显，可能成为反映卵巢功能衰退更敏感的标志。

五、中西医汇通提示

1.西医学早已研究表明，导致围绝经期出现一系列症状的根源在于卵巢功能衰退，而卵巢在中医学中隶属于奇恒之腑胞宫之内，胞宫则为肝肾所主，所以围绝经期综合征的病机就是肝肾亏虚、精血不足。

2.肾虚即指肾精亏虚，而肾精即包括了元阴、元阳，元阳蒸化元阴即生成肾气。从围绝经期综合征的临床表现可以看出，有些患者以阴虚阳亢为主，表现为潮热、两颧发红、盗汗、口干、舌红少苔、脉细数等。妇女此时以卵巢为主分泌的雌雄激素构成的变化就是阴虚阳亢产生的物质基础。雌为阴，雄为阳，雌激素减少，而雄激素就相对过剩了，所以就有了阴虚阳亢的表现，当然，有些患者也可能表现为雌雄激素都不足的阴阳两虚或肾气不足的状态，故而临床上常用二仙汤来调补阴阳。

3.围绝经期综合征常表现为易怒、焦虑不安或情绪低落、抑郁寡欢、不能自我控制。睡眠、记忆力及认知功能差。其根源是雌激素水平降低，导致植物神经功能紊乱有关。而中医则认为是水不涵木，肝失条达，疏泄失司质变。植物神经的紊乱与肝失条达，异曲同工，殊途同归。

4.其他如泌尿、生殖道症状、骨质疏松、皮肤和毛发都与肾的功能失司有着密切的关系。

（赵粉琴）

第六节 不孕症

一、概念

不孕症(infertility)是指育龄期妇女婚后夫妇同居一年以上，性生活正常，未采取避孕措施，而未能受孕者。若从未有过妊娠者，为原发性不孕；若曾经有过妊娠之后未避孕又一年未孕者，为继发性不孕。原发性不孕古称“全不产”；继发性不孕古称“断绪”。

二、中医认识沿革

公元前11世纪《周易》记载“妇三岁不孕”，首先提出了不孕病名及不孕年限界定。

《素问·上古天真论》首先提出了“二七而天癸至，任脉通，太冲脉盛，月事以时下，故有子”的受孕生理。《素问·骨空论》又中指出“督脉者，起于少腹以下骨中央……此生病……其女子不孕”的病理。

《神农本草经》紫石英条下记载“女子风寒在子宫，绝孕十年无子”。

《金匮要略·妇人杂病脉证并治》温经汤条下说：“亦主妇人少腹寒，久不受胎。”温经汤是现有文献记载的第一条调经种子之方。

西晋《针灸甲乙经·妇人杂病》“女子绝子，衃血在内不下，关元主之”，率先提出瘀血导致不孕的机理。

《诸病源候论》专设“无子候”，分列“月水不利无子”、“月水不通无子”、“子脏冷无子”、“带下无子”、“结积无子”等“挟

学习笔记

学习笔记

疾无子”病源。

唐代《千金要方·求子》首先提出“凡人无子，当为夫妻俱有五劳七伤，虚羸百病所致”和“全不产”、“断绪”分类。

元代朱丹溪对不孕症研究较深，在《格致余论·受胎论》中指出“男不可为父，得阳气之亏者也。女不可为母，得阴气之塞者也”。并首先提出“女涵男”的真假阴阳人不能生育。在《丹溪心法·子嗣》中增补了肥盛妇人痰湿闭塞子宫和怯瘦妇人子宫干涩不能怀孕的证治。

万全著《广嗣纪要》指出“五不女”和“五不男”不能生育。又在《万氏妇人科》中指出“女子无子，多因经候不调……此调经为女子种子紧要也”。

张景岳《妇人规·子嗣类》强调治疗不孕应辨证论治，“种子之方，本无定轨，因人而药，各有所宜”，还提出“情怀不畅，则冲任不充，冲任不充，则胎孕不受”的七情内伤导致不孕的机理。

清代《傅青主女科》强调从肝肾论治不孕，创制的养精种玉汤、温胞饮、开郁种玉汤、宽带汤至今常用。

王清任《医林改错》重视活血化瘀治不孕，认为少腹逐瘀汤“种子如神”，并创对经服药法，即月经来潮之日起连服5d以祛瘀生新、调经种子治疗。

三、中医病因病机

(一)肾精亏虚

肾藏精，精化气，肾精气的盛衰主宰人体的生长、发育与生殖。或先天肾气不足，或房事不节、久病大病、反复流产损伤肾气，或高龄，肾气渐虚。肾气虚，则冲任虚衰不能摄精成孕；或素体肾阳虚或寒湿伤肾，肾阳亏虚，命门火衰，阳虚气弱，则生化失期，有碍子宫发育或不能触发氤氲乐育之气，致令不能摄精成孕；或素体肾阴亏虚，或房劳多产、久病失血，耗损真阴，天癸乏源，冲任血海空虚；或阴虚生内热，热扰冲任血海，均不能摄精成孕，发为不孕症。

(二)肝气郁结

若素性忧郁，或七情内伤，情怀不畅；或由久不受孕，继

学习笔记

发肝气不舒，致情绪低落、忧郁寡欢、气机不畅。二者互为因果，肝气郁结益甚，以致冲任不能相资，不能摄精成孕。又肝郁克脾，脾伤不能通任脉而达带脉，任、带失调，胎孕不受。

（三）瘀滞胞宫

瘀血既是病理产物，又是致病因素。经行产后，摄生不慎，邪入胞宫致瘀；或寒凝血瘀，或热灼血瘀，或气虚运血无力致瘀，瘀滞冲任、胞宫，以致不孕。

（四）痰湿内阻

素体脾肾阳虚或劳倦思虑过度，饮食不节伤脾或肝木犯脾，或肾阳虚不能温脾，脾虚则健运失司，水湿内停，肾阳虚则不能化气行水，湿聚成痰；或嗜食膏粱厚味，痰湿内生，躯脂满溢，遮隔子宫，不能摄精成孕；或痰阻气机，气滞血瘀，痰瘀互结，不能启动氤氲乐育之气而致不孕。

四、西医病因及发病机制

（一）女方因素

1.排卵障碍：占女性不孕的25%~35%。导致排卵障碍的因素，有卵巢本身的病变，如先天性卵巢发育不良、多囊卵巢综合征、卵巢功能早衰、功能性卵巢肿瘤、卵巢子宫内膜异位囊肿和卵巢不敏感综合征等。也有性腺轴功能紊乱，包括下丘脑、垂体器质性病变或功能障碍；全身性疾病，如重度营养不良、甲亢等，均可导致卵巢不排卵。

2.输卵管因素：约占女性不孕的50%，是引起不孕症诸因素中最常见的病因，如慢性输卵管炎（淋病奈瑟菌、结核分枝杆菌、沙眼衣原体等）导致输卵管黏膜破坏、管腔阻塞，或伞端闭锁，使精子、卵子不能相遇而致不孕。其他如输卵管发育不全盆腔炎性疾病后遗症、子宫内膜异位症等，也可导致输卵管性不孕。

3.子宫因素：如子宫畸形、子宫黏膜下肌瘤、宫腔粘连等导致不孕；或因子宫内膜炎、子宫内膜结核、子宫内膜内分泌反应不良等，使受精卵不能着床而致不孕。

4.宫颈因素：可因雌激素不足或宫颈管炎症，使宫颈黏

学习笔记

液性状异常，不利于精子穿透；若宫颈有息肉或肌瘤堵塞宫颈管，也会影响精子的穿行而致不孕。

5.阴道因素：除先天性无阴道、阴道横隔、无孔处女膜等影响性交并阻碍精子的进入而难于受孕外；严重的阴道炎，其阴道内环境不利于精子的存活，也可导致不孕。

6.免疫因素：有些不孕妇女血清中存在着多种自身抗体，可能阻止精子与卵子结合而影响受孕。

（二）男方因素

1.精液异常：性功能正常，先天或后天原因导致精液异常，表现为无精、弱精少精、精子发育异常、畸形或液化不全等。

2.性功能异常：外生殖器发育不良、勃起障碍、早泄、不射精等使精子不能正常射入阴道内，均可造成男性不育。

3.免疫因素：在男性生殖道免疫屏障被破坏的条件下，精子、精浆在体内产生抗精子抗体（antisperm antibody，AsAb），使精子产生凝集而不能穿过宫颈黏液，导致不孕。

（三）男女双方因素

1.性生活不能或不正常。

2.精神高度紧张，盼子心切，正如《沈氏女科辑要》曰："子不可以强求也，求子之心愈切，而得子愈难。"

3.免疫因素：一是同种免疫，精子、精浆或受精卵抗原物质进入循环，产生抗体，使精子与卵子不能结合或受精卵不能着床。二是自身免疫，有些不孕妇女血清中存在多种自身抗体，可能阻止精子与卵子结合而致不孕。

（四）不明原因的不孕

经临床全面检查仍不能确定不孕原因。

五、中西医汇通提示

1.西医学对男女不孕原因的认识，对中医的宏观辨证有着极其重要的参考价值。譬如，先天性卵巢发育不良、性腺轴功能紊乱等导致卵巢不排卵者则属于肾精亏虚之证；由于慢性输卵管炎导致输卵管黏膜破坏、管腔阻塞，或伞端闭锁，使精子、卵子不能相遇而致不孕者当辨证为瘀阻不通证；因雌激素不足或宫颈管炎症使宫颈黏液性状异常不利于精子穿透者则要考虑湿热。

2.关于免疫性不孕,是指妇女血清中存在着抗精子等多种抗体,可能阻止精子与卵子结合而影响受孕。不应该产生而产生,从阴阳平衡的角度看则属于阳亢,故治疗应用滋阴降火法。国内学者已用此法治疗免疫性不孕获得了成功。

3.至于男性不育,精液异常当区分虚实。自20世纪80年代起,华良才教授创立"精瘀"学说起,活血化瘀法便广泛运用于男性不育症。西医所谓的精液异常如畸形或液化不全等都是其病理基础。

4.中医辨证与西医辨病相结合,在病因和发病机制的人数上加强了汇通,在治疗则有了明确的针对性,如排卵障碍性不孕多责之于肾虚(肾阳亏虚,施泻失司,温运无权),涵盖的病种有异常子宫出血、多囊卵巢综合征、高泌乳素血症、未破裂卵泡黄素化综合征及卵巢早衰等,证型有肾虚血瘀、肾虚痰湿及肾虚肝郁,以补肾为主,兼以疏肝、化痰、活血;输卵管性不孕可由气滞、湿热、寒凝瘀滞等所致,治以活血化瘀通络,内服外治兼施;免疫性不孕以脾肾虚为本,痰瘀互结为标,补益脾肾、祛瘀化痰取得较好的临床疗效;或女方产生抗精子抗体或子宫内膜异位导致的不孕,治以逐瘀荡胞、调经助孕。

5.中西结合优势互补,找准切入点。如中西医联合诱导排卵能提高临床妊娠率且降低副反应;宫腹腔镜联合中药治疗子宫内膜异位症及输卵管性不孕症;中医药联合辅助生殖技术亦展现出良好的应用前景,在提高卵细胞质量及改善子宫内膜容受性等方面均取得了长足的发展,对高龄不孕、反复种植失败等困扰助孕技术的瓶颈问题亦积累了较丰富的临床经验。

(王新斌)

学习笔记

学习笔记

第七节 晚期产后出血

一、概念

晚期产后出血(late puerperal hemorrhage)是指分娩24h后,在产褥期发生的子宫大量出血。以产后1~2周最常见,亦有迟产后6周发病者。阴道流血可为少量或中等量,持续或间断;亦可表现为急骤大量流血,同时有血凝块排出。产妇多伴有寒战、低热,且常因失血过多导致严重贫血或失血性休克。

中医妇科学中称"产后恶露不绝"。

二、中医认识沿革

《金匮要略·妇人产后病脉证并治》中称之为"恶露不尽"。

隋代《诸病源候论》首列"产后血露不尽候",认为"新产而取风凉,皆令风冷搏于血,致使血不宣消,蓄积在内,则有时血露淋沥下不尽"的病机。又列"产后崩中恶露不尽候"云"产伤于经血,其后虚损未平复,或劳役损动,而血暴崩下……若小腹急满,为内有瘀血,不可断之;断之终不断",归纳本病可由"风冷搏于血"、"虚损"、"内有瘀血"所致,明确了本病的病因病机,尤对血瘀提出"不可断之,断之终不断"的观点,颇有临床指导价值。

唐代《备急千金要方》载有治疗恶露不尽的方剂25首。

宋代《妇人大全良方》更有病机及治法方药的详细记载,如"夫产后恶露不绝者,由产后伤于经血,虚损不足。或分解之时,恶血不尽,在于腹中,而脏腑挟于宿冷,致气血不调,故令恶露淋沥不绝也"。提出用牡蛎散、独圣汤等方药以治之。

明代《景岳全书·妇人规》指出产后恶露不止有因血热、伤冲任之络、肝脾气虚、气血俱虚、肝火、风热所致,并出具体方药。

清代《胎产心法》又指出"产后恶露不止……由于产时伤其经血,虚损不足,不能收摄,或恶血不尽,则好血难安,相并而下,日久不止",或"火动病热"。即可归纳为气虚、血瘀、血热三个方面。对于治疗又指出“不可轻而用固涩之剂,造成败血聚内,后患无穷”。

学习笔记

三、中医病因病机

本病的主要病机为冲任失固,气血运行失常。常见的有气虚冲任不固,血失统摄;或瘀血内阻,血不归经;抑或热扰冲任,迫血下行。

(一)产后伤气,气虚不摄

素体气虚,正气不足,复因分娩失血耗气,或产后操劳过早,劳倦伤脾,气虚下陷,冲任失固,不能摄血,以致恶露不绝。

(二)瘀血阻络,恶露不尽

产后胞脉空虚,寒邪乘虚入胞,血为寒凝;或因七情所伤,血为气滞;或因产留瘀,胞衣胎膜残留为瘀,瘀血内阻,新血难安,不得归经,以致恶露不净。

(三)阴虚火旺,迫血妄行

复因产时伤血,阴液更亏,阴虚内热,或产后过食辛热温燥之品,或感受热邪,或肝郁化热,热扰冲任,迫血下行,导致恶露不净。

四、西医病因及发病机制

产后出血的原因分为产后宫缩乏力、胎盘因素、软产道损伤、凝血功能障碍四大因素引起,由此分为四种类型的产后出血。

(一)胎盘、胎膜残留

多发生于产后10d左右,黏附在宫腔内的残留胎盘组织发生变性、坏死、机化,形成胎盘息肉,当坏死组织脱落时,暴露基底部血管,引起大量出血。

(二)蜕膜残留

蜕膜多在产后1周内脱落,并随恶露排出。若蜕膜剥离不全长时间残留,也可影响子宫复旧,继发子宫内膜炎症,引起晚期产后出血。

学习笔记

(三)子宫胎盘附着面感染或复旧不全

子宫胎盘附着面血管在分娩后即有血栓形成，继而血栓机化，出现玻璃样变，血管上皮增厚，管腔变窄、堵塞。胎盘附着部边缘由内膜向内生长，底蜕膜深层的残留腺体和内膜亦重新生长，使子宫内膜得以修复，此过程需6~8周。若胎盘附着面感染、复旧不全引起的出血，多发生在产后2周左右，表现为突然大量阴道流血，检查发现子宫大而软，宫颈口松弛，阴道及宫口有血块堵塞。

(四)软产道损伤

软产道损伤引起产后出血居第三位，平均占10%左右，主要与产科手术有关。剖宫产的产后出血率比阴道分娩高出4倍，多由于子宫切口裂伤所致。阴道裂伤造成产后出血中产钳助产占一半。目前人们多追求剖宫产，其实它也有相当不好的一面。

1.胎儿过大，产力过强，产程进展快，急产。

2.手术助产不当，产钳、胎头吸引、臀位助产或牵引手法不正确。

3.组织坚硬缺弹性或外阴疤痕、水肿，可在分娩时扩张困难而裂伤。

(五)凝血功能障碍

凝血功能障碍为产后出血较少见的原因。一旦发生，死亡率很高。

1.血液病(血小板减少症、白血病、凝血因子减少、再障贫血等)多在孕前已存在，为妊娠禁忌证。

2.重症肝炎、宫内死胎滞留过久、胎盘早剥、重度妊高征和羊水栓塞等都可影响凝血或导致弥散性血管内凝血(DIC)，表现为产后流血不止，不易止血。

五、中西医汇通提示

1.关于本病发生机制的中西医汇通认识，可参见《月经过多》一节。应该注意的是，瘀血阻络、恶露不尽是最为关键的病机所在。此外，火热熏灼之火有虚有实，月经过多者可虚

学习笔记

实并见，而本病则以虚火为主。

2.产后10d，血性恶露仍淋沥不尽，临床应视为异常，需积极治疗。因日久能失血耗气，使病情加重，甚至引起晕厥。在治疗用药方面，针对恶露不绝虚中夹实、瘀热互见的病理施以益气、化瘀、清热为主的治疗原则。根据发病机制及临床特点，产后恶露不绝应以补中益气是基础，化瘀是关键，清热是防止本病转变的手段；若发现有胎盘胎膜残留，应尽快清宫；对于久治不愈者，要警惕变生他病。

（王新斌）

第八节　产后身痛

一、概念

产后身痛（postpartum pain）又称产后遍身疼痛、产后关节痛、产后痹证、产后痛风，俗称产后风。是指在产褥期内（包括流产、小产）出现的四肢关节酸、麻、痛、重等症状，肢体活动功能轻度受限，实验室检查均为正常。

西医称产后身痛为产褥期风湿痛。

二、中医认识沿革

《黄帝内经》中虽无此病名，但已有相关的认识，如《素问·痹论》云：“风寒湿三气杂至，合而为痹也。”《灵枢·五变篇》：“肉不坚，腠理疏，则善病风。”《素问·调经论》云：“血气不和，百病乃变化而生。”

至汉·张仲景《金匮要略方论》则有“产后风，续之数十日不解，头微痛，恶寒，时时有热，心下闷，干呕，汗出”的记载。

唐代昝殷撰《经效产宝》是最早记载并对本病的病因病机作了较多论述的典籍，其中说：“产伤动血气……风邪气乘之”，“产后中风，身体疼痛，四肢痿弱不遂”，认为产后身痛属风邪所主，与外邪侵袭、气血亏虚、瘀血内停、劳倦等多种因

学习笔记

素有关。

唐·孙思邈《千金方》载“妇人产讫，五脏虚羸”，认为产后气血虚弱为主要病机。

《妇人大全良方》也指出了“风邪”外扰“皮肤经络”为发病的原因，风性轻扬开泄，易袭阳位，故易致肌肤“顽痹不仁，羸乏少气”，“风为百病之长也，能兼五邪，善行数变”。金元时期朱丹溪提出“产后多虚”。

清·沈金鳌《妇科玉尺》曰：“产后真元大损，气血空虚。”

《普济方》《产鉴》《傅青主女科》等都认识到了这一病因病机。

三、中医病因病机

(一)风邪侵袭

以风邪为主时，出现关节酸痛，游走不定；寒性凝滞、收引，以寒邪为主时，痛有定处，疼痛剧烈；湿性重浊、黏滞，故以湿邪为主时，肢体酸痛重着，肌肤不仁。风气挟寒外袭，经脉拘急疼痛。可见，患者产后体虚，腠理不固，邪气乘袭，筋脉痹阻，气血欠通。发病初起，病位在表，主要表现为肢体、皮肤、经络部位的症状；日久，病邪羁留，缠绵不愈，正虚邪恋，病邪入里，主要表现为筋骨、脏腑等部位的症状。

(二)气血亏虚

产后因失血、产伤、用力等因素导致气血俱虚，而气虚则“多壅而不能周通一身”，血虚则“常滞而不能滋养于一体”。此时，外风乘虚来袭，虚瘀纠结，余血受阻，遍身筋脉时作疼痛。

(三)瘀血内停

产后百节开张，加之气弱，血多留滞经络、分肉之间，若日久不散，则骨节不利，筋脉引急，而影响腰背转侧、手脚动摇，故而头身疼痛。

(四)劳倦内伤

由于妇人生产时元气因用力、出汗等耗阴伤血，进而百脉空虚，复加哺乳，加重气血亏虚，致使筋脉关节失于濡养。

(五)肾气损伤

《诸病源候论》指出：“肾主腰脚，而妇人以肾系胞。产则劳伤，肾气损伤，胞络虚；未平复，而风冷客之"；"肾主腰脚。肾经虚损，风冷乘之，故腰痛也"。论述了该病的又一病因病机为产劳伤肾，虚损未愈，风寒湿邪客之。

综上所述，产后身痛的病理因素以风、寒、湿、瘀、虚为主，病性是本虚标实，对病因病机的论述，不外下面几种原因：一为外邪入侵，产褥期风寒湿邪乘虚而入。二为气血亏虚，产后百脉空虚，筋脉失养，不荣而痛。三为产后留瘀，分娩后恶血或胎衣、胎胞滞留胞宫，或瘀血滞留筋骨之间，瘀阻为患，血为寒凝，不通则痛。四为劳倦内伤，产褥期操劳过早，疲劳汗出，加重气血耗损，减缓脏腑功能恢复；产劳伤肾气，损伤胞络，风寒湿邪乘虚而入；或劳伤心脾，气血化源不足，风寒湿邪乘虚而入。产后身痛的发病过程中，气血亏虚、营卫不和是产后身痛发病的内在基础，风寒湿邪乘虚而入是产后身痛的发病条件，虚实夹杂、迁延不愈是其病机特点。待百日一过，胞宫复位，产伤愈合，血脉闭合，风寒湿邪与气血互结成瘀，邪气由外深入内闭，留于血脉之中，阻滞经络而成缠绵难愈之势，临床甚至可见终身不愈的病例，严重影响生活质量。

四、西医病因及发病机制

产褥期风湿痛是一种良性的关节炎，在产褥期特殊的体质状态下受气候、环境以及个人作息等因素的影响而致病。近年来也将夏季使用空调后出现的四肢、关节疼痛纳入此病的诊治范畴。临床上检测抗链球菌溶血素"O"试验、红细胞沉降率、类风湿因子、C-反应蛋白及血钙及四肢X线摄片等可呈阴性状态，其病理变化为组织间的水肿、渗出，无骨质的损伤。当然也不能排外机体素有风湿或类风湿疾病而在产后病情加重的情况，应有实验室检查的证据支持，则属于另外一种情况了。

产后身痛的诊断标准：

主症：①产妇在产褥期内出现肢体或关节肌肉不适；②疼痛；③麻木；④酸痛；⑤重着；⑥功能轻度受限。

次症：①畏风怕冷；②烦躁失眠；③乏力多汗。

学习笔记

学习笔记

具有任何1项主症及/或兼见1项次症者,可诊断为本病。

五、中西医汇通提示

1.妊娠期孕妇为了适应胎儿的发育及为分娩进行准备,生殖器官及全身发生了很大变化,分娩后,产妇的乳房要泌乳,子宫要复原,身体的各个系统要逐渐恢复正常。如通过排汗、排尿的增加来减少多余的血容量。正因为机体处于恢复阶段,机体的机能特别是免疫功能则处于相对低下的状态,如果气候、环境以及个人作息等方面失于调摄,尤其是在受到相对冷的因素刺激时,关节肌肉就会产生应激而导致水肿,引起疼痛。

中医学则认为,该病的产生,风、寒、湿邪的侵袭是其外因,但"邪之所凑,其气必虚",产后气血津液的亏损是为内因,外来的虚邪通过正气的虚损而致病,这就是所谓的两虚相得。产褥期机体要通过大量的排汗而减少血容量,但同时"鬼门"大开必致外邪侵入而成病。可见,在疾病的形成方面,中医和西医的认识是相通的。

2.在本病的治疗观念上,中西医尚有差异。一方面,西医因为良性风湿病没有阳性的实验室指标从而缺乏对应的药物治疗,仅限于物理疗法。但实际上临床本病不仅产褥期多见,更多的还长期留有后遗症,严重影响患者的生活质量。而中医无论从风寒湿邪论治,还是从气血亏虚论治,抑或从瘀血内停论治,只要辨证得当,均能获得治疗效果。此外,西医主张在产褥期即进行锻炼,而中医则认为不宜过早做强度较大的活动,"脚早用力脚疼,手早用力手疼",是临床常见的情况。

(赵粉琴)

学习笔记

第四章　儿　科

第一节　小儿脑性瘫痪

一、概念

小儿脑性瘫痪(cerebral palsy),简称脑瘫,是一组发育中胎儿或婴幼儿脑部非进行性损伤,导致患儿持续存在的中枢性运动和姿势发育障碍、活动受限综合征。

本病属中医学五迟、五软的范畴。

二、中医认识沿革

早在隋代著名医家巢元方的《诸病源候论·小儿杂病诸候》中即有"齿不生"、"数岁不能行"、"头发不生"、"四五岁不能语"诸候。至明代著名儿科专家鲁伯嗣在《婴童百问·五软》始明确立名"五软",其云:"五软者,头软、项软、手软、脚软、肌肉软是也。"明代著名医家薛己在《保婴撮要·五软》中将口软直接归入五软范围,云:"五软者,头软、项软、手软、脚软、肌肉软、口软是也。"明代著名医家徐春甫在《古今医统》提出:"五软证,名曰胎怯。"明代著名医家王肯堂的《证治准绳·幼科准绳·五软》还认为本证预后不良,"纵使成人,亦多有疾","投药不效,亦为废人"。清代《医宗金鉴·幼科心法要诀》将"五迟"列为一门,叙证论方,即今之谓五迟五软。五软证,在宋以前述证未详,也有与五迟证并论者。

三、中医病因病机

(一)先天因素

主要责之于父母精血虚损,或孕期调摄失宜,精神、起居、饮食、药治不慎等因素影响胎儿,损伤胎元之气,或年高得子或堕胎不成而成胎者,先天精气不足,髓脑未充,脏气虚弱,筋骨肌肉失养而成五迟、五软。

学习笔记

(二)后天因素

主要包括分娩时难产、产伤,使颅内出血,或生产过程中胎盘早剥、脐带绕颈,生后护理不当,发生窒息、中毒,损伤脑髓,瘀阻脑络;或温热病后痰火上扰,痰浊阻滞,蒙蔽清窍,心脑神明失主,肢体活动失灵;或乳食不足,哺养失调,致脾胃亏损,气血虚弱,精髓不充,而致生长发育障碍,皆可致五迟、五软。

综上所述,五迟五软的病因主要为先天禀赋不足,亦有属后天失于调养者。

五迟五软的病机,可概括为正虚和邪实两个方面。正虚是五脏不足,气血虚弱,精髓不充,导致生长发育障碍。邪实是因产伤、外伤等因素,痰瘀阻滞心经脑络,心脑神明失主所致。肾主骨,肝主筋,脾主肌肉,人能站立行走,需要筋骨肌肉的协调运动。若肝肾脾不足,则筋骨肌肉失养,可出现立迟、行迟;头项软而无力,不能抬举;手软无力下垂,不能握举;足软无力,难于行走。齿为骨之余,若肾精不足,可见牙齿迟出。发为血之余、肾之苗,若肾气不充,血虚失养,可见发迟或发稀而枯。言为心声,脑为髓海,若心气不足,肾精不充,髓海不足,则见言语迟缓,智力不聪。脾开窍于口,又主肌肉,若脾气不足,则可见口软乏力,咬嚼困难,肌肉软弱,松弛无力。

四、西医病因及发病机制

(一)围生期脑损伤

如缺血缺氧性脑病、新生儿脑卒中、产伤、颅内出血。

(二)与早产有关的脑损伤

如脑室周围脑白质软化、脑室内出血。

(三)脑发育异常

如脑发育畸形、遗传性或代谢性脑发育异常。

(四)产后脑损伤

如核黄、中枢神经系统感染。

(五)产前危险因素

如绒毛膜羊膜炎、宫内发育迟缓、毒物接触、先天性

TORCH感染，这些因素可能共存，并相互作用。

人们还发现，虽然近30年来产科和新生儿医疗保健有了极大发展，但脑性瘫痪的发病率却未见下降。为此，近年对脑性瘫痪的病因进行了更深入的探讨，目前认为胚胎早期的发育异常，很可能是导致婴儿早产、低出生体重和易有围生期缺氧缺血等事件的重要原因。胚胎早期的发育异常主要来自受孕前后孕妇体内外环境影响、遗传因素以及孕期疾病引起妊娠早期胎盘羊膜炎症等。

五、中西医汇通提示

（一）脑瘫病因病机的中西医结合病机

中医认为，脑瘫属于五迟、五软、五硬的范畴，其发病与先天不足和后天失养有关。先天不足，即产前因素，由于父母精血虚损，或孕期调摄失宜，精神、起居、饮食、服药不慎以及接触放射线等致病因素，损及胎儿，损伤胎元之气，导致小儿先天肾精未充，脑髓未满，故脏气虚弱，筋骨肌肉失养而成。《医宗金鉴·幼科心法》云："小儿五迟之证，多因父母气血虚弱，先天有亏，致儿生下筋骨软弱，行步艰难，齿不速长，坐不能稳，要皆气不足之故。"后天失养，包括产时因素和产后因素。如产或低出生体重，胎儿脑组织发育不成熟。再如，分娩时难产、产伤，发生颅内出血、窒息、中毒等；或生后护理不当，乳食不足，致脾胃亏损，气血虚弱，精髓不充致小儿生长发育障碍而出现五迟、五软、五硬等症状。元代曾世荣所撰《活幼心书·五软》论述最为详尽，曰："五软证……因母血海久冷，用药强补而孕者，有受胎而母多疾者……有日月不足而生者……爰自降生之后，精髓不充，筋骨痿弱，肌肉虚瘦，神色昏慢，才为六淫所侵，便致头项手足身软，是名五软。"产前孕母将养失宜，损及胎儿，以致小儿先天肾精不充，脑髓失养；产时及产后因素导致瘀血、痰浊阻于脑络，以致脑髓失其所用。现代医学对本病病因病机的研究表明，新生儿窒息（包括宫内窒息早产和或低出生体重）和核黄疸是发生脑瘫的三大主要原因。早产是与脑瘫高度关联的危险因素。另外小儿脑瘫的病因还有感染与炎症、多胎妊娠、遗传性因素、胎盘因

学习笔记

学习笔记

素等。流行病学调查表明，发达国家脑瘫的病因多以产前为主，而发展中国家以产时和产后病因多见。国内多数研究认为，产时和新生儿期因素是我国导致脑瘫的主要危险因素。近年来，遗传因素在脑瘫中的作用逐渐被人们所重视，对脑瘫病因学的研究已深入到胚胎发育等生物学领域，重视对受孕前后有关的环境和遗传因素的研究。

（二）小儿脑瘫临床表现的中西医结合临床表现

脑瘫患儿最基本的临床表现是运动障碍，是运动发育落后、肌张力异常、姿势异常和多种神经反射异常。历代医学多将五迟、五软并称，且论述多，而对五硬论述相对较少，五迟、五软、五硬并称入脑范畴的论述则更少，三者无论在命名上还是临床表现上往往同时并见，只不过临床表现的侧重不同。五迟、五软、五硬的命名，含有迟缓、痿软、拘挛之义，故临床上五迟以发育迟缓为特征，而五软则以痿软无力为症，而五硬则以痉挛拘紧为表现，五迟、五软、五硬均为生长发育所致的疾患，临床往往互为并见。

根据脑患儿的临床表现，特别是痉挛型脑瘫患儿的临床特征与五迟、五软、五硬的临床特征相符合，中医更提倡辨证施治，因此，可以将五硬与脑瘫联系起来。五硬的临床特征与五软相反，描述的是患儿僵硬拘紧的状态，从临床表现看，五硬为头项硬、手硬、脚硬、身硬、口硬，与脑更为相近。

（三）经络与脊柱神经在治疗上的结合

根据经络学说、现代脊柱神经理论相关知识，结合患儿具体情况对其进行脊柱推拿，从而有效刺激患儿感觉神经，在此基础上进行四肢推拿，可有效改善患肢神经状态。对患儿患肢进行针灸，可显著改善免疫、兴奋脊柱神经等，对肢体感觉神经进行刺激。因此可以用针灸辅助中药治疗，目的在于改变患儿机体内瘀血的病理状态，在生理上促进脑电活动和神经递质的分泌，从而改善脑组织血液供应，使病变部位得到充分营养。

（杨永琴）

第二节 小儿注意力缺陷多动障碍

学习笔记

一、概念

小儿注意缺陷多动障碍(attention-deficit hyperactivity disorder,ADHD)指与同龄儿童相比,以明显注意集中困难、注意持续时间短暂、活动过度或冲动为主要特征的综合征,也称为儿童多动症、多动障碍或多动综合征。

本病属中医"躁动"范畴。

二、中医认识沿革

中医学过去没有关于"儿童多动症"的专门记载,根据其注意力不集中、多动、冲动等临床表现及发病特点,不少中医典籍有类似症状的记载,如"躁而不静"、"烦躁煽动"、"烦躁不安"等描述,基本上概括了本病的典型临床表现。《景岳全书》曰"阳盛则四肢实,实则能登高也……阳盛则使人妄言骂詈,不避亲疏",《灵枢·行针》云"重阳之人,其神易动,其气易往也……言语善疾,举足登高",提示了多动症患儿可能是由阳偏盛诱发。《灵枢·通天》云"太阳之人,居处于于,好言大事,无能而虚说,志发于四野,举措不顾是非,为事如常自用,事虽败而常无悔","学童为事有始无终,言谈不知首尾"。上述这些文字中"重阳之人"、"太阳之人"、"学童"都具有冲动任性或多动、健忘,做事有头无尾等表现,这些描述与注意力缺陷多动障碍患儿临床表现十分相似。《素问·举痛论》"惊则心无所倚,神无所归,虑无所定",《灵枢·天年篇》记载"人生十岁,五脏始定,血气已通,其气在下,故好走",小儿体属纯阳,生性好动,适度的活泼好动属于正常状态,但阳气过胜,活动过度则考虑为病态。《寿世保元》中亦有记载"陡然而忘其事也……为事有始无终,言谈不知首尾",这可能是患儿健忘、多语的表现。朱丹溪《格致余论·相火论》"太极动而生阳,静而生阴。阳动而变,阴静而合……火内阴而外阳,主乎动者也,故凡动皆属火……肝肾之阴,悉具相火……相火易起,五性厥阳之火相煽,则妄动矣",可能是多动症患儿多表现为一派阳热躁动之象。

学习笔记

自20世纪80年代开始，我国中医药界进行了大量的研究，根据本病的临床表现，目前基本认同可归属于中医学的“健忘”、“脏躁”、“失聪”等范畴。其中表现为神思涣散、注意不专、学习困难、生活中健忘而智力正常或接近正常者。

三、中医病因病机

本病病因主要为先天禀赋不足，后天失于护养，教育不当，环境影响等。其他如外伤、情志失调等也可引起。病位主要在心、肝、脾、肾，病机关键为脏腑阴阳失调，阴失内守，阳躁于外。

（一）心肝火旺

小儿“心常有余”、“肝常有余”，若教育不当，心理失和，或情志失调，五志化火，或素体热盛，喜食油煎辛辣之品，助热生火，扰动心肝，而见多动冲动，烦躁不安。

（二）痰火内扰

素体肥胖小儿，痰湿之体，平素喜食肥甘厚味之品，或偏食辛辣香燥之物，导致痰湿内生，扰动心神，则见多动多语，冲动任性。

（三）肝肾阴虚

小儿稚阴稚阳之体，若先天禀赋不足，肾阴不足，水不涵木，肝阳亢盛则表现为多动难静，神思涣散。

（四）心脾两虚

若心气不足，心失所养，可致心神失守而精神涣散，注意力不集中；脾虚失养则静不足，兴趣多变，言语冒失，健忘；心脾两虚则神思不定，反复无常不能自制。

四、西医病因及发病机制

（一）病因及其机制

1.遗传因素

目前研究表明该障碍与遗传因素有关，遗传度为0.75~0.91，遗传方式尚不清楚，可能为多基因遗传。分子遗传学研究表明，该障碍和多巴胺及去甲肾上腺素受体基因的多态性有关。

学习笔记

2.神经生理学因素

该障碍患儿脑电图异常率高，主要为慢波活动增加。脑电图功率谱分析发现慢波功率增加，α波功率减小、平均频率下降。提示该障碍患儿存在中枢神经系统成熟延迟或大脑皮质的觉醒不足。

3.轻微脑损伤

母孕期、围生期及出生后各种原因所致的轻微脑损伤可能是部分患儿发生该障碍的原因，但没有一种脑损伤存在于所有该障碍患儿，也不是所有有此损伤的儿童都存在这一障碍，而且许多患儿并没有脑损伤的证据。目前认为早产、低体重、缺血缺氧性脑损伤、脑膜（脑）炎、脑外伤、甲状腺功能不全与ADHD有关。

4.神经生化因素

有研究表明，该障碍可能与中枢神经递质代谢障碍和功能异常有关，包括：多巴胺和肾上腺素更新率降低、多巴胺和去甲肾上腺素功能低下等。

5.神经解剖学因素

磁共振研究报道，该障碍患儿存在胼胝体和尾状核体积的减小，功能核磁研究报道，该障碍患儿尾状核、额区、前扣带回代谢减少。

6.心理社会因素

不良的社会环境、家庭环境，如经济过于贫穷、父母感情破裂、教育方式不当等均可增加儿童患该障碍的危险性。

7.其他因素

该障碍可能与锌、铁缺乏，血铅增高有关。食物添加剂可能增加儿童患该障碍的危险性。

（二）临床表现

1.注意障碍

该障碍患儿注意集中时间短暂，注意力易分散，常常不能把无关刺激过滤掉，对各种刺激都会产生反应。因此，患儿在听课、做作业或做其他事情时，注意力常常难以保持持久，多发愣走神；经常因周围环境中的声音而分心，并东张西望或做事往往难以持久，常常一件事未做完，又去做另一件事；

学习笔记

难以始终地遵守指令完成要求完成的任务，做事时也常常不注意细节，常因粗心大意而出错；经常有意回避或不愿意从事需要较长时间集中精力的任务，如写作业，也不能按时完成这些任务。常常丢三落四，遗失自己的物品或忘记事情；说话时也常常心不在焉、似听非听等。

2.活动过度

活动过度是指与同龄、同性别大多数儿童比，活动水平超出了与其发育相适应的应有水平。活动过度多起始于幼儿早期，但也有部分患儿起始于婴儿期。在婴儿期，表现为格外活泼，爱从摇篮或小车里向外爬，当开始走路时，往往以跑代步；在幼儿期后，表现好动、坐不住，爱登高爬低、翻箱倒柜，难以安静地做事，难以安静地玩耍。上学后，因受到纪律等限制，患儿表现更为突出。患儿上课坐不住，在座位上扭来扭去，小动作多，常常玩弄铅笔、橡皮甚至书包带，上课说话，甚至下座位；下课后招惹同学，话多，好奔跑喧闹，难以安静地玩耍。进入青春期后，患儿小动作减少，但可能主观感到坐立不安。

3.好冲动

患儿做事较冲动，不考虑后果。常常会不分场合地插话或打断别人的谈话；经常打扰或干涉他人的活动；老师问话未完，会经常未经允许而抢先回答；常常登高爬低而不考虑危险；常常因鲁莽给他人或自己造成伤害。患儿情绪也常常不稳定，容易过度兴奋，也容易因一点小事而不耐烦、发脾气或哭闹，甚至出现反抗和攻击行为。

4.认知障碍和学习困难

部分患儿存在空间知觉障碍、视听转换障碍等。虽然智力正常或接近正常，但由于注意障碍、活动过度和认知障碍，常常出现学习困难，学业成绩常明显落后于智力应有的水平。

5.情绪行为障碍

部分患儿因经常受到老师和家长的批评及同伴的排斥而出现焦虑和抑郁，20%~30%的患儿伴有焦虑障碍，该障碍与品行障碍的同病率高达30%~58%。

学习笔记

五、中西医汇通提示

(一)神经精神发育延迟与“心常有余”、“肝常有余”

中医学认为,小儿脏腑娇嫩,心神怯弱,肝气未盛,感邪之后,邪气易于枭张,从阳化热,由温及火,因而易见火热伤心生惊、伤肝引动肝风的证候。即所谓“心常有余”、“肝常有余”。明代万全认为“肝常有余”乃是本脏之气,又“盖心藏神,惊则伤神……小儿神志怯弱,有所惊恐,则神志失守,而成痫矣”。指出小儿心气不足,心神怯弱,不耐惊扰,暴受惊恐,即可造成气机逆乱,脏腑功能失调,扰乱心神,心气不敛,发为癫痫。《育婴秘诀》曰:“儿之初生曰芽儿者,谓如草木之芽,受气初生,其气方盛,亦少阳之气,方长而未已,故曰肝有余。有余者,乃阳自然有余也。”清代陈修园也认为小儿“肝常有余”,是由于小儿的脏腑娇嫩,形气未充,发育迅速。主要体现在肝气的升发方面,临床表现为“肝常有余”之象。小儿稚阴未长,肝阴常不足,可致心血不足,阴不足以制阳,而出现肝阳上亢,心火内盛,肝风内动,风火相煽之证。清代沈金鳌云:“盖心有热而肝有风,二脏乃阳中之阳,心火也,肝风也,风火阳物也,风主乎动,火得风则烟焰起。”

当今学者多认为,小儿“心、肝常有余”易导致癫痫、多发性抽动症等疾病的发生。由于小儿气血未充,神志怯弱,“肝常有余”、“脾常不足”每触诱因,肝气有余易致气结生风,脾受克易聚湿成痰,风痰相搏,内闭心窍,外闭经络,神志昏聩,抽搐即作;又肝为刚脏而性动,藏魄,体阴而用阳,主人体升发之气,小儿肝常有余,肝阳偏旺则易于发怒,冲动任性,动作粗鲁,兴奋不安;心为阳脏,心火易亢心阴更耗,易出现心阴不足,阴不制阳,从而表现心火亢盛,则多动不安。

现代研究表明,小儿在发育中,脑的易损性、末梢神经肌肉刺激的降低等多方面因素决定了神经系统在小儿发育、成熟过程中,极易受到各种病因的侵袭,导致以惊厥、意识障碍等为主症的多种神经系统疾病。脑发育不成熟,皮质神经细胞分化不全,神经元的树突发育不全,轴突髓鞘未完全形成。皮质的分析鉴别及抑制功能较弱,兴奋性冲动易于泛化而产

学习笔记

生惊厥。通过对多动症儿童智力水平及脑电图和脑电地形图的分析，结果证实，多动症儿童的智商在正常范围或边缘水平，但较正常儿童平均水平为低且智力发展不平衡较多，患儿大脑发育各不相同，半数以上患儿大脑代谢较缓慢，神经发育较迟缓。故认为多动症是神经精神发育延迟的表现。

可见，小儿“心常有余”、“肝常有余”而易见火热伤心生惊，伤肝引动肝风的证候与小儿神经系统的发育不健全相关。儿童多动症的主要病位在心、肝、脾、肾，“心者，君主之官，神明出焉”；“心为五脏六腑之大主”；“肝者，将军之官，谋虑出焉”；“肝在志为怒”；“脾受病，则意舍不清，心神不宁”；“脾在志为思”；“肾藏精，精舍志”。由此可见，心、肝、脾、肾均与人体神志活动密切相关。

（二）社会心理因素与情志失调

儿童多动症是一种以注意缺陷、活动过度和冲动三大核心症状为主要临床表现的儿童神经发育障碍性疾病，常伴学习或工作困难、情绪和行为方面障碍，但智力正常或基本正常。以学龄儿童为多，其表现与同龄儿童发育水平不相称。西医目前发病机制尚不明确，但诸多研究皆表明，该病与儿童情绪因素密切相关。如《儒门事亲》在《过爱小儿反害小儿说》中所论：“贫家之子，不得纵其欲，虽不如意而不敢怒，怒少则肝病少；富家之子，得纵其欲，稍不如意则怒多，怒多则肝病多矣。”陈静静分析儿童多动症发生的相关影响因素后总结：家庭和学校教育培养方式在儿童的成长过程中十分重要，父母或老师对儿童采取惩罚、粗暴、管制等不恰当的教养方式，会使儿童形成高度紧张、焦虑自卑的心理情绪而外在表现为注意力不集中、多动冲动等行为方式。阿斯木古丽·克力木等将ADHD儿童（30名）与正常学龄儿童（30名）进行病例对照研究后得出：ADHD组儿童父母感情不和者显著多于对照组儿童，长期处于不良环境中的儿童精神高度紧张，常通过多动、冲动、注意力不集中等来宣泄自己的心理情绪。小儿“心常有余”、“脾常不足”，若教育失当，学习任务重，作业难以按时完成，心情焦虑，心理失和，思虑太过，思则气结伤脾，脾失健运，心神失养，心脾两虚，注意分散；或情志失调，脾虚湿

学习笔记

困，聚而为痰，五志气郁化火，痰火内扰，多动冲动，躁动不安；或“肝常有余”，过分溺爱，骄纵放任，所欲不遂，即发脾气，肝火上扰，心神不宁，心肝火旺，或“肾常不足”，肝肾阴虚，虚火内动，诸证皆可见冲动任性，烦躁不安，自我控制能力差，注意力不集中等儿童多动症之症。五脏之中，儿童多动症尤以心、肝、脾、肾最为密切。小儿为“纯阳之体”，生长发育迅速，阴精相对不足，“阳常有余”，由于情志变化所致发生阴失内守、阳躁于外的情志动作失常病变，因此情志因素在儿童多动症的诱发或发生中，起着不容小觑的作用，且相较于先天禀赋不足、产伤外伤瘀滞等病因，情志因素易于改变调控。通过恰当的儿童情绪疏导调节和性格情志培养，可从源头上更好地预防儿童多动症的发生。七情可导致儿童多动症的诱发或发生，一旦发病，继而影响疾病的发展与治疗预后，故情志因素在儿童多动症发展中贯穿疾病全程。在儿童多动症临床预防与治疗中，应全面审视致病因素，注重小儿心理卫生健康及家庭教育环境，务必重视情绪因素，可达事半功倍之效。

人的情志活动与脏腑有着密切的关系，情志是以五脏的精气作为基础的，如果五脏功能失调，必将影响情志活动。注意力缺陷多动障碍的发病与五脏都有密切的关系，如果心气不足，由于心主神明，心失所养，则可导致情绪多变，注意力不集中；肾精不足，髓海失养则导致脑失精明，智力低下；肾阴不足，水不涵木，则致肝阳上亢，可见有脾气暴躁；脾主意，脾气不足，则兴趣多变，言语冒失。情志是人体的精神状态，是以五脏的精气作为物质基础的，在心神的主导和调节下，对外界的物质和现象所做出的反应，是人体精神活动的一部分。传统观点认为小儿情志未开，心地单纯，情志疾病较为少见。但是从临床上看，现在随着社会经济的深刻变革，家庭模式的转变，儿童作为社会的一部分，受到的情志刺激是前所未有的，近年来，儿童精神行为性疾病发病的日益增高就是个明显的例子。

气质是人的心理特征之一，主要表现在心理活动的强度、速度、稳定性、灵活性、控制性及指向性上，是一种与人格

学习笔记

的情绪、动机和社会方面相关的特质，主要是指那些体质上的、与生俱来的个体的行为方面，因此是一种比较稳定的个体差异。儿童气质差异的形成，目前考虑与生物学因素及环境因素有关，在个性形成和发展的过程中，遗传因素是基础，而环境因素则决定了后天的发展，环境因素对儿童发生影响是通过父母抚育为中介的，其中包括了父母的抚育方式，所提供的环境物质条件，父母对个体的要求和期待等。对儿童青少年行为的社会化发展最具影响力的是其所在的家庭，其父母的养育方式对他们的认知发展、性格形成、自我意识和行为社会化等方面有着深远的影响。大量文献资料显示，注意力缺陷多动障碍小儿气质特征表现在注意力不集中、多动、胆小、急躁易怒、冲动、话多、与同学相处困难等诸多方面。《灵枢·本藏》强调“志意者，所以御精神，收魂魄，适寒温，和喜怒者也。”“御”，有统率、支配与协调的意思。“收魂魄”，就是志意主动驾驭魂魄的过程。同时，在志意的调节下，人体还能主动地适应自然界的种种变化，并自觉地调整精神情绪动作行为使之平衡协调。志意过用或志意不治则致魂魄散乱、神机失运、六情失度、动作行为异常。而患儿的记忆力低下，在《三因极一病证方论》中有“意者记所往事”，将“意”类同于“忆”，即记忆。《圣济总录》认为：“健忘之病，本于心虚，血气衰少，精神昏愦，故志动乱而多忘也。”《素问·灵兰秘典论》云：“心神总统魂魄，并赅意志”；“肾藏精与志”。可见，肾志不足是注意力缺陷多动障碍发生的内在因素之一。

（三）发育不足与“肾常虚”

《小儿药证直诀》创制了小儿五脏辨证的理论体系，提出五脏所主，即“心主惊、肝主风、脾主困、肺主喘、肾主虚”。病理上，肾精不固，则髓海空虚；肾阳温煦不足，水饮上犯于脑，则脑窍被扰。肾阴肾水亏虚，不能上承制约心火，导致心之虚火上炎，上扰清窍。小儿具有肾常虚的生理特点，而肾精是人体一切生命物质的基础，由于小儿生长发育尤为旺盛，故而肾精相对不足。《小儿药证直诀》记载：“肾主虚，无实也……儿本虚怯，由胎气不成，则神不足。”小儿脏腑娇嫩，肾气未盛，或病后肾气虚衰，肾精不足，肾藏志之功能失调，临床则会出现神思涣散、注意力难以集中、做事虎头蛇尾、难以完成一件事情、健忘等症状。又小儿体禀纯阳，阳易有余，阴易不足。加之部分儿童先天禀赋欠足或病后损伤，导致肾阴亏虚、脑髓化生乏源、髓海空虚，则致喜忘健忘、活动迟钝不灵光、多语、听觉不敏，甚则遗尿等症。另一方面，肾阴亏虚不足则木失水涵、肝木失养、阳易上亢，肾水不能制火，则心肝火失去制约，易亢于上，而见急躁不安、脾气暴躁易怒、心烦意乱、心神不宁等多动症状。《景岳全书》语熟地黄"能补五脏之真阴"，"阴虚而神散者，非熟地之守不足以聚之；阴虚而火升者，非熟地之重不足以镇之；阴虚而刚急者，非熟地之甘不足以缓之"，此恰与ADHD"神不宁、志无恒、情无常、性急躁"吻合。马融等结合小儿"肾常虚"生理特点及肾-精-髓-脑间的密切相关性，提出了ADHD"髓海发育迟缓"病机假说，认为ADHD病机关键为"肾精亏虚，髓海发育迟缓，阴阳失调，阳动有余，阴静不足"，并采用益肾填精为主法（由紫河车、熟地黄、远志、石菖蒲等药组成）治疗ADHD患儿55例，总有效率90.92%，且远期疗效确切；而益肾填精法又能抑制幼龄SHR大鼠多动、探索行为，改善学习记忆能力，纠正儿茶酚胺类神经递质的不平衡状态，提高海马中胶质细胞源性神经营养因子表达而保护多巴胺神经元。"肾脑相关"理论与"补肾填髓"治法物质基础中医研究者已经在老年痴呆、脑缺血再灌注等疾病研究中发现与神经元发育及能量代谢相关，认为中医"脑髓"的现代生物学基础是脑内神经干细胞、神经元、神经胶质细胞、基质细胞、胞外基质等基本结构和功能单元；"补肾填髓"的现代生物学基础是促进神经元细胞能量代谢和利用，激活内源性神经营养因子生成增多，同时抑制神经毒素生成，从而减少神经元死亡，促进神经元存活与再生；脑髓内寓元神，脑神是脑生长发育和行使功能的主宰，脑神功能协调与否与神经干细胞等的激活、增殖和分化有密切关系。

（杨永琴）

学习笔记

学习笔记

第三节　小儿功能性消化不良

一、概念

小儿功能性消化不良(functional dyspepsia,FD)是指排除器质性疾病而反复发作的上腹痛、腹胀、早饱、嗳气、厌食、胃灼热、反酸、恶心、呕吐等症状的临床综合征。

中医儿科学中属“小儿积滞”、“小儿腹痛”等。

二、中医认识沿革

《黄帝内经》最早出现关于“积”的记载,如《灵枢·百病始生》:“积之始生,得寒乃生,厥乃成积也。”隋·巢元方《诸病源候论》中有“宿食”一词,言“宿食不消,由脏气虚弱,寒气在于脾胃之间,故使谷不化也”。《小儿药证直诀》记载有“脾胃冷,食不消”,“脾胃不和,不能食乳”。宋代刘昉所著的《幼幼新书》中首次记载“积滞”,并对各种积病的症状及治疗方法进行了详细的阐述。《幼科释谜》提出“儿病多由食积”。《幼幼集成·食积证治》提出“夫饮食之积,必用消导。消者,散其积也;导者,行其气也。脾虚不运则气不流行,气不流行则停滞而为积”。

1960年出版的《中医儿科学》确定了“小儿积滞”这一病名,并对其的症状及病因病机进行了详细的阐述,从此“小儿积滞”作为一种完整独立的中医病症列入中医类教程当中。

三、中医病因病机

(一)脾胃虚弱

脾胃为后天气血生化之源,胃主受纳腐熟水谷,脾主运化,脾胃共奏生化气血之功。《灵枢·逆顺肥瘦》有言“婴儿者,其肉脆、血少气弱”。吴瑭所著的《温病条辨》中提倡“小儿稚阳未充,稚阴未长者也”的观点。上述观点均可表明小儿时期五脏六腑的形质和生理功能都是相对幼稚和不成熟的。小儿处于不断生长发育的过程之中,具有生机蓬勃、发育迅速的生理特点,故对于水谷精微等营养的需求相对较高,需要脾胃功能良好,能够源源不断地运化外来之水谷,化生精微以滋养五脏六腑、肢体百脉。但小儿的生理机能发育尚不完善，五脏六腑成而未全，全而未壮，犹如初生的嫩芽，具有脏腑娇嫩、形气未充之生理特点。万全提出小儿脾常不足之观点，认为“脾常不足者，脾司土气。儿之初生，所饮食者乳耳，水谷未入，脾未用事，其气尚弱，故曰不足。不足者，乃谷气之自然不足也”。又小儿脾胃小而弱，受纳运化乳食功能尚不成熟，导致乳食积聚于脾胃，滞而不行，最终形成积滞。《保婴撮要》有记载“小儿食积者，因脾胃虚寒，乳食不化，久而成积”。《幼幼集成》载有“若儿先因本气不足，脾胃素亏者，多食易伤”。综上可知，脾胃虚弱是小儿积滞的病因之一。

学习笔记

（二）乳食不节

小儿心智发育尚不成熟，自我控制能力较成人差，饮食嗜好明显，常常有挑食的习惯，导致脏腑阴阳气血失衡，脾胃运化功能失司，饮食积聚胃肠，不思饮食。《景岳全书·小儿则》有言“小儿饮食有任意偏好者，无不致病，所谓爽口味多终作疾也，极宜慎之”。《幼科指掌》也云：“食积之因，食后即乳，乳后即食，以致凝滞不化，或恣食生冷、面食、肥腻、硬物停聚而成。”又存在一些家长过度溺爱子女，担心小儿食不饱，喂养方法不当，乳食过度，壅滞脾胃气机，损伤脾胃，引起脾气受损，胃肠不和，胃失和降，脾失健运，大肠传导功能失健，发为厌食、积滞。《素问·痹论》提出“乳贵有时，食贵有节，饮食自倍，肠胃乃伤”。《幼幼集成》载有“小儿之病，伤食最多，故乳食停滞，中焦不化而成病者”。《儿科萃精·卷七·积滞门》有言“乳贵有时，食贵有节，若父母过爱，乳食无度，虽曰爱之，其实害之。脾虚不运，气不流行，而积滞成矣”。当代因独生子女的小儿居多，家长对孩子饮食的问题过度关注，过早过快地添加辅食，或通过强迫喂养导致小儿进食时间过长、进食次数过多，导致小儿常常出现积滞的情况。另一方面，家长过度宠爱孩子，并满足小儿对于零食饮料及肉类等肥甘厚腻食品的渴望，从而导致湿热内生，脾胃失运，湿碍脾胃，脾失健运，发为积滞。《老老恒言·饮食》中提及“大饥伤脾，大饱伤气……故先饥而食，所以给脾；食不充脾，所以养气”。所以，小儿饮食喂养当因人而异，勿要太过或不足。

学习笔记

（三）调护不当

《备急千金要方·卷五·少小婴儿孺方》有言："小儿衣甚薄，则腹中乳食不消……"小儿神识未开，"寒暖不能自调"，穿着起居需要父母的协助。若调护不当，导致小儿胃脘部受凉，寒邪直中脾胃，脾胃阳气受损，温煦不能，导致水谷不能正常腐熟运化，食物滞留，发为积滞，不思饮食，发为厌食。《素问·气交变大论》提及："岁木太过，风气流行，脾土受邪。民病飧泄食减。"说明对于小儿的调护不当，可导致外来之邪，侵犯机体，五脏六腑受之，可见积滞之症候。

（四）情志失调

《素问·宝命全形论》提出"土得木而达"。《素问·经脉别论》言："食气入胃，散精于肝。"强调脾胃枢纽之气机升降，且需肝之疏泄功能的协调。《血证论》说："木之性主于疏泄，食气入胃，全赖肝木之气以疏泄之，而水谷乃化。设肝之清阳不升，则不能疏泄水谷，渗泻中满之证，在所不免。"表明脾胃受纳腐熟水谷，将其转化为精微，转输至五脏六腑、肢体百脉，不仅需要脾胃功能良好，还需要肝脏对于气机的调节以及疏泄功能正常。李杲所著的《兰室秘藏》中描述"夫喜怒不节，起居不时，有所劳伤，皆损其气。气衰则火旺，火旺则乘其脾土"。阐明了情志失调，起居失常，均可耗伤精气，从而乘其脾土。《冯氏锦囊秘录》认为小儿"而生魂魄神志意之神，爱有喜怒忧思悲恐惊之情，此其性真之七情也"。万氏提出"五脏之中肝有余"，在《幼科发挥·五脏虚实补泻之法》中记载"肝常有余……盖肝乃少阳之气，儿之初生，如木方萌，乃少阳生长之气，以渐而壮，故有余也"。张从正认为"富家之子，得纵其欲，稍不如意则怒多，怒多则肝病多矣"。小儿多娇生惯养，在家中深受宠爱，稍有不如意之事便会哭闹不休，或出现恼怒之意，而肝在志为怒，过怒则伤肝，肝失疏泄，则肝气横逆犯胃，致使胃失和降，而见饮食积滞，继发厌食。又因迁居、入学等生活环境的改变，小儿不能及时适应，出现忧思伤害脾，脾失健运，脾胃升降失调而见积滞之病证。

四、西医病因及发病机制

病因不明，其发病机制亦不清楚。目前认为是多种因素

学习笔记

综合作用的结果。这些因素包括饮食和环境、胃酸分泌、消化道运动功能异常、内脏感觉异常、幽门螺杆菌(HP)感染、心理因素等。

(一)运动障碍型消化不良(dyskinetic dyspepsia)

此型患儿的表现以腹胀、早饱、嗳气为主。症状多在进食后加重。过饱时会出现腹痛、恶心甚至呕吐。动力学检查有50%~60%患儿存在胃近端和远端收缩和舒张障碍。

(二)反流型消化不良(reflux indigestion)

突出的表现是胸骨后痛、胃灼热、反流。内镜检查未发现食管炎,但24h pH监测可发现部分患儿有食管酸反流。对于无酸反流者出现此类症状，认为与食管对酸敏感性增加有关。

(三)溃疡型消化不良(ulcerative indigestion)

主要表现与十二指肠溃疡特点相同,夜间痛、饥饿痛、进食或服抗酸剂能缓解,可伴有反酸,少数患儿伴胃灼热,症状呈慢性周期性。内镜检查未发现溃疡和糜烂性炎症。

(四)非特异型消化不良(nonspecific abnormal indigestion)

消化不良表现不能归入上述类型者。常合并肠易激综合征。

五、中西医汇通提示

(一)关于小儿"脾常不足"与小儿消化系统的解剖生理特点

中医学认为,后天之本主发育,与脾有着密切的联系。然而,小儿的生长发育极为迅速,对水谷精微的需求量较成人多,小儿五脏六腑成而未全,全而未壮,"脾常不足"。若调护失宜或疾病影响,容易导致呕吐、积滞、泄泻、厌食等系病证的发生。正如万密所谓"脾常不足者,脾司土气。儿之初生,所饮食者乳耳,水谷未入,脾未用事,其气尚弱,故曰不足。不足者,乃谷气之自然不足也"。万氏在《幼科发挥》中说"肝常有余,脾常不足者,此却是本脏之气也……肠胃脆薄,谷气未充,此脾所以不足也"。从消化系统的解剖生理特点来看,小儿唾液分泌酶含量不足,为成人的1/5;胃蛋白酶、凝乳酶等

学习笔记

活性较成人低；胰淀粉酶、胰蛋白酶、胰脂肪酶活性低；食管弹力组织和肌肉组织发育不全；胃呈水平位，贲门括约肌不完善；肝血管丰富，肝细胞和肝小叶分化不全，消化能力比成人差，易受饮食、疾病的影响。足以说明“脾常不足”的中医学理论是有西医学生理解剖学基础的。

（二）“脾常不足”与现代医学免疫学

小儿“脾常不足”与现代免疫学关于小儿在防御功能方面的尚不健全具有相关性。“脾常不足”则免疫功能缺少物质基础而不能发挥正常的生理作用。《灵枢》云：“真者所受于天，与谷气并而充身者也。”说明脾胃所化生的水谷精微是机体抵御外邪的物质基础。小儿先天不足，机体气血不足，元气不充，体弱易感。《灵枢·五癃津液别篇》云：“脾为之卫。”张仲景亦提出“四季脾旺不受邪”之说，即脾具有卫护机体之能，此与免疫系统能够清除病原微生物，保护机体的功能一致。小儿脾常不足，稍有不慎即易感邪而致脾胃受损导致脾虚诸症。现代医学研究证实小儿胃肠道SIgA较低，血液中IgM和IgA也较低。脾虚时则免疫系统功能发生紊乱，表现为免疫器官萎缩、功能细胞数减少等发育不良样改变。亦有学者认为脾虚主要是细胞免疫功能低下，免疫活性分子的水平降低，并在受体水平上有变化，但体液免疫功能尚缺乏规律性。实验表明，脾虚泄泻的患儿粪SIgA治疗前含量明显低于健康儿，外血T淋巴细胞亚群比值明显低于健康对照组，说明脾虚泄泻的患儿存在T淋巴细胞亚群的功能紊乱，证明了小儿时期脾胃功能尚未健全，易发生脾虚泄泻。可见，中医的“脾常不足”蕴含了小儿消化系统免疫功能低下的理论，与现代免疫具有一致性。

（三）关于小儿功能性消化不良的病因

19世纪末，孟仲法教授受“链球菌感染后状态”之名的启发，根据小儿长期反复感染后会出现与“脾虚证”相似或以“脾虚证”表现为主的综合征候群，而采用健脾理脾法治疗多能取效的特点，提出了“小儿感染后脾虚综合征”的疾病命名以及诊断标准、治疗方法。该命名中“感染”是现代医学的概

学习笔记

念,“脾虚”是中医学概念,反映了两种医学在实践中的自然结合。孟氏等在长期的儿科中西医结合临床研究中,发现某些小儿在获得一次或多次感染后,产生一组较长时期持续的“脾虚证”表现,如长期厌食、面黄、乏力、多汗、大便失常(便溏、便干或便闭)、消瘦、睡眠不良等。病程长者生长发育落后。并常有咽部慢性充血、扁桃体及颈部淋巴结增大,心脏轻度收缩期杂音等。实验室检查示:轻度贫血,白细胞和中性白细胞轻度增加，尿中淀粉酶含量偏低，细胞免疫功能低下(IgG、IgA),血中有免疫复合物形成,且高于正常值。头发微量元素检测示:锌含量明显偏低,铁、铜部分偏低。

可见,孟氏的临床研究结论,探明了小儿出现消化不良等脾虚证的常见病因,为什么小儿在罹患多次的上呼吸道感染之后就会导致脾虚呢?这就又回到前面的问题上了,还是小儿“脾常不足”的基础病理问题,而感染只是一个加重脾虚的因素罢了。

(杨永琴)

第四节　小儿遗尿

一、概念

儿童遗尿(nocturnal enuresis,NE)又称尿床,5岁以上的小儿不能自主控制排尿,经常睡中小便遗,醒后方觉的一种疾病。

西医学称儿童单症状性夜遗尿。

二、中医认识沿革

小儿遗尿古有遗溺、遗尿、失禁等称谓。《灵枢·本输》就有“三焦……入络膀胱,约下焦,实则闭癃,虚则遗溺,遗溺则补之,闭癃则泻之”的记载,此论遗溺,包括遗尿。杨士瀛在《仁斋直指方·小儿附遗方论·大小便诸证》中首次将遗尿、尿床区分开来。《幼幼集成》认为“此皆肾与膀胱虚寒也”。《证治

学习笔记

准绳·幼科·遗尿》曰:“肾与膀胱俱虚,而冷气乘之,故不能拘制其水,出而不禁,谓之遗尿。”认为肾主气化,司固摄,膀胱有贮藏和排泄小便的功能,若肾气不足,气化功能减弱,下元不能固摄,每至膀胱约束无权而发生遗尿。关于病因病机,历代医家论述已较为详备,认为遗尿的发生,主要原因是肾与膀胱虚寒导致膀胱不约,也与肺、脾、心、肝、三焦等脏腑有关。

三、中医病因病机

遗尿的病因责之先天禀赋不足,后天久病失调,肺、脾、肾功能不足;心肾不交、肝经湿热下注。其中尤以肾气不固、下元虚寒所致的遗尿最为多见。遗尿的病位主要在膀胱,与肾、脾、肺密切相关,病机为三焦气化失司,膀胱约束不利。

(一)下元虚寒

肾为先天之本,司二便;膀胱主藏溺,与肾相为表里,膀胱气化有赖于肾的气化功能来调节,若先天禀赋不足,后天发育迟滞,肾气不足,无以温养,致下元虚寒,闭藏失司,不能约束水道则致遗尿。

(二)肺脾气虚

肺通调水道,下输膀胱;脾主运化水湿,喜燥恶湿而能制水。若肺虚治节不行,脾虚失于健运,气虚下陷,不能固摄,则肺脾宣散、转输功能失调,决失司,膀胱失约,津液不藏而成遗尿,所谓“上虚不能制下”。

(三)心肾失交

心主神明,内寄君火,肾主水液,内藏相火,水火既济则心有所主,肾有所藏。若外感热病或情志郁结化火,心火独亢,或久病失调伤及肾阴,致水火不济,心火亢于上,肾水亏于下,膀胱失约,见梦中遗尿。

(四)肝经湿热

肝主疏泄,调畅气机,通利三焦,疏通水道,肝之经脉循阴器抵少腹。若肝经湿热,肝失疏泄,三焦水道通利失司;或湿热循经下迫膀胱,则膀胱约束不利而致遗尿。

此外,尚有自幼缺乏教育,没有养成良好的夜间主动起床排尿习惯,任其自遗形成者。精神刺激、环境改变、紧张焦

学习笔记

虑等心理因素也会导致遗尿的发生。

四、西医病因及发病机制

(一)遗传因素

小儿生长发育的特征、潜力、限度等都受父母双方遗传因素的影响,各种遗传性疾病对小儿的生长发育都有显著影响,遗尿患儿也不例外。有研究表明NE与遗传因素具有相关性,遗尿家族史的患儿发生NE的风险比普通儿童明显增高,且症状更严重。基因研究也表明,大多数NE呈常染色体显性遗传,其位点可能定位在第8、12、13号染色体上等多个基因。如果父母双方均有NE病史者,则其子女患该病的发生率为77%;父母其中一方有NE病史者,则其子女患该病的发生率约44%;然而父母双方均未有NE病史者,其孩子发生NE的概率为15%。

(二)睡眠觉醒障碍

多数NE儿童伴有夜间唤醒困难,且唤醒后意识不清楚。针对觉醒困难的患者进行觉醒治疗,可以明显提高NE的治愈率。觉醒困难儿童觉醒中心可能受到抑制;膀胱的信号不断刺激大脑使大脑对膀胱信号麻痹。腭扁桃体切除可以提高副交感神经活性,使部分儿童NE症状消失;这提示部分NE患者尿床可能与睡眠时缺氧有关。另外,Motawie等发现夜间唤醒困难的NE儿童促肾上腺激素释放激素分泌减少,促肾上腺激素释放激素水平可能与膀胱排尿功能或者夜间唤醒有关。另有研究也表明,位于脑桥背侧的排尿中枢巴林顿核紧邻与睡眠觉醒有关的去甲肾上腺素能的蓝斑核与胆碱能蓝斑下核;而且蓝斑核有神经元延伸到分泌去氨加压素的下丘脑,并与之形成连接。排尿中枢与睡眠中枢的这种紧密联系是睡眠异常导致NE的解剖基础。

(三)膀胱功能异常

膀胱功能异常主要包括功能性膀胱容量减少、逼尿肌过度活动、尿道不稳定等;伴有上述情况的NE患者多为非单症状性遗尿症(NMNE)。膀胱容量小(膀胱容量小于预期膀胱容量的65%)可以分为真性小膀胱容量和假性小膀胱容量;

学习笔记

前者是指膀胱容量本身发育较小;后者是指各种原因如残余尿量增多、膀胱输尿管反流等引起的功能性膀胱容量减小。临床上顽固NE患者多存在膀胱容量小，也从侧面证实了膀胱的发育延迟与NE有关。膀胱容量小是NE的发生原因之一,NE反过来可以延缓膀胱容量的发育,二者相互影响。逼尿肌过度活动可能与患者睡眠时排尿中枢抑制效应有关,导致储尿期膀胱不能完全松弛,膀胱壁紧张度增加,导致储尿期容量降低,在较小的膀胱容量即启动排尿收缩。

(四)夜间多尿和内分泌异常

正常儿童早期逐渐获得尿量分泌昼夜节律,夜间分泌抗利尿激素增多,尿液重吸收增加,表现为睡眠期间产生尿量为白天的一半,尿液渗透压相应增加。约2/3的原发性遗尿症(PNE)患儿失去尿量分泌昼夜节律,出现夜间多尿。腭扁桃体肥大导致NE的原因也可能是气道梗阻或睡眠呼吸暂停,患者胸腔持续负压使抗利尿激素分泌减少;使用去氨加压素后夜间膀胱受到的刺激及对大脑的反馈减少,渐渐地大脑恢复了正常的唤醒功能，或许这就是部分NE儿童停用去氨加压素后症状不再复发的原因之一。

(五)精神因素

NE儿童中焦虑、强迫症、抑郁、多动症的发生率显著高于非NE儿童。精神异常在NE儿童中的发生率较非NE儿童高，但是二者之间是巧合或者精神异常导致NE还是NE导致了精神异常尚具有争议。开始治疗之前应充分评估NE对患儿精神方面造成的影响,避免导致更加严重的后果。

五、中西医汇通提示

(一)小儿“肾常虚”与脏腑解剖生理特点

中医学认为,小儿初生,正处于生机蓬勃之季,生长发育相对不足,即所谓“生长致肾常虚”。《小儿药证直诀》云:“肾主虚,无实也。”肾为先天之本,主藏精,主水液。肾主水,指肾中精气的气化作用对全身水道的通调。小儿时肾常虚,表现为小儿二便不能自控,或自控能力较弱,发生尿遗,水液通调失职而发生水肿。现代医学从小儿泌尿系统的解剖生理特点来看，小儿肾单位数接近成人，但近曲小管相对落后，年龄越小，髓襻也越短，婴幼儿输尿管壁肌肉及弹力纤维发育差，膀胱功能发育不成熟，常表现为不能自主排尿，原发性夜间遗尿。小儿肾脏虽具备大部分成人肾的功能，但其发育是由未成熟逐渐趋向成熟，调节功能较弱，储备能力差，所以小儿时期常可出现尿频、遗尿、水肿等。现代医学关于小儿遗尿的研究认为，夜间遗尿是由于中枢神经系统功能发育成熟延迟，随意性和(或)无意识性逼尿肌收缩抑制系统功能不全，夜间抑制膀胱逼尿收缩的能力降低，而出现逼尿肌不稳定，无抑制性收缩，膀胱功能容量小，敏感性高，顺应性差。小儿排尿随意控制发育不完善，在1~2岁之间，随着逐渐感知膀胱充盈，排尿随意控制逐渐发育。2~3岁时，发育朝着有社会意识的控制排尿方向进行发展，出现更自主或更成人化的排尿控制方式。可见，小儿泌尿系统发育不完善与"肾常虚"理论中的观点有相关性。

(二)关于小儿"肾常虚"与医学免疫学

小儿的免疫功能与"肾常虚"的关系，可表现在细胞免疫(主要是T细胞的功能)和体液免疫功能发育的不完善。小儿"肾常虚"而易患肾病综合征、泌尿系感染等疾病。现代医学表明，小儿肾病本身具有免疫功能紊乱者占43%，如原发性肾病综合征，患者有淋巴细胞免疫功能低下。有资料显示，激素敏感的肾病患者其初发和复发激素治疗前就存在外周血T淋巴细胞亚群的变化，即CD4明显降低，而CD8相对增高，CD4/CD8值明显低于正常。

(三)小儿"肝常有余"与心理学因素

西医研究认为，小儿原发性夜间遗尿症发生由于大脑皮质肌皮质下中枢功能失调引起的，儿童夜间尿液增加、不自主排尿、夜间抗利尿激素分泌不足或肾小管对抗利尿激素敏感性降低等因素有关，夜间精氨酸加压素水平不足，导致夜间的尿量增加。原发性遗尿症属于一种多基因遗传病，其发生发展必然受环境中多种因素的影响。原发性遗尿症的发生发展过程中，心理学因素起着重要的推进作用，遗尿可以引起情绪的紊乱，同样情绪紊乱又可以加重遗尿的发生。譬如

学习笔记

学习笔记

从患儿家长的反映情况分析，亲人的突然死伤、父母吵闹离异、母子长期隔离、黑夜恐惧受惊，均可导致孩子遗尿。临床上常见遗尿症的患儿因家长责骂而表现为遗尿症状加重。在治疗中，情绪好、自信心强的患儿遗尿往往易于得到控制。也有学者认为，遗尿症患儿的精神压抑或紧张焦虑只是患遗尿症的结果而非原因，这种观点今天应该得到纠正，至少，心理学因素在原发性遗尿症的发生与发展过程中扮演了一定的角色。《中医儿科学》中所谓的“肝常有余”论出自宋代钱乙之《小儿药证直诀》，其根源在于肾水未充盈，水不涵木，肝阳偏亢。因为肝主疏泄，肝阳偏亢必致疏泄太过，七情失于调控而喜怒无常。可见小儿情绪不稳在夜间遗尿发生中是有其生理基础的，中医学早就有了明确的认识。

（杨永琴）

参考文献

1. 宋乃光.温病八大名著[M].北京:中国中医药出版社，1995.

2. 周仲瑛.中医内科学[M].北京:中国中医药出版社,2008.

3. 万学红,卢雪峰.诊断学[M].北京:人民卫生出版社,2018.

4. 梁扩寰,李绍白.肝脏病学[M].北京:人民卫生出版社,2003.

5. 戴恩来,罗再琼.中西医结合导论[M].北京:中国医药科技出版社,2012.

6. 张伯臾.中医内科学[M].5版.上海:上海科学技术出版社,1985.

7. Ziad F.Issa,John M.Miller,Douglas P.Zipes.临床心律失常与电生理学:《Braunwald心脏病学》姊妹篇:a compansion to Braunwald,heart disease[M].吴永全,张树龙主译.2版.北京:北京大学医学出版社,2014.

8. 葛均波,徐永健,王辰.内科学[M].9版.北京:人民卫生出版社,2018.

9. 郭继鸿,王志鹏,张海澄,等.临床实用心血管病学[M].北京:北京大学医学出版社,2015.

10. 戴恩来.中医临床学[M].兰州:甘肃科学技术出版社,2014.

11. 张伯礼,吴勉华.中医内科学[M].北京:中国中医药出版社,2017.

12. 姚乃礼.中医症状鉴别诊断学[M].北京:人民卫生出版社,2014.

13. 李经纬,余瀛鳌,蔡景峰,等.中医大词典[M].2版.北京:人民卫生出版社,2014.

14. 方药中,邓铁涛. 实用中医内科学[M].上海:上海科学技术出版社,1985.

15. 杨力.中医疾病预测学[M].3版.北京:北京科学技术出版社,2019

16. 王吉耀.中医内科学[M].北京:人民卫生出版社,2006.

17. 李以义.百病生于痰[M].北京:学苑出版社,1988.

18. 刘沈林,马明深.江苏省中医院中医临床家[M].北京:人民卫生出版社，2010.

19. 王庆其.内经临床医学[M].北京:人民卫生出版社，2010.

20. 林果为,王吉耀,葛均波.实用内科学[M].15版.上海:人民卫生出版社,2017.

21. 王和鸣.中医伤科学[M].北京:中国中医药出版社,2005.

22. 韦以宗.中国骨科技术史[M].上海:上海科学技术文献出版社,1983.

23. 刘柏龄.中医骨伤科学[M],北京:人民卫生出版社,1998.

24. 詹红生,刘献祥.中西医结合骨伤科学[M].北京:中国中医药出版社,2016.

25. 谢建兴.外科学[M].北京:中国中医药出版社,2016.

26. 方先之,尚天裕.中西医结合治疗骨折[M].北京:人民卫生出版社,1966.

27. 石印玉.中西医结合骨伤科学[M].北京:中国中医药出版社,2007.

28. 韩济生,万有.春华秋实:五十载针灸研究征程中的苦与乐[M].北京:北京大学医学出版社,2018.

29. 翁恩琪,顾培堃.针刺麻醉[M].上海:上海科学技术出版社,1984.

30. 谢幸,孔北华,段涛.妇产科学[M].北京:人民卫生出版社,2018.

31. 谈勇,中医妇科学[M].北京:中国中医药出版社,2004.

32. 周凤梧,李广文.实用中医妇科学[M].济南:山东科学技术出版社,1985.

33. 刘敏如,欧阳惠卿.实用中医妇科学[M].上海:上海科学技术出版社,2010.

34. 谢幸,苟文丽.妇产科学[M].北京:人民卫生出版社,2013.

35. 张玉珍.中医妇科学[M].北京:中国中医药出版社,2002.

36. 王卫平,孙锟,常立文.儿科学[M].北京:人民卫生出版社,2018.

37. 马融.中医儿科学[M].北京:中国中医药出版社,2016.

38. 何清湖.中西医结合思路与方法[M].北京:中国中医药出版社,2017.